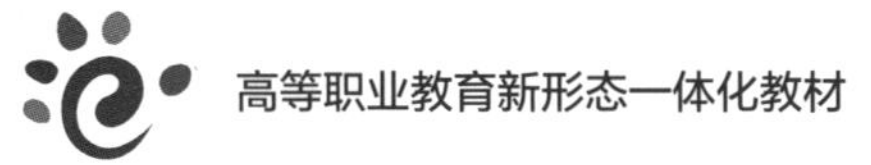

基础医学实验教程

沈华杰　张承玉　主编

中国教育出版传媒集团
高等教育出版社·北京

内容简介

本书为高等职业教育新形态一体化教材，内容涉及人体解剖学、组织胚胎学、病理学、病原生物与免疫学、生理学、生物化学、药理学等基础医学课程的实验教学内容，同时还包括基础医学相关仪器的使用、常用的实验试剂和染色液的配制等。全书分为6个模块，包括：认识基础医学实验、实验基础知识与基本技能、医学形态学实验、医学机能学实验、临床岗位相关实验、基础医学实验设计。每个模块由不同学科核心实验组成，每项实验采用工作手册的形式，设有实验目的、实验资源、实验方法、注意事项、实验评价等。本书配套有实验 PPT 或实验视频，并在“智慧职教 MOOC 学院”开设有同名在线课程，便于学生在线自主学习。

本书可作为高等职业院校医药卫生类专业基础医学实验课程教学使用。

图书在版编目（CIP）数据

基础医学实验教程 / 沈华杰，张承玉主编. --北京：高等教育出版社，2024.10

ISBN 978-7-04-062082-5

Ⅰ. ①基… Ⅱ. ①沈… ②张… Ⅲ. ①基础医学 - 实验 - 高等职业教育 - 教材 Ⅳ. ①R3-33

中国国家版本馆CIP数据核字（2024）第067396号

JICHU YIXUE SHIYAN JIAOCHENG

策划编辑 夏 宇　　责任编辑 夏 宇　　封面设计 李小璐　　版式设计 徐艳妮
责任绘图 黄云燕　　责任校对 刘娟娟　　责任印制 耿 轩

出版发行	高等教育出版社	网　　址	http://www.hep.edu.cn
社　　址	北京市西城区德外大街4号		http://www.hep.com.cn
邮政编码	100120	网上订购	http://www.hepmall.com.cn
印　　刷	小森印刷（北京）有限公司		http://www.hepmall.com
开　　本	787mm×1092mm　1/16		http://www.hepmall.cn
印　　张	19.5		
字　　数	380千字	版　　次	2024年10月第1版
购书热线	010-58581118	印　　次	2024年10月第1次印刷
咨询电话	400-810-0598	定　　价	64.00元

本书如有缺页、倒页、脱页等质量问题，请到所购图书销售部门联系调换

物 料 号　62082-00

《基础医学实验教程》编写人员

主　　审　范志刚

主　　编　沈华杰　张承玉

副 主 编　蔡凤英　张　霞　张红云

参编人员（按姓氏笔画为序）

于　靖（天津市胸科医院）

王　楠（江苏医药职业学院）

伍倩倩（山东医学高等专科学校）

任　捷（山西卫生健康职业学院）

李丛丛（山东医学高等专科学校）

李燕平（天津医学高等专科学校）

何　涛（新疆伊宁卫生学校）

沈华杰（天津医学高等专科学校）

张　霞（肇庆医学高等专科学校）

张红云（临汾职业技术学院）

张承玉（天津医学高等专科学校）

罗　萍（天津医学高等专科学校）

路素丽（湖南环境生物职业技术学院）

蔡凤英（天津医学高等专科学校）

《基础医学实验教程》配套数字内容建设人员

主 持 人 沈华杰　蔡凤英

参建人员（按姓氏笔画为序）

于　靖（天津市胸科医院）
王　楠（江苏医药职业学院）
伍倩倩（山东医学高等专科学校）
任　捷（山西卫生健康职业学院）
李丛丛（山东医学高等专科学校）
李燕平（天津医学高等专科学校）
何　涛（新疆伊宁卫生学校）
沈华杰（天津医学高等专科学校）
张　霞（肇庆医学高等专科学校）
张红云（临汾职业技术学院）
张承玉（天津医学高等专科学校）
罗　萍（天津医学高等专科学校）
路素丽（湖南环境生物职业技术学院）
蔡凤英（天津医学高等专科学校）

前 言

基础医学实验教学是医学教育的重要组成部分。伴随着教学改革的深入发展及教育理念的不断更新，高等职业院校护理、临床及相关专业人才培养方案进行了调整和修订。为了更好地对接国家职业教育专业教学标准和新修订的临床医学及各相关专业人才培养方案，对接专业需求和行业发展，积极践行教育部《高等学校课程思政建设指导纲要》文件精神，推动党的二十大精神进教材、进课堂、进头脑，落实立德树人根本任务，突出职业教育重点培养“掌握新技术、具备高技能的高素质技术技能人才”的特点，我们编写了这本数字化资源与纸质教材相融合、课程思政全融入的新形态工作手册式教材。

本次教材编写的指导思想和基本原则如下：

1. 注重学生职业素质培养和专业技能培养。将大医精诚、敬佑生命的职业精神、医者仁心的职业信仰、敬业乐业的职业使命感、专注投入的工作状态、精益求精的卓越品质培养融入教材，教材每个知识点均渗透对学习者人文情怀、职业素养、专业精神的培养。

2. 坚持“两个标准”，体现“三个结合”。按照国家职业教育教学标准和专业人才培养方案要求设计框架和内容，遵循职业标准，体现职业规范，教材内容与专业课程、岗位任务、职业能力需求有机结合。力求在教材编写中反映新思想、新知识、新技术、新模式。通过教材内容、组织模式的变革，使教材及时跟上行业的动态需求，满足技术技能人才培养及可持续发展的需要。

3. 模块化组织内容，工作手册式设计。在内容的选取、组织和撰写上，教材以模块化形式将人体解剖学、组织胚胎学、病理学、病原生物与免疫学、生理学、生物化学、药理学等多门医学基础课程的基本实验内容有机结合，突出基础医学实验课程的实践性、科学性和综合性，注重学生实践能力和创新能力的培养。全书分为6个模块，包括认识基础医学实验、实验基础知识与基本技能、医学形态学实验、医学机能学实验、临床岗位相关试验、基础医学实验设计6个部分。每项实验由实验目的、实验资源、实验方法、注意事项、实验评价等几部分内容组成。其中实验方法以工作手册的形式呈现，表格化设计使整个实验过程层次更加分明，条理更加清晰，便于学生理解和操作。最后以实验评价表格的方式取代传统实验的课后思考题，使学生能够更深刻地理解和反思实验原理及操作要点，利于学生实践能力和创新能力的培养。

4. 数字资源丰富，方便教与学。教材每项实验均以二维码链接的形式附有实验PPT或相关操作流程、图、表、视频，并在“智慧职教MOOC学院”开设有同名在线课程，便于学生线上自主学习。纸质内容编写与丰富的数字化资源相配合，直观、形象，方便学生线上、线下学习。纸质教材体系完整，数字化资源呈现多样化，二者有机结合，提高了教材的适用性和服务课程教学的能力。教材适用于高等职业院校护理、临床医学、康复治疗技术等医药卫生类专业学习和使用。

教材由全国不同地区、不同学校的专家、一线教师、从业人员组成，团队的成员在长期教学实践和临床工作中积累了大量临床案例资源和数字资源，为教材编写提供了可靠的资源保障，保证了教材内容更丰满、实用、贴近临床岗位。

在此，感谢教材编写团队每位编者的大力支持和通力合作，团队每位编者认真负责、严谨治学的敬业精神保证了教材编写工作得以高质量地完成。本教材编写得到天津医学高等专科学校领导、教务处、基础医学部领导和相关专家的支持和帮助，也得到主审专家单位运城职业技术大学的鼎力支持，在此表示衷心感谢。教材中不妥之处欢迎各位同仁批评指正，以利我们不断修改完善。

沈华杰　张承玉

2024年3月

目　录

模块一　认识基础医学实验

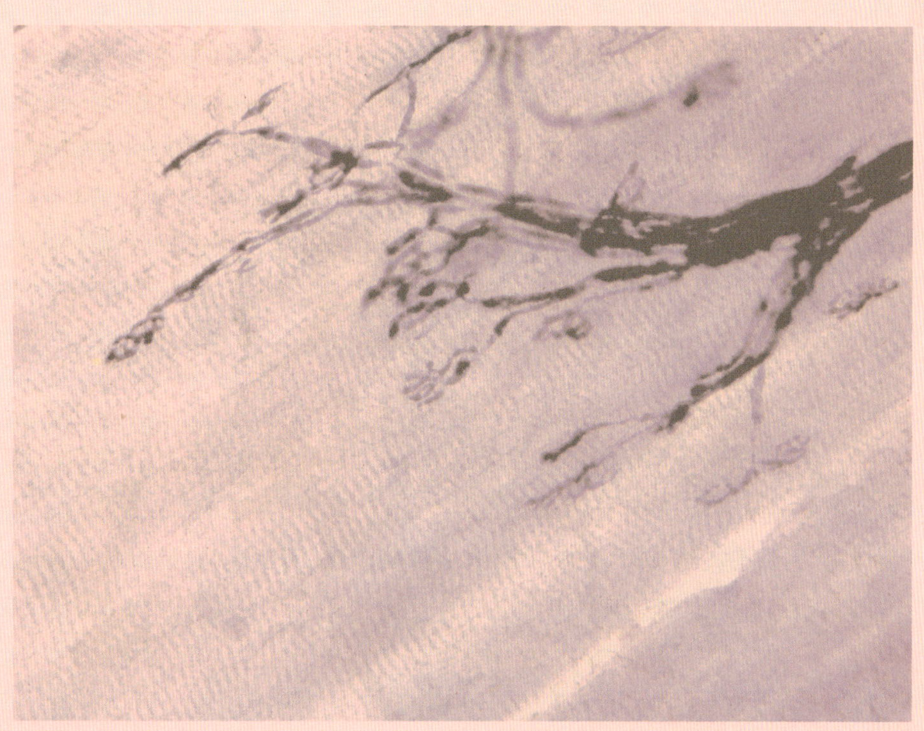

一、基础医学实验的性质和任务

随着科学技术的发展和实验技术的改进，基础医学实验涉及的知识也越来越广，实验教学从单纯的验证性实验向设计性实验、研究性实验、综合性实验发展，实验内容也从单一学科课程发展为多学科整合课程。基础医学实验是医学教育的重要组成部分，是运用实验仪器设备，在人为控制条件下，对机体的结构组成、功能代谢、疾病的发生、发展过程及药物作用规律进行研究的过程，实验通过对研究对象施加一定的因素后观察、记录其反应与变化，研究正常和疾病过程中的机体功能代谢和形态结构改变的特征，从而阐明疾病的发生原因、发展过程，为认识和掌握疾病的发生发展规律、诊断和防治提供必要的理论基础和依据。

二、课程教学目标

1. 在教师指导下实验认真操作、过程仔细观察、实验结果记录精确翔实，具有安全意识培养严谨求实、精益求精、追求真理的科学精神和职业素养。

2. 尊重他人、尊重生物(动物)，树立以患者为中心的思想，体现人文关怀、敬佑生命、大爱无疆的职业精神和团结协作的品德。

3. 掌握基础医学实验技能，学会常用仪器的使用与维护，提高实践动手操作能力，为专业课的学习和专业技能操作奠定基础。

4. 运用所学知识解释实验现象，提高分析问题和解决问题的能力，加深巩固基础医学理论知识，培养临床决策能力。

5. 熟悉文献查阅，初步了解医学科研选题、实验实施、科研设计及论文撰写，培养科研思维和创新意识。

三、实验室规则

1. 自觉遵守实验室规则，维护实验室秩序，不迟到，不早退，不在实验室大声喧哗。

2. 实验过程中服从老师的指导，认真地按操作规程进行实验。

3. 实验台面应随时保持整洁，仪器、药品摆放整齐。试剂使用完毕后，应立即盖严放回原处。勿使试剂、药品洒在实验台面和地上。

4. 使用仪器、药品、试剂和各种物品必须注意节约。洗涤和使用仪器时，应小心仔细，防止损坏仪器，注意自身安全。

5. 实验过程中的废物、废液不得随便乱放乱倒。废液倒入专门的废液桶，固体废物和带残渣的废物不得倒入水槽。

6. 实验室内严禁吸烟，注意水电安全，未经允许不可将实验室的物品携带出实验室外。实验结束后，仔细洗刷器械，清理实验台，做好实验室卫生，关好水龙头和门窗，拉下电闸，待老师检查合格后方能离开。

四、实验课要求

1. 实验前　应仔细阅读实验教材，复习相关学科的理论知识，明确实验目的；理解实验原理；熟悉实验方法和操作步骤，了解每一操作步骤的意义和所用仪器的使用方法，书写预习报告。

2. 实验中　提前 10~15 分钟领取、清点、检查实验用品，将实验器材妥善排放，按照实验步骤认真操作，正确安装连接实验设备，有条不紊地操作各项仪器；认真、仔细地观察实验过程中所出现的现象，准确、及时、客观地记录实验结果。

3. 实验后　整理实验器材，将所需清洁的器械冲洗干净，按规定妥善安放；正确处死动物，将动物及其他废物放到指定地点。整理实验结果，根据所学知识分析实验结果，尽力找出非预期结果的原因，认真撰写实验报告。

五、实验报告的撰写

实验报告的撰写要求条理清楚、文字简练，并注意科学性和逻辑性。主要由以下几部分组成：实验名称、实验目的、实验材料、实验方法（操作步骤）、实验结果、分析与讨论、实验结论。

1. 实验名称　即实验报告的题目，是实验报告中心思想和主要内容的高度概括。

2. 实验目的　是实验所要达到的预期结果，包括知识目标、技能目标和素质目标。

3. 实验材料　包括主要实验用品、药品、实验仪器和动物。

4. 实验方法（操作步骤）　包括实验条件、手术过程、标本制作、观察指标等。这部分内容的撰写应简明扼要反映实验过程，其表达形式可采用文字描述，也可采用列表、绘图等方式来表述。

5. 实验结果　指实验材料经实验过程加工处理后，得到的结果，它是实验结论的依据，也是整个实验报告的核心。实验结果的内容包括实验过程中所观察到的各种定性定量指标、动态变化过程等，其表达方式可根据实验结果的类型不同而选用不同的方式，主要有简图式、列表式、叙述式三种，通常是几种方式并用。为避免发生错误和遗漏，实验结果必须根据实验记录加以整理写出。如实验结果与前人不一致时，应认真分析，寻找原因，切不可伪造或更改实验数据。

6. 分析与讨论　是针对实验现象与结果，联系理论知识对实验结果进行分析和解释，是实验结果的逻辑延伸。讨论的内容主要包括阐明由实验结果说明的有关理论和概念，指出实验结果和实验结论的意义，分析个人在本次实验中的成功经验、体会、失误及总结本次实验需要进一步探讨的问题、对实验的改进意见或建议等。

7. 结论　是实验所发现或证明的问题，要与实验目的呼应，要求简单明了，证据充分。

总之，实验报告应来源于实验，做到记录准确、格式规范、文字简明、结果可靠、分析符合逻辑、结论可信。

六、实验室安全教育

1. 实验室中相关安全制度、应急预案齐备。开课前应将实验用品及相关仪器设备、危化品安全放置。

2. 开课时，首先对学生开展安全教育，介绍本门课程所需危化品理化性质、危害、储存保管要求、使用注意事项、突发事件应急预案，强化学生在实验中的安全注意事项及操作要点。

3. 实验中如需用危化品，应按照“用多少取多少”“随用随领”的原则，按实际需要取用危化品并做好台账记录。如有少量剩余可暂存于实验室安全地方（如通风橱）。

4. 实验过程中教师应全程指导、巡视、监督，保证学生正确安全操作。

5. 涉及危化品的实训项目，不得独自违规操作，必须在实验教师的指导下完成。

6. 使用后及时回收废物及废液至指定存放处，按照规定对废液集中收集，不得随意倾倒。

7. 课后认真清理实验用具，保持实训室卫生，实验用具及仪器整理有序。及时回收所剩物品并及时入库，实验室不得存放危化品。按要求和实际发生情况填写台账，账物应相符，填写规范。危化品落实“五双”管理，台账记录中落实双人记录、双人领取、双人使用，存放药品柜双把锁、双人管。

七、动物实验的相关法律法规

1988 年 10 月 31 日国务院批准，1988 年 11 月 14 日国家科学技术委员会发布

《实验动物管理条例》,其中第29条明确规定:“从事实验动物工作的人员对实验动物必须爱护,不得戏弄或虐待。”2006年科技部发布了《关于善待实验动物的指导性意见》,其中第二条规定,“善待实验动物,是指在饲养管理和使用实验动物过程中,要采取有效措施,使实验动物免遭不必要的伤害、饥渴、不适、惊恐、折磨、疾病和疼痛,保证动物能够实现自然行为,受到良好的管理与照料,为其提供清洁、舒适的生活环境,提供充足的、保证健康的食物、饮水,避免或减轻疼痛和痛苦等。” 第六条明确指出,善待实验动物包括倡导“减少、替代、优化”的“3R”原则,科学、合理人道地使用实验动物。科技部发布的《国家科技计划实施中科研不端行为处理办法》中,将“违反实验动物保护规范”列为6种不端行为之一。随着科学技术的快速发展,实验动物的使用量也在不断攀升,作为实验动物工作者,我们应该树立科学的动物福利理念,积极倡导“3R”原则,遵循“3R”原则。

“3R”原则:即减少、替代、优化,指在善待实验动物的同时,积极寻求替代实验方法、减少活体动物实验、避免漫无目的反复盲目进行动物实验,将实验动物的使用量降至最低程度,将实验动物的痛苦减少到最低程度,科学、合理、人道地使用实验动物。

减少(Reduction):是指如果某一研究方案中必须使用实验动物,同时又没有可行的替代方法,则应把使用动物的数量降低到实现科研目的所需的最小量。

替代(Replacement):是指使用低等级动物代替高等级动物,或不使用活着的脊椎动物进行实验,而采用其他方法达到与动物实验相同的目的。

优化(Refinement):是指通过改善动物设施、饲养管理和实验条件,精选实验动物、技术路线和实验手段,优化实验操作技术,尽量减少实验过程对动物机体的损伤,减轻动物遭受的痛苦和应激反应,使动物实验得出科学的结果。

(沈华杰　罗　萍)

模块二　实验基础知识与基本技能

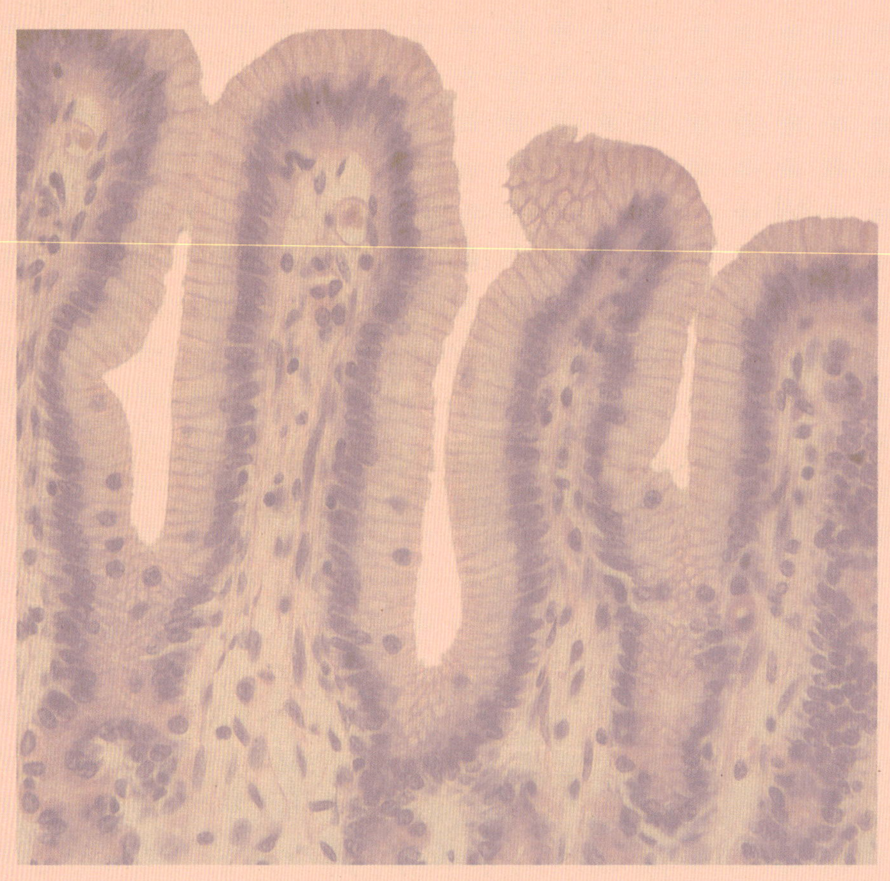

实验 2-1　常用玻璃仪器的介绍和清洗

［实验目的］

1. 掌握生物化学检验常用玻璃仪器对应规格。

2. 能够熟练清洗生化检验中常用玻璃仪器。

3. 培养学生“利其器”的工作能力，不忽略每个影响结果的细节，全面、细致的职业态度。

［实验资源］

主要实验资源如图 2-1-1 所示。

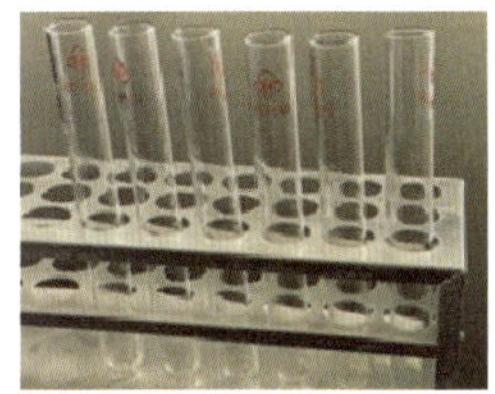
试管

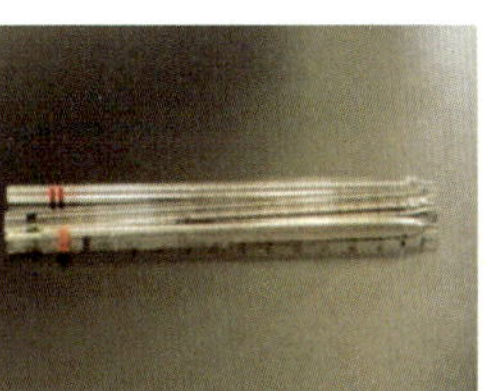
刻度吸管

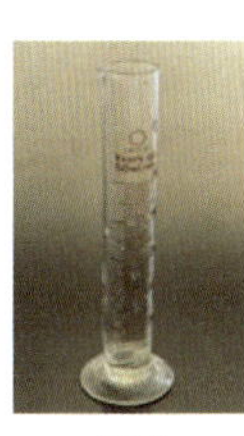
量筒

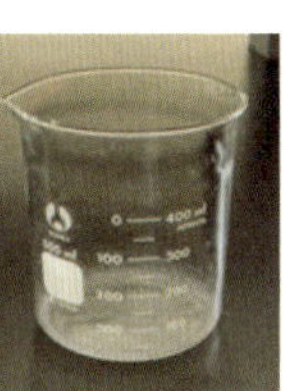
烧杯

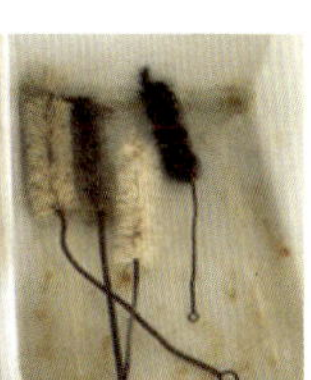
毛刷

图 2-1-1　主要实验资源

［常用玻璃仪器介绍］

常用玻璃仪器见表 2-1-1。

表 2-1-1　常用玻璃仪器名称、规格和类型

名称	常用规格	类型
试管	10×100 mm、12×120 mm、15×150 mm、18×180 mm、25×200 mm	根据试管底部形状分为圆形和平底两种
刻度吸管	0.1 mL、0.2 mL、0.5 mL、1 mL、2 mL、5 mL、10 mL	根据是否需要吹出管尖不能自然流出的液体，分为完全流出式和不完全流出式两种类型。完全流出式标有“吹”或“TC”，不完全流出式无标识或标有“TD”字样
量筒	5 mL、10 mL、25 mL、50 mL、100 mL、250 mL、500 mL、1 000 mL、2 000 mL	分为有嘴和无嘴具塞两种类型
烧杯	5 mL、10 mL、15 mL、25 mL、50 mL、100 mL、250 mL、300 mL、400 mL、500 mL、600 mL、800 mL、1 000 mL、2 000 mL、3 000 mL、5 000 mL	

[常用玻璃仪器的清洗方法]

常用玻璃仪器的清洗方法见表 2–1–2。

表 2–1–2　常用玻璃仪器的清洗方法

主要步骤	技术要点
1. 自来水冲洗至无明显污物	
2. 配比合成洗涤液进行泡洗和刷洗	合成洗涤剂配比为 1%~2%，避免泡沫过多，后续清洗不净，造成合成洗涤剂中化学成分对玻璃器皿的污染
3. 自来水反复冲洗至无泡沫	
4. 蒸馏水淋洗 2~3 次	

[操作视频]

试管的清洗

[注意事项]

1. 新购置的玻璃仪器附有游离碱，需要先置 2% 盐酸溶液中浸泡 2~6 小时，以除去游离碱，再按常规步骤进行清洗。

2. 刻度吸管的管径较小，泡沫难洗净，刷子难深入，所以清洗时不用合成洗涤液泡洗和刷洗，如有明显污物，可用重铬酸钾溶液浸泡过夜，再进行后续步骤清洗。

[实验评价]

实验评价见表 2–1–3。

表 2–1–3　常用玻璃仪器的清洗实验评价

项目名称	操作流程	分值	扣分及说明	备注
操作过程（70 分）	自来水冲洗至无明显污物	10		
	配比合成洗涤液进行泡洗和刷洗	30		
	自来水反复冲洗至无泡沫	10		
	蒸馏水淋洗 2~3 次	20		
实验后（10 分）	实验用品分类处理 实验环境卫生	5 5		
综合评价（20 分）	实验者着装整洁，口罩、帽子佩戴规范 小组成员课前预习充分 实验中全员动手，团队合作默契 整个实验操作标准、规范	3 3 4 10		

续表

项目名称	操作流程	分值	扣分及说明	备注
操作时间	____分钟			
总分		100		
得分				

（任　捷）

实验 2-2　刻度吸管的使用

[实验目的]

1. 掌握刻度吸管的选用原则。

2. 能够熟练正确地使用刻度吸管进行吸量。

3. 培养学生谨慎、细致的操作技能，养成严谨的职业信念，对每个服务的患者负责的职业素养。

[实验资源]

主要实验资源如图 2-2-1 所示。

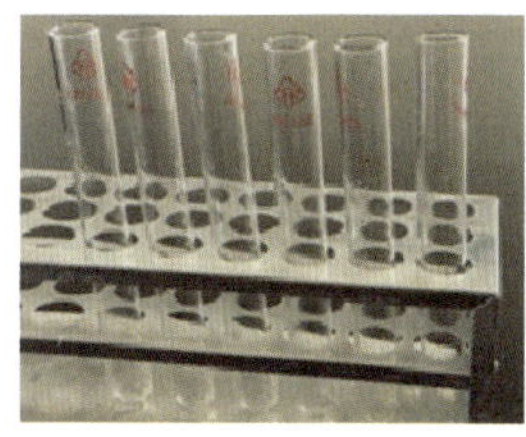
试管及试管架

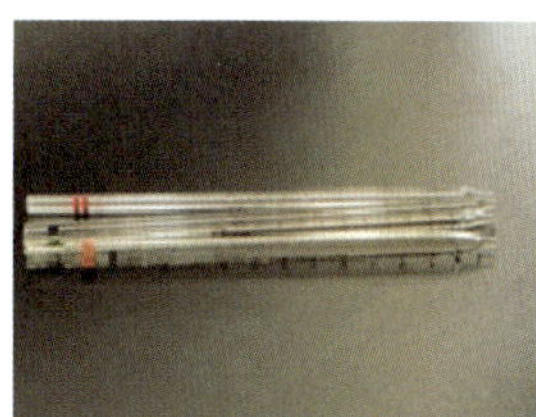
刻度吸管

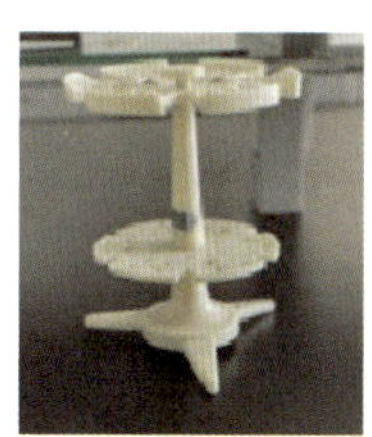
刻度吸管架

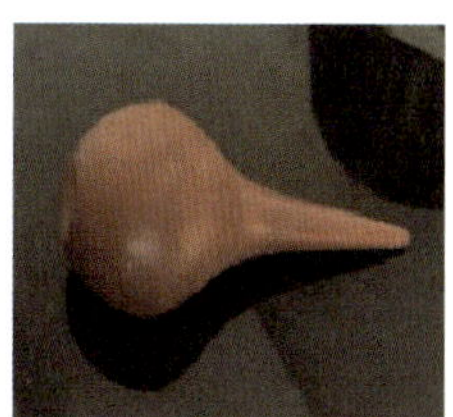
洗耳球

图 2-2-1　主要实验资源

[实验方法]

刻度吸管的使用方法见表 2-2-1。

表 2-2-1　刻度吸管的使用方法

主要步骤	技术要点
1. 选择合乎要求的刻度吸管	应选择包含所吸体积（mL）的最小规格
2. 右手持刻度吸管将管尖插入液面下 1~2 cm，刻度面向操作者	后续吸液时，试剂瓶中液体液面会随着吸液下降，为避免吸空，吸入时，刻度吸管要随着吸液适当下降，一直保持管尖插入液面下 1~2 cm

主要步骤	技术要点
3. 左手洗耳球慢慢将溶液吸入管内至所需量标线以上，用示指堵住管口	
4. 将刻度吸管下口移出液面，垂直刻度吸管，目光平视刻度吸管上所需量的标线，轻轻松开示指，将多余溶液徐徐放回试剂瓶中，直至吸管内液体的弯月面与标线相切	刻度吸管要保持垂直，目光平视所需量标线，吸至液体弯月面与标线相切
5. 示指压紧管口，让管尖在瓶壁上轻触并稍停，待刻度吸管外壁上黏附的液体流入瓶内	当液体量达标线时，用示指压紧管口，使液体不再流出，如有流出，吸液不准，需要重新吸取
6. 将刻度吸管移至容器内，松开示指，让刻度吸管内的液体自然流出	刻度吸管若标有"吹"或"TC"，为完全流出式，需用洗耳球将管尖未流出液体吹入容器；若刻度吸管无标识"吹"或标有"TD"字样，为不完全流出式，液体自然流出等待10~15秒，拿出即可

［操作视频］

刻度吸管的使用

［注意事项］

1. 使用时要选用干燥洁净的刻度吸管，每次使用完要清洗干净，以备下次使用。

2. 刻度吸管有量入式与量出式两种，管口处若标有"Ex"，为量出式，刻度吸管零刻度在上方，从上往下依次增大；管口处若标有"In"，为量入式，刻度吸管零刻度在下方，从下往上依次增大。

［实验评价］

实验评价见表2-2-2。

表2-2-2　刻度吸管的使用实验评价

项目名称	操作流程	分值	扣分及说明	备注
操作过程（70分）	选择合乎要求的刻度吸管	10		
	右手持刻度吸管将管尖插入液面下1~2 cm，刻度面向操作者	10		
	左手洗耳球慢慢将溶液吸入管内至所需量标线以上，用示指堵住管口	20		

续表

项目名称	操作流程	分值	扣分及说明	备注
操作过程 (70分)	将刻度吸管下口移出液面，垂直刻度吸管，目光平视刻度吸管上所需量的标线，轻轻松开示指，将多余溶液徐徐放回试剂瓶中，直至吸管内液体的弯月面与标线相切	20		
	示指压紧管口，让管尖在瓶壁上轻触并稍停，待刻度吸管外壁上黏附的液体流入瓶内	5		
	将刻度吸管移至容器内，松开示指，让刻度吸管内的液体自然流出	5		
实验后 (10分)	实验用品分类处理	5		
	实验器械清洗，实验环境卫生	5		
综合评价 (20分)	实验者着装整洁，口罩、帽子佩戴规范	3		
	小组成员课前预习充分	3		
	实验中全员动手，团队合作默契	4		
	整个实验操作标准、规范	10		
操作时间	____ 分钟			
总分		100		
得分				

（任　捷）

实验 2-3　微量移液器的使用

［实验目的］

1. 了解微量移液器的工作原理。
2. 能够熟练正确地使用微量移液器。
3. 培养学生认真仔细的操作态度，自我要求严格，精益求精的职业素养。

［实验资源］

主要实验资源如图 2-3-1 所示。

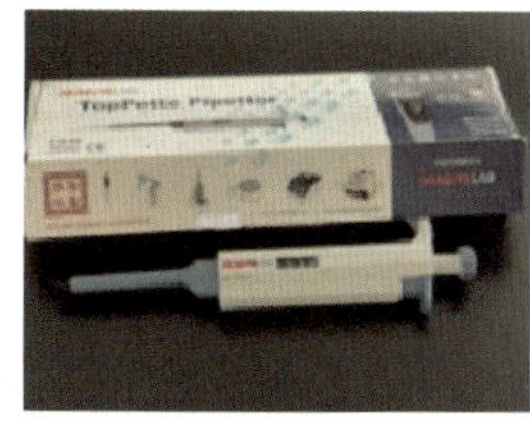
微量移液器

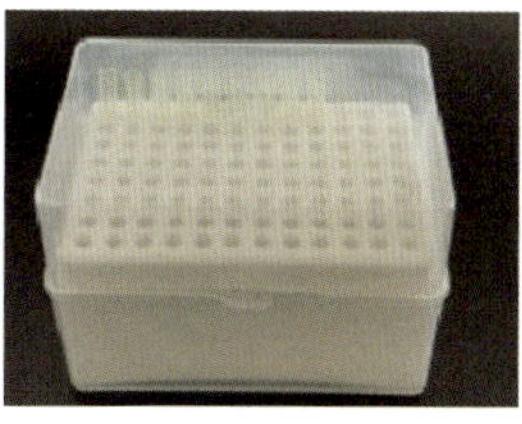
吸头及吸头盒

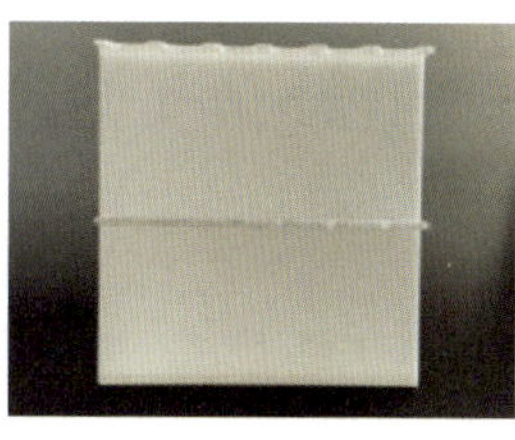
微量移液器架

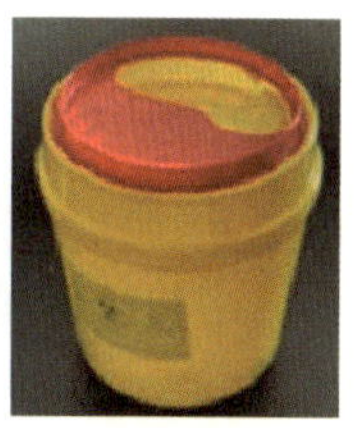
锐器盒

图 2-3-1　主要实验资源

[实验方法]

微量移液器的使用方法见表 2–3–1。

表 2–3–1　微量移液器的使用方法

主要步骤	技术要点
1. 选择合乎要求的微量移液器	根据所需移液量，选取包含有此移液量并能准确调至所需移液量的微量移液器
2. 将微量移液器调节到所需吸取体积刻度处	调节时不可转速过快
3. 将微量移液器装上对应规格的吸头	装时轻轻旋动，以保证密封
4. 用微量移液器吸排空气几次，以保证移液器内外气压一致	
5. 将移液器手柄按压到第一停点并保持	按压时需要动作缓慢，按压至第一停点位置时应有明显的阻滞感
6. 将吸头伸入液面下 2~3 mm 处，再缓慢地松开按钮，待吸入要求量的液体后，停留 1~2 秒后取出移液器	微量移液器要保持垂直
7. 将移液器移至待加入液体的容器内，缓慢按压手柄至第一停点，排出液体，待 1~2 秒后继续按压手柄至第二停点，以排尽吸头内全部液体	操作需连贯进行，微量移液器要持续保持垂直
8. 继续按压按钮，撤出微量移液器，将吸头弃于锐器盒	
9. 调节微量移液器至最大量程	调节时不可转速过快

[操作视频]

微量移液器的使用

[注意事项]

1. 在整个吸液过程中，吸头尖端要一直处于液面之下，避免吸空。

2. 吸完液体后，若吸头外壁有液体，需要在排液前擦去。

[实验评价]

实验评价见表 2–3–2。

表 2-3-2　微量移液器的使用实验评价

项目名称	操作流程	分值	扣分及说明	备注
操作过程（70分）	选择合乎要求的微量移液器	10		
	将微量移液器调节到所需吸取体积刻度处	10		
	将微量移液器装上对应规格的吸头	5		
	用微量移液器吸排空气几次，以保证移液器内外气压一致	5		
	将移液器手柄按压到第一停点并保持	5		
	将吸头伸入液面下 2~3 mm 处，再缓慢地松开按钮，待吸入要求量的液体后，停留 1~2 秒后取出移液器	10		
	将移液器移至待加入液体的容器内，缓慢按压手柄至第一停点，排出液体，待 1~2 秒后继续按压手柄至第二停点，以排尽吸头内全部液体	10		
	继续按压按钮，撤出微量移液器，将吸头弃于锐器盒	5		
	调节微量移液器至最大量程	10		
实验后（10分）	实验用品分类处理 实验器械清洗，实验环境卫生	5 5		
综合评价（20分）	实验者着装整洁，口罩、帽子佩戴规范 小组成员课前预习充分 整个实验操作标准、规范	5 5 10		
操作时间	____ 分钟			
总分		100		
得分				

（任　捷）

实验 2-4　722S 分光光度计的使用及曲线绘制

［实验目的］

1. 掌握 722S 分光光度计的原理。
2. 了解标准曲线的绘制目的。
3. 能够正确地使用 722S 分光光度计，并根据数据绘制出对应标准曲线。
4. 培养学生认真严谨的工作态度，科学学习观念及理论联系实际的职业素养。

［实验资源］

主要实验资源如图 2-4-1 所示。

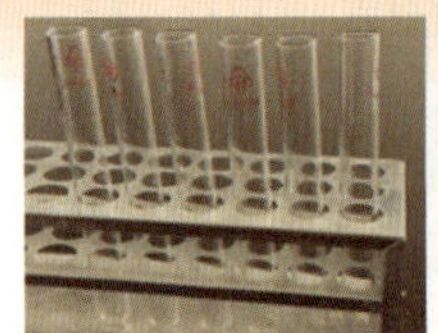
试管及试管架

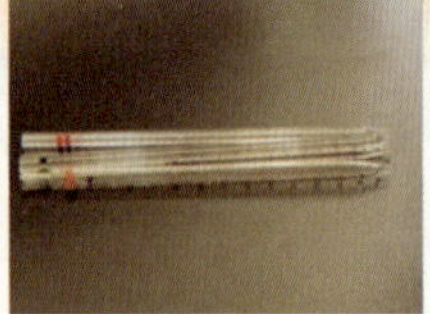
刻度吸管

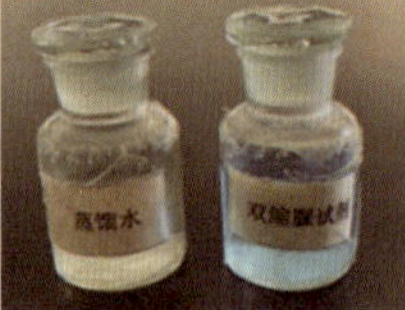

蒸馏水及双缩脲试剂

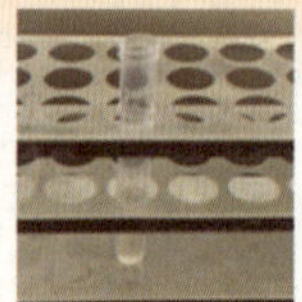
蛋白标准液

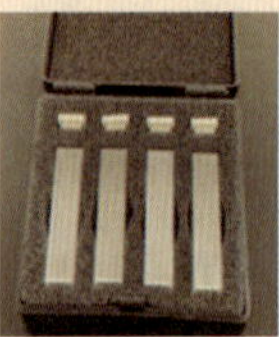
比色杯

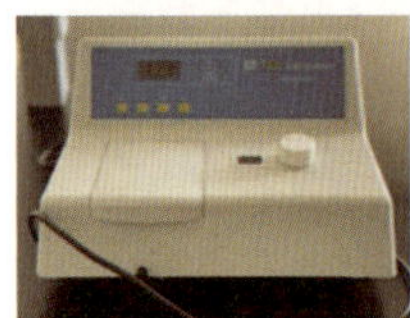
722S型分光光度计

坐标图纸

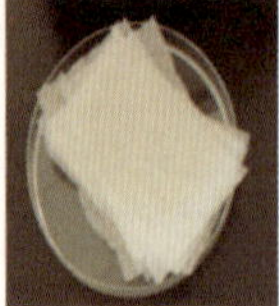
擦镜纸

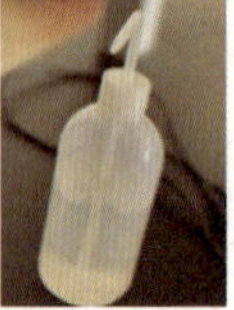
蒸馏水洗瓶

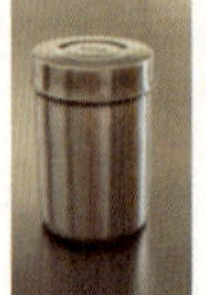
废液缸

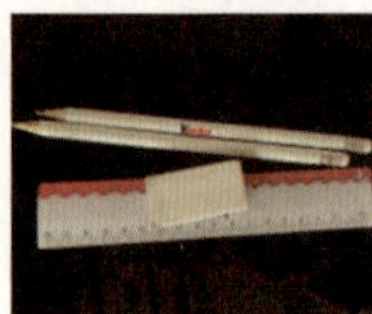
铅笔、橡皮和尺子

图 2-4-1　主要实验资源

［实验方法］

Ⅰ. 722S 型分光光度计的使用

722S 型分光光度计的使用方法见表 2-4-1。

表 2-4-1　722S 型分光光度计的使用方法

主要步骤	技术要点
1. 打开电源开关，将比色池的盖子打开，预热仪器 30 分钟	预热时间不可少于 30 分钟
2. 通过旋转波长调节手轮，将波长旋至测定所需波长	顺时针方向旋转波长调节手轮波长显示值增大，逆时针方向旋转波长显示值减小
3. 将参比样品和待测样品倒入比色杯，放入比色池	为保证样品溶液能被比色计光源穿透而测得吸光度，倒入比色杯的液体要超过比色杯 2/3 的高度，参比样品置于光路中
4. 比色池盖子打开状态下，按“MODE”键，点亮透射比 T 指示灯，按“0%ADJ”置 0%(T)，关上比色池盖子，按“100%ADJ”置 100%(T)	开比色池盖子时需轻开，关比色池盖子时需轻关
5. 重复步骤 4	若开盖子时 T 显示为 0%，关盖子时显示为 100%，不用再按“0%ADJ”或“100%ADJ”键，若不是则需按键调节
6. 比色池盖子关闭状态下，按“MODE”键，点亮吸光度 A 指示灯	按“MODE”键时不可过快
7. 将待测样品拉入光路，测量溶液的吸光度(A)	拉杆到位时有定位感，到位时可前后轻轻推拉一下确保定位正确
8. 仪器使用完毕，取出比色杯，将液体倒入废液缸，用自来水冲洗比色杯两遍，再用蒸馏水冲洗两遍，倒置滤纸上以备再用。 仪器复位，关闭电源开关，拔下电源插头，登记使用记录	若用自来水冲洗比色杯 2 遍，再用蒸馏水冲洗 2 遍后比色杯仍有污渍可增加冲洗次数，直至比色杯冲洗洁净

Ⅱ. 标准曲线的绘制

标准曲线的绘制方法见表 2-4-2。

表 2-4-2　标准曲线的绘制方法

<table>
<tr><th>主要步骤</th><th colspan="7">技术要点</th></tr>
<tr><td>1. 制备标准液：选择并配制一系列等间距浓度的标准液</td><td colspan="7">选择标准液浓度时要包括此测定项目的正常参考范围</td></tr>
<tr><td rowspan="9">2. 显色反应：按照选定方法，将不同浓度的标准液进行规定操作</td><td colspan="7">例：双缩脲法测定蛋白标准曲线绘制</td></tr>
<tr><td rowspan="2">加入物 /mL</td><td colspan="6">试管号</td></tr>
<tr><td>0</td><td>1</td><td>2</td><td>3</td><td>4</td><td>5</td></tr>
<tr><td>蛋白标准液 /20 $g\cdot L^{-1}$</td><td>—</td><td>0.1</td><td>0.2</td><td>0.3</td><td>0.4</td><td>0.5</td></tr>
<tr><td>蒸馏水</td><td>0.5</td><td>0.4</td><td>0.3</td><td>0.2</td><td>0.1</td><td>—</td></tr>
<tr><td>双缩脲试剂</td><td>3.0</td><td>3.0</td><td>3.0</td><td>3.0</td><td>3.0</td><td>3.0</td></tr>
<tr><td>相当于蛋白质浓度 /$g\cdot L^{-1}$</td><td>0</td><td>20</td><td>40</td><td>60</td><td>80</td><td>100</td></tr>
<tr><td colspan="7">混匀，置 37℃水浴 10 分钟</td></tr>
<tr><td colspan="7"></td></tr>
<tr><td>3. 比色：在方法波长处用分光光度计测定各管吸光度</td><td colspan="7">双缩脲法测定蛋白生成紫红色络合物，比色波长调至 540 nm</td></tr>
<tr><td>4. 绘制标准曲线：以各标准管浓度为横坐标，其对应吸光度为纵坐标绘制标准曲线</td><td colspan="7">先画横、纵坐标，接着找到各点位置，连线，最后标注标题、绘制人和绘制时间等信息</td></tr>
<tr><td>5. 做检量表：根据实际工作需求，选定范围，查出选定范围内的各吸光度相当含量，填入表内</td><td colspan="7">在图中查吸光度相当含量时需认真仔细，标准一致</td></tr>
</table>

［操作视频］

分光光度计的使用

［注意事项］

1. 在使用比色杯时，应手拿毛面，不可直接持光面。

2. 分光光度计调节 0%（T）或 100%（T）时，若一次未到位可再按一次。

3. 做检量表时，表中各吸光度的相应浓度并不是该测定管中物质的实际含量，而是相当于单位体积重物质的含量，故称为相当含量。

［实验评价］

实验评价见表 2-4-3。

表 2-4-3　722S 分光光度计的使用及曲线绘制实验评价

项目名称	操作流程	分值	扣分及说明	备注
操作过程（85 分）	制备标准液：选择并配制一系列等间距浓度的标准液	5		
	显色反应：按照选定方法，将不同浓度的标准液进行规定操作	10		
	比色： (1) 打开电源开关，预热仪器 30 分钟 (2) 将波长旋至测定所需波长 (3) 将参比样品和待测样品倒入比色杯，放入比色池 (4) 按“0%ADJ”置 0%(T)，按“100%ADJ”置 100%(T) (5) 吸光度模式下，测量各管溶液的吸光度 (6) 清洗比色皿，仪器复位，关闭电源	 5 5 5 5 10 5		
	绘制标准曲线： (1) 建立横、纵坐标 (2) 找到各管吸光度及浓度在坐标图上对应的点 (3) 根据图中各点位置，连线 (4) 标注实验方法、绘制人和绘制时间等信息	 5 10 10 5		
	做检量表：根据实际工作需求，选定范围，查出选定范围内的各吸光度相当含量，填入表内	5		
实验后（5 分）	实验用品分类处理 实验器械清洗，实验环境卫生	2 3		
综合评价（10 分）	实验者着装整洁，口罩、帽子佩戴规范 小组成员课前预习充分 实验中全员动手，团队合作默契 整个实验操作标准、规范	2 2 2 4		
操作时间	____ 分钟			
总分		100		
得分				

（任　捷）

实验 2-5　显微镜的使用及上皮细胞装片制作与观察

［实验目的］

1. 掌握普通光学显微镜的使用方法，人的口腔上皮细胞的基本结构。
2. 熟悉上皮细胞装片制作的主要步骤和方法。

3. 了解普通光学显微镜的构造和成像原理。

4. 能够在显微镜下识别上皮细胞的主要结构，并绘制细胞结构简图。

5. 培养学生规范操作、实事求是的学习态度，形态与功能相适应、基础与临床相结合的思维方式。

［实验资源］

1. 光学显微镜：见图 2–5–1。

2. 实验材料：0.9% 生理盐水，稀碘液，消毒牙签，滴管，纱布，镊子，吸水纸，载玻片，盖玻片。

［实验方法］

显微镜的使用及上皮细胞装片制作与观察方法见表 2–5–1。

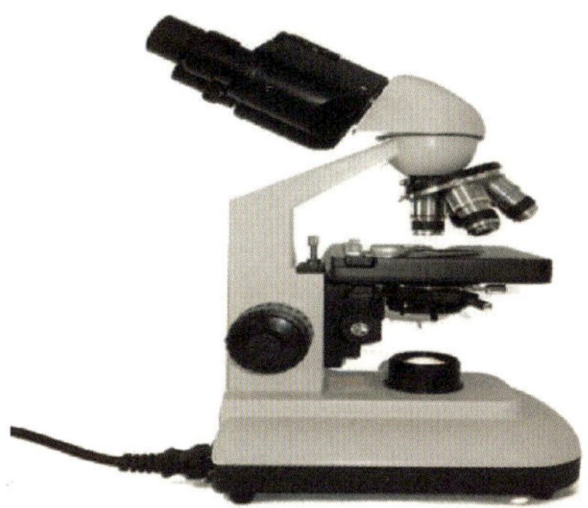

图 2–5–1　光学显微镜

表 2–5–1　显微镜的使用及上皮细胞装片制作与观察方法

主要步骤	技术要点
1. 学习普通光学显微镜的使用 (1) 了解显微镜的构造和成像原理 (2) 将显微镜调节至适宜观察的状态	了解普通光学显微镜的构造和成像原理 将显微镜安放在实验台的适当位置，转动转换器，将低倍物镜对准通光孔，调节光圈和反光镜，直至看到明亮的视野
2. 制作人的口腔上皮细胞临时装片 (1) 准备干净的载玻片，滴加生理盐水 (2) 用消毒牙签取样 (3) 盖上盖玻片 (4) 嗜红染色 (5) 低倍镜观察上皮细胞	用洁净的纱布把载玻片和盖玻片擦拭干净，平放在实验台上，在载玻片中央滴一滴生理盐水 用凉开水漱口，用消毒牙签在自己的口腔内侧壁轻轻刮取碎屑，涂在载玻片的生理盐水中 用镊子夹起盖玻片，使它的一边先接触载玻片的水滴，然后慢慢放平，避免出现气泡 把一滴嗜红滴在盖玻片的一侧，用吸水纸从盖玻片的另一侧吸引，使染液浸润标本的全部，对标本进行染色 把制作的临时装片放在载物台上，用低倍镜观察。使视野中央能见到一个清晰的口腔上皮细胞
3. 绘制人口腔上皮细胞的结构简图	用红蓝铅笔在实验报告纸上画出人口腔上皮细胞的结构简图，并标出重要结构。图下标注名称以及放大镜的倍数

［实验 PPT］

显微镜的使用及上皮细胞装片制作与观察

［注意事项］

1. 使用显微镜时先用低倍镜观察，再用高倍镜观察，不要用手触碰目镜或者物镜的镜头，擦拭镜头用擦镜纸。

2. 取材前一定要漱口，去除口腔内食物残渣。

3. 盖盖玻片时，避免盖玻片下方出现气泡。

4. 画图时要注明主要结构和放大镜的倍数。

［实验评价］

实验评价见表 2-5-2。

表 2-5-2　显微镜的使用及上皮细胞装片制作与观察实验评价

项目名称	评价内容	分值	扣分及说明	备注
显微镜的使用	能正确和熟练使用光学显微镜（图 2-5-2），能在低倍镜和高倍镜下清晰地观察组织切片 图 2-5-2　物镜	20		
制作口腔上皮细胞临时装片	能独立熟练操作，按步骤制作组织切片，细胞染色成功，在低倍镜下清晰可见（图 2-5-3） 图 2-5-3　口腔上皮细胞（曙红染）	50		
观察、绘图	绘制人口腔上皮细胞结构简图	20		
善后整理	将组织切片回收整理，擦拭显微镜，将转换器调回原来的位置，套上外罩	10		
总分				

（李丛丛）

实验 2–6　常用手术器械简介

［实验目的］

1. 熟悉手术器械的种类及用途。
2. 学会本课程常用手术器械的正确使用。
3. 培养学生规范严谨、吃苦耐劳的职业精神。

［实验资源］

主要实验资源如图 2–6–1 所示。

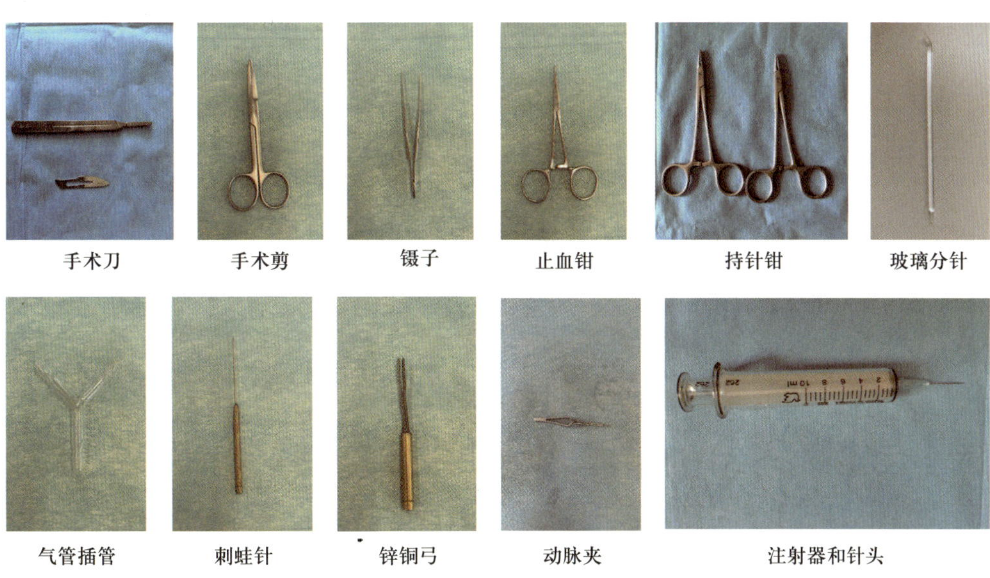

图 2–6–1　主要实验资源

［实验方法］

常用手术器械见表 2–6–1。

表 2–6–1　常用手术器械简介

主要步骤	技术要点
1. 手术刀	主要用于切开皮肤和脏器，常用持刀方法有：执弓式、执笔式、握持式、反挑式
2. 手术剪	普通粗剪刀用于剪骨骼等较硬组织。大弯剪用于剪毛，大直剪用于剪开皮肤、筋膜、肌肉、脂肪等，眼科剪主要用于剪断包膜、神经、血管、输尿管等
3. 镊子	无齿镊用于夹捏脂肪等较大或较厚的组织，有齿镊用于牵拉切口处的皮肤或坚韧的肌腱、筋膜，不可用于夹捏内脏及软组织（血管、神经等），眼科镊用于夹捏细软组织

续表

主要步骤	技术要点
4. 止血钳	止血钳有直、弯，大、小，有齿、无齿之分。有齿止血钳主要用于钳夹切口处的皮肤，无齿止血钳用于止血、分离组织和肌肉等
5. 持针钳	用于夹持缝合针
6. 玻璃分针	用于分离血管、神经等组织
7. 气管插管	为 Y 形管。实验时，插入动物气管，保证呼吸道通畅
8. 刺蛙针	用于破坏蛙或蟾蜍的脑和脊髓
9. 锌铜弓	用于检测神经肌肉兴奋性
10. 动脉夹	用于夹闭动脉，暂时阻断血流
11. 注射器和针头	注射器的规格有 0.25 mL、1 mL、2 mL、5 mL、10 mL、20 mL、50 mL、100 mL 八种，由乳头、空筒、活塞轴、活塞柄和活塞五部分组成。 针头的型号有 4 号、5 号、6 号、7 号、8 号等，由针尖、针梗和针栓三部分组成。5 号针头，表示针梗的内径为 0.5 mm。使用时应根据实验需要，选择适当的注射器和针头

[实验 PPT]

常用手术器械简介

[注意事项]

实验中，应根据所需选择适当的手术器械。

[实验评价]

实验评价见表 2-6-2。

表 2-6-2　常用手术器械简介实验评价

项目名称	操作流程	分值	扣分及说明	备注
操作过程（70 分）	手术刀	10		
	手术剪	10		
	镊子	10		
	止血钳	5		
	持针钳	5		
	玻璃分针	5		
	气管插管	5		
	刺蛙针	5		
	锌铜弓	5		

续表

项目名称	操作流程	分值	扣分及说明	备注
操作过程（70分）	动脉夹	5		
	注射器和针头	5		
实验后（10分）	实验用品分类处理	5		
	实验器械清洗，实验环境卫生	5		
综合评价（20分）	实验者着装整洁，口罩、帽子佩戴规范	3		
	小组成员课前预习充分	3		
	实验中全员动手，团队合作默契	4		
	整个实验操作标准、规范	10		
操作时间	___ 分钟			
总分		100		
得分				

（罗　萍　李燕平）

实验 2-7　常用麻醉药及麻醉方法

［实验目的］

1. 熟悉常用麻醉药的分类，临床常用的麻醉方法及判断麻醉状态的指标。
2. 学会根据不同的实验要求选择麻醉药物和麻醉方法，能够处理麻醉意外。
3. 培养学生严谨的学习态度，勤于动脑动手的良好学习习惯。

［实验资源］

主要实验资源如图 2-7-1 所示。

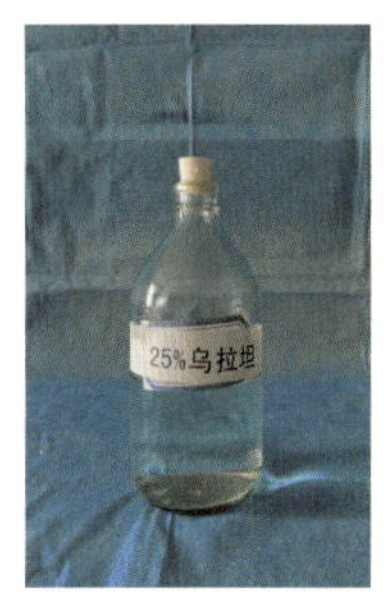

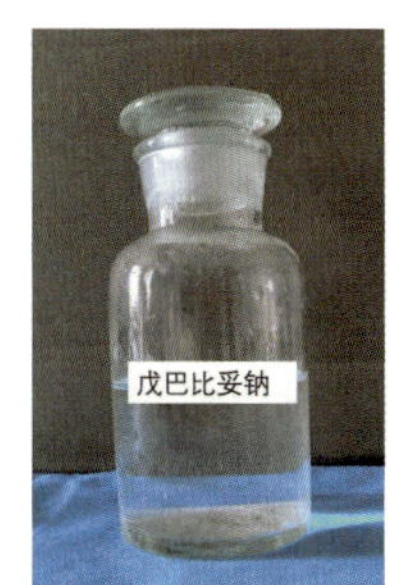

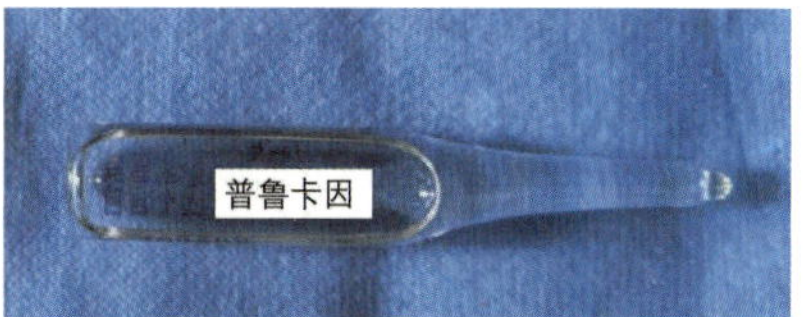

图 2-7-1　主要实验资源

［实验方法］

常用麻醉药及麻醉方法见表 2-7-1。

表 2-7-1　常用麻醉药及麻醉方法

主要步骤	技术要点
常用麻醉药 1. 氨基甲酸乙酯(乌拉坦) 2. 巴比妥类 3. 普鲁卡因 4. 乙醚	1. 氨基甲酸乙酯(乌拉坦)　是动物实验常用的麻醉药,常用于兔、猫、狗等实验动物的麻醉,可导致动物较持久的浅麻醉,对呼吸影响不明显。该药易溶于水,使用时可配成 20%~25% 的溶液,一次给药可维持 4~5 小时,且麻醉过程较平稳,动物无明显的挣扎现象。该药使用简便、价廉、动物苏醒慢,但麻醉深度不易掌控 2. 巴比妥类　根据作用时间长短可将巴比妥类药物分为长、中、短、超短效四类,其中最常用的是戊巴比妥钠。该药为白色粉状,作用发生快,持续时间 3~5 小时,毒性小。使用时通常用生理盐水配成 1%~5% 的溶液静脉给药,小型动物多采用腹腔给药 3. 普鲁卡因　是常用的局部麻醉药。通常用 1% 普鲁卡因溶液进行手术局部浸润麻醉,剂量按所需麻醉面的大小而定;脊髓麻醉可用 1%~2% 浓度;骨髓穿刺、局部皮肤切开等则需采用 2.5% 普鲁卡因 4. 乙醚　乙醚为无色透明液体,易燃易爆,极易挥发,与空气中的氧接触能产生刺激性很强的乙醛及过氧化物。因此,应保存于暗色容器中并存放于阴凉处。由于乙醚能引起实验动物呼吸道黏膜分泌物增加,使用时应随时观察动物呼吸道是否通畅
常用麻醉方法 1. 全身麻醉法 (1) 吸入麻醉法 (2) 注射麻醉法 2. 局部麻醉法 (1) 浸润麻醉 (2) 阻断麻醉	1. 全身麻醉法 (1) 吸入麻醉法:是常用的麻醉方法之一,此法常用的麻醉药包括乙醚、氟烷,这些挥发性麻醉剂通过呼吸道吸入动物体内,从而产生麻醉效果。如乙醚可用于各种动物,尤其是间断的手术或实验,吸入后 10~20 分钟开始发挥作用 (2) 注射麻醉法:此法主要是通过动物的肌肉、腹腔、静脉注射麻醉药。一般情况下,静脉麻醉起效快、麻醉深度比较容易控制,与静脉给药麻醉相比,腹腔给药用药剂量大,起效时间慢,持续时间长,麻醉深度不易控制。因此,在动物实验中家兔多采用耳缘静脉注射给药,小鼠多采用吸入法或腹腔注射法进行麻醉 2. 局部麻醉法 (1) 浸润麻醉:是将药物注射于皮内、皮下或手术野的深部组织,以阻断用药局部的神经传导,使痛觉消失。1% 盐酸普鲁卡因是动物实验中常用的浸润麻醉药。此药安全有效,注射后 1~3 分钟内开始发挥作用,吸收显效快,可维持 30~45 分钟 (2) 阻断麻醉:也称传导麻醉,是通过在外周神经干附近注射麻醉药,阻滞神经冲动传导,使该神经所支配的区域麻醉
麻醉意外的处理 1. 麻醉过量 (1) 呼吸停止 (2) 心跳停止 2. 麻醉过浅	1. 麻醉过量 (1) 呼吸停止:可发生在麻醉的任何一期。初期表现为呼吸浅表、频数不整且有间歇。此时必须停止给药,立即进行人工呼吸。同时,切开气管、插入气管插管、连接人工呼吸机直至主动呼吸恢复。还可应用苏醒剂以促恢复,如咖啡因(1 mg/kg)、尼可刹米(2~5 mg/kg)等 (2) 心跳停止:实验中可能无任何预兆,突然出现实验动物呼吸和脉搏消失,黏膜发绀。此时,应迅速进行心脏按压,同时心室注射 0.1% 肾上腺素。心脏按压频率相当于该动物正常心脏收缩次数 2. 麻醉过浅　当计算麻醉药物总量已用尽,但动物仍无法进入最佳的麻醉状态,实验中动物出现挣扎、尖叫等表现,且影响手术操作时可慎重追加麻醉药物,但一次追加不宜超过总量的 1/3,并密切观察动物是否已达到麻醉的基本状态,但不能以快速给药的方式经静脉途径补充麻醉药物,选择腹腔或肌内注射的方式更为妥当

［实验 PPT］

常用麻醉药及麻醉方法

［注意事项］

1. 麻醉药物的选择　首先应熟悉各种麻醉药物的作用机制和特点并根据动物品种、个体差异及健康状况决定麻醉药的选用。

2. 用药途径的选择　按肌肉、腹腔、静脉的顺序，可肌内注射的药物不用腹腔注射，可腹腔注射的药物不选静脉给药。

3. 给药方法　静脉注射麻醉时，应遵循先快后慢的原则。即前 2/3 剂量注入速度快，后 1/3 的应缓慢注入。同时，密切观察动物生命体征的变化（心跳、呼吸等）。当确定已达到麻醉效果时，即可停止给药，不必将计算量的麻醉药物全部注入。

4. 麻醉效果的判断　动物达到麻醉的理想状态时呈现肌肉完全松弛，呼吸由浅而快变为深而慢，角膜反射迟钝或消失等。若麻醉剂量已给足，动物仍有挣扎表现时，不应盲目追加麻醉药物，需要观察一段时间，确认动物是否已度过兴奋期。

5. 温度适宜　寒冷季节，注射前应将麻醉药剂加热至与动物体温保持一致。由于动物麻醉后可致体温下降，要注意保温。

［实验评价］

实验评价见表 2-7-2。

表 2-7-2　常用麻醉药及麻醉方法实验评价

项目名称	操作流程	分值	扣分及说明	备注
操作过程（70 分）	常用麻醉药	20		
	常用麻醉方法	20		
	麻醉意外的处理	30		
实验后（10 分）	实验用品分类处理 实验器械清洗，实验环境卫生	5 5		
综合评价（20 分）	实验者着装整洁，口罩、帽子佩戴规范 小组成员课前预习充分 实验中全员动手，团队合作默契 整个实验操作标准、规范	3 3 4 10		
操作时间	____ 分钟			
总分		100		
得分				

（罗　萍　李燕平）

模块三　医学形态学实验

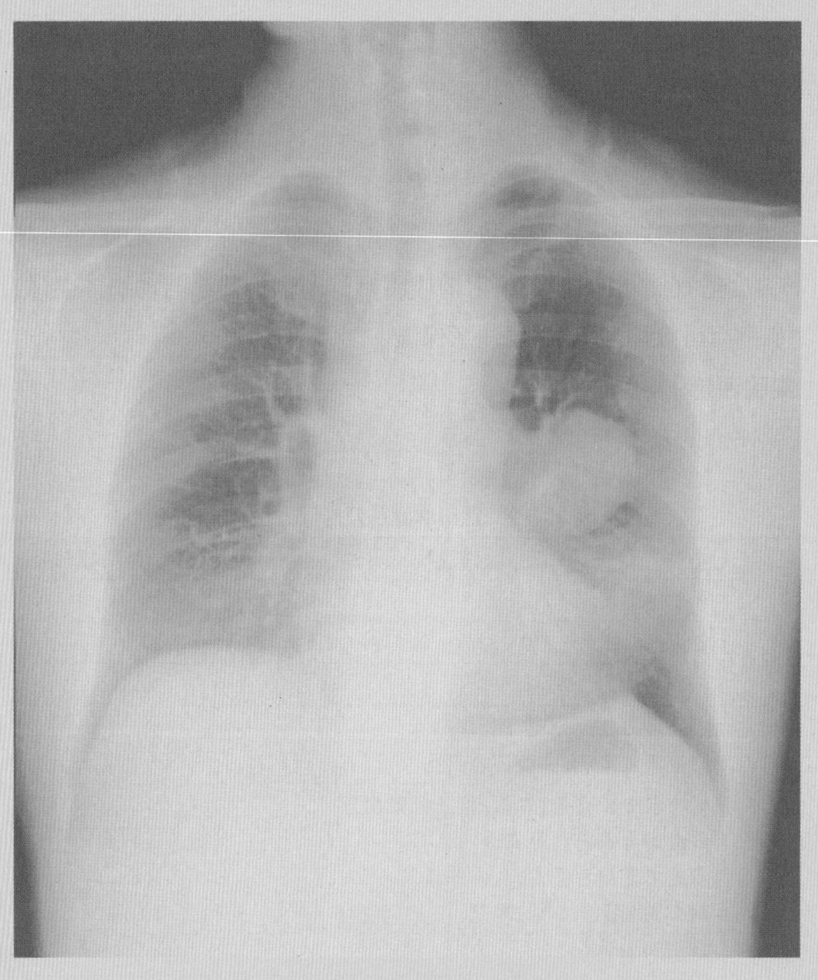

实验 3-1 基本组织

［实验目的］

1. 掌握人体基本组织的分类、分布和结构特点。
2. 熟悉被覆上皮、疏松结缔组织、肌组织和神经组织的光镜结构。
3. 了解腺上皮和致密结缔组织的结构特点。
4. 能够在显微镜下识别 4 种基本组织及各种组织细胞的主要结构特点。
5. 培养学生的观察能力、动手能力、积极探索、勇于创新的科学精神。

［实验资源］

光学显微镜、组织学切片。

［实验方法］

基本组织的观察见表 3-1-1。

表 3-1-1 基本组织的观察

主要步骤	观察要点
1. 通过心脏组织切片观察单层扁平上皮的光镜结构	细胞形态：单层，细胞扁平，边缘呈锯齿状，细胞间连接紧密，细胞核居中，大而圆
2. 通过甲状腺组织切片观察单层立方上皮的光镜结构	细胞形态：单层，细胞呈六边形，细胞核椭圆，居中
3. 通过小肠上皮切片观察单层柱状上皮	低倍镜下细胞形态：单层，细胞呈柱状，表面呈六边形，细胞核椭圆，位于基底部，细胞周围有杯状细胞，高脚杯状 高倍镜下细胞形态：细胞有微绒毛，排列整齐，与吸收功能有关
4. 通过气管的切片观察假复层纤毛柱状上皮的光镜结构	低倍镜下细胞形态：高低不一，柱状细胞最多，细胞核靠基底部，周围有杯状细胞，下方有梭形细胞和锥形细胞 高倍镜下细胞形态：柱状细胞游离缘有纤毛，与呼吸道清洁有关
5. 通过空虚膀胱的组织切片观察变移上皮	细胞形态：多层，细胞体积大，表面呈立方形，细胞核椭圆，居中，有些细胞的细胞核有 2 个 膀胱充盈时，上皮变薄，细胞层次减少，细胞呈扁平状
6. 观察复层上皮的光镜结构 (1) 通过人手指皮肤切片观察角质化的复层上皮 (2) 通过食管的切片观察未角质化的复层扁平上皮	观察角质化的复层上皮细胞形态：多层，表层细胞为梭形或扁平状，中间多数为多边形细胞，基底部呈矮柱状，较为幼稚；最表层覆盖角质层 用上述方法观察未角质化的复层上皮，注意两者的区别 细胞形态：与角质化的复层上皮相似，但表层没有角质层
7. 通过家兔皮下组织切片观察疏松结缔组织的光镜结构	细胞：种类多，排列疏松，成纤维细胞数量最多，多附着于胶原纤维上 细胞间质：大量纤维，胶原纤维、弹性纤维和网状纤维

续表

主要步骤	观察要点
8. 通过人的骨骼肌、心肌和平滑肌的组织切片观察三种肌组织 (1) 观察骨骼肌细胞的形态结构特点 (2) 观察心肌细胞的形态结构特点 (3) 观察平滑肌细胞的形态结构特点	低倍镜观察骨骼肌：细胞长柱状，细胞核多，椭圆形，位于肌膜下方，肌原纤维呈细丝状；高倍镜下：肌原纤维上有明暗相间的横纹，可见明带和暗带 低倍镜观察心肌：细胞短圆柱形，有分支并连成网状，细胞核卵圆形，居中；高倍镜下：有明暗相间的横纹，不如骨骼肌明显，相邻细胞之间连接处有闰盘 低倍镜观察平滑肌：细胞长梭状，单个细胞核，居中；高倍镜下：肌纤维上无横纹
9. 通过神经组织切片观察神经组织	组成：神经元，神经胶质细胞 细胞形态：表面有许多突起，即树突和轴突，细胞核大而圆，居中，细胞质中有大量嗜碱性颗粒和细丝状纤维

［实验 PPT］

基本组织的观察

［注意事项］

1. 观察组织切片时先用低倍镜观察，再用高倍镜观察，不要损伤组织切片。
2. 观察的过程要抓住重点，注意细胞形态结构与功能的关联。
3. 组织切片用完后要整理归位，显微镜用完后要关闭电源，套上外罩，摆放整齐。

［实验评价］

实验评价见表 3-1-2。

表 3-1-2　基本组织的观察实验评价

项目名称	评价内容	分值	扣分及说明	备注
单层上皮观察 (30 分)	能在光镜下分辨不同上皮组织的类型(图 3-1-1~ 图 3-1-4)，说出每种上皮细胞的形态特点、分布以及功能 图 3-1-1　单层扁平上皮	30		

项目名称	评价内容	分值	扣分及说明	备注
单层上皮观察（30 分）	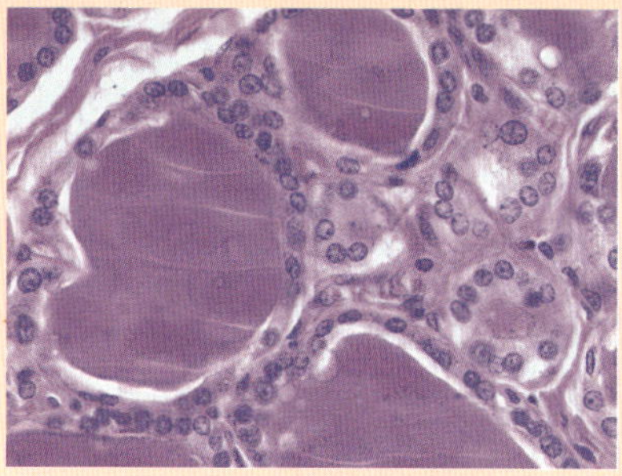 图 3-1-2　单层立方上皮 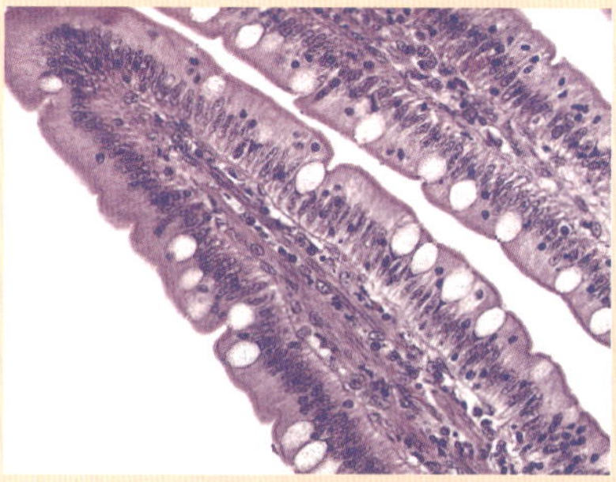 图 3-1-3　单层柱状上皮 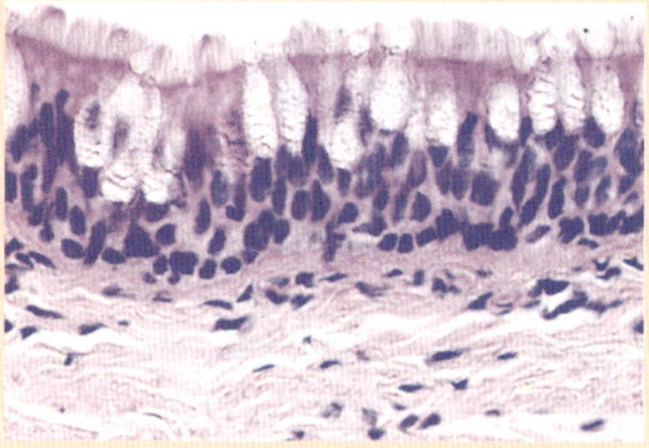 图 3-1-4　假复层纤毛柱状上皮	30		
变移上皮观察（5 分）	说出膀胱上皮细胞的形态特点（图 3-1-5），以及与其功能的关系 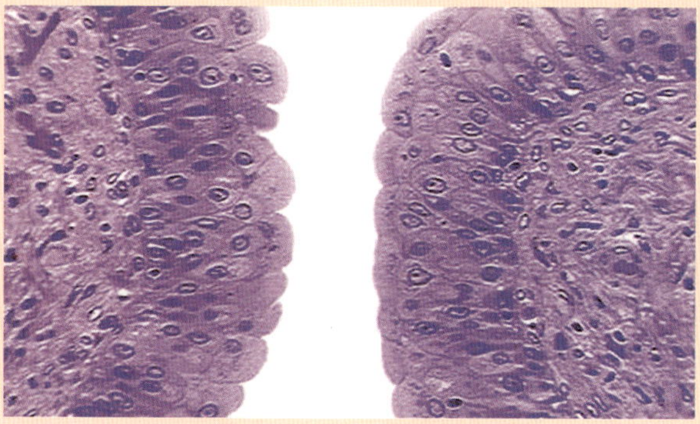 图 3-1-5　变移上皮	5		

续表

项目名称	评价内容	分值	扣分及说明	备注
复层扁平上皮观察（5分）	能在镜下分辨角质化和未角质化的复层上皮细胞的形态特点和分布（图3-1-6）。说出其功能和区别 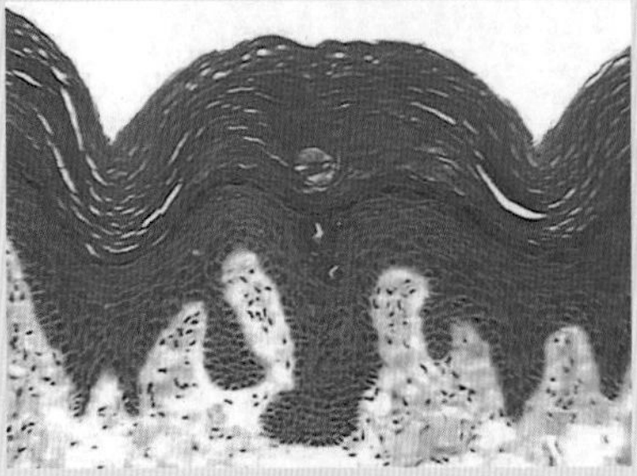 A. 未角质化 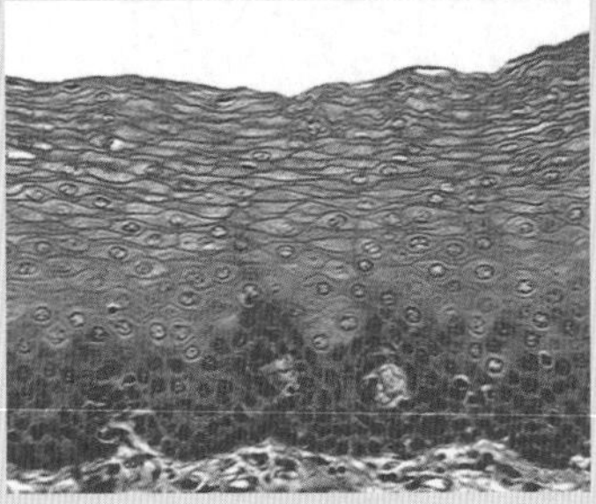 B. 角质化 图3-1-6　复层扁平上皮	5		
结缔组织观察（10分）	能够识别疏松结缔组织的基本组成、细胞的种类、形态特点（图3-1-7）；能分辨细胞外各种纤维的类型 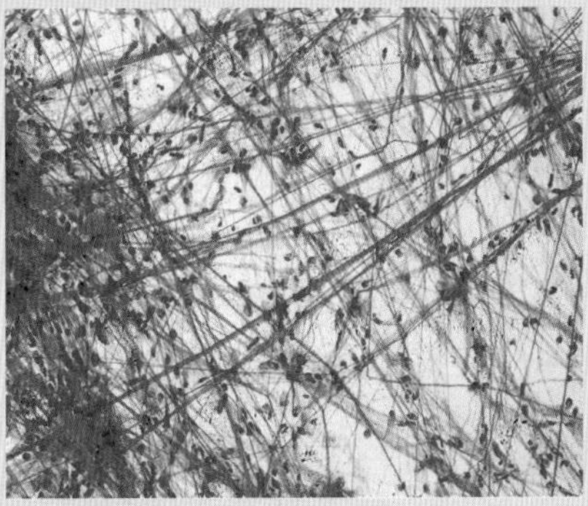 图3-1-7　疏松结缔组织	10		

项目名称	评价内容	分值	扣分及说明	备注
肌组织观察（20 分）	能够区分骨骼肌、平滑肌和心肌的光镜结构，有无横纹，细胞核的位置，数量及有无特化结构（图 3-1-8～图 3-1-10） 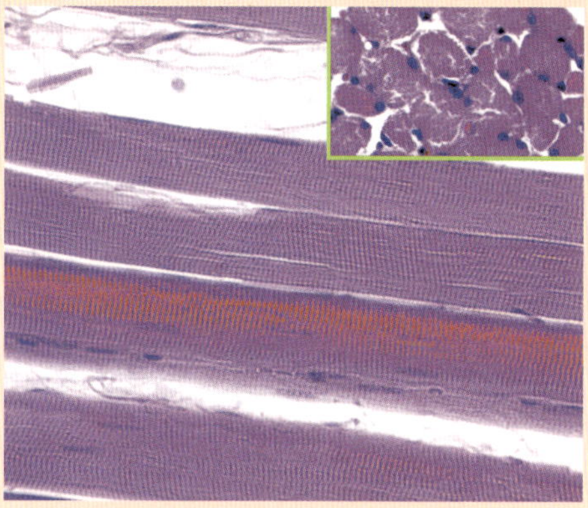 图 3-1-8　骨骼肌微细结构 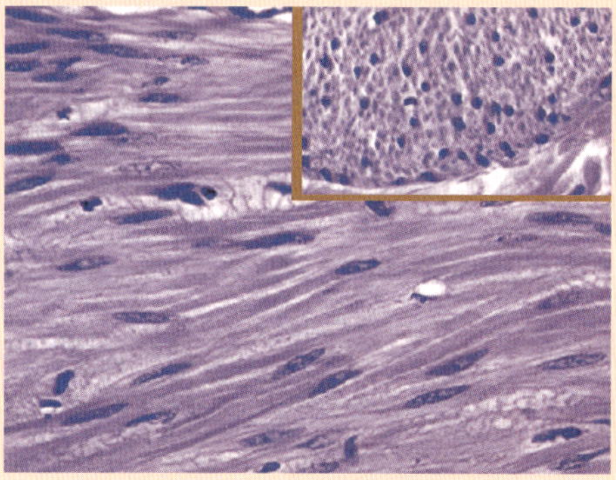 图 3-1-9　平滑肌微细结构 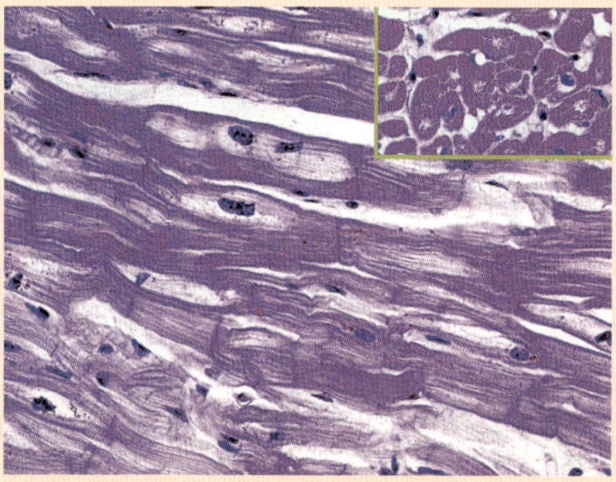 图 3-1-10　心肌微细结构	20		

续表

项目名称	评价内容	分值	扣分及说明	备注
神经组织观察（5分）	认识神经细胞的形态、结构特点，细胞质中的成分，细胞核的位置、形态；熟悉硝酸银染色的特点（图3-1-11） 图3-1-11　神经组织微细结构	5		
画图（20分）	每种组织挑选一种类型绘图，要求干净整洁、结构清晰	20		
善后整理（5分）	能将所有组织切片分类回收和整理，关闭并擦拭显微镜外表，套上外罩，摆放整齐	5		
总分		100		
得分				

（李丛丛）

实验3-2　运动系统

［实验目的］

1. 掌握骨的形态、结构和成分；全身骨的组成和主要骨性标志；椎骨的一般形态和各部椎骨的主要特征；颅底内侧面的主要沟、管、孔、裂；翼点的位置及临床意义；关节的基本组成、辅助结构和运动形式。

2. 熟悉脊柱和胸廓的形态及运动；颞下颌关节的组成、特点和运动；肩关节、肘关节、髋关节、膝关节和踝关节的组成、构造特点和运动；骨盆的形态、分部和性别差异。

3. 了解面肌、胸锁乳突肌、胸大肌、斜方肌、竖脊肌、三角肌、肱二头肌、肱三头肌、臀大肌、股四头肌、缝匠肌、小腿三头肌的位置、起止点和功能；膈肌的位置、形态、结构及功能。

4. 能够结合关节的标本或模型分析关节的稳固性和灵活性的解剖学基础；联系

人类的直立、语言和劳动因素等来分析肌肉的构造特点。

5. 培养学生对大体标本捐献者的感恩意识；增强学生的辩证思维能力、解决问题的能力和团队合作意识；激发学生对医学事业的热爱以及奋发图强的爱国主义精神。

［实验资源］

人体骨架标本、躯干骨标本、脊柱标本、颅骨标本、下颌骨标本、新生儿颅标本、上肢骨标本、下肢骨标本、肩关节、肘关节、桡腕关节、髋关节、膝关节、距小腿关节、骨盆标本或模型；全身肌标本和模型；虚拟仿真实验平台。

［实验方法］

运动系统的观察见表 3-2-1。

表 3-2-1　运动系统的观察

主要步骤	观察要点
1. 从整体骨骼标本上观察躯干骨 (1) 躯干骨的组成、各部椎骨的主要特征 (2) 胸骨的分部、胸骨角 (3) 肋骨的形态、结构	指出躯干骨的位置、组成；指出椎骨的大体形态结构；注意各部椎骨的主要结构特征 组成：椎骨、胸骨、肋骨 颈椎：椎体小、横突有孔、棘突末端分叉（除 C1、C7） 胸椎：椎体大，有肋凹，棘突斜 腰椎：椎体最大，棘突水平 骶骨：骶管裂孔、骶角、耳状面、骶岬 指出胸骨的位置、形态、结构 胸骨：胸骨柄、胸骨体、剑突，胸骨角是计数肋的标志 观察肋骨的位置、形态、结构 肋：12 对，真肋、假肋、浮肋
2. 观察颅骨标本 (1) 脑颅骨和面颅骨的位置和名称 (2) 颅的整体观 (3) 新生儿颅的特征	说出颅骨的组成、各颅骨的名称 组成：8 块脑颅骨、15 块面颅骨 观察颅的整体观 颅顶：缝的连结，颅底：孔和裂，颅侧面：翼点 临床意义：翼点骨质薄，内有脑膜中动脉前支通过，损伤可导致硬膜外血肿 注意新生儿颅的特点：颅囟，前囟最大
3. 观察附肢骨标本或模型 (1) 上肢、下肢自由肢骨的结构和区别 (2) 肩胛骨的形态、结构 (3) 髋骨的组成、髂骨、坐骨和耻骨的主要形态、结构及主要的骨性标志	说出上肢骨和下肢骨的形态和区别 肱骨（从上往下）：肱骨头、大结节、小结节、结节间沟、桡神经沟、肱骨滑车、肱骨小头、鹰嘴窝 尺骨、桡骨：鹰嘴、尺神经沟、桡骨头、茎突 手骨：腕骨（舟月三角豆、大小头状钩） 股骨（从上往下）：股骨头、大转子、小转子、股骨体、股骨内侧髁、外侧髁 胫骨、腓骨：胫骨粗隆、胫骨前缘、内踝、腓骨头、外踝 观察肩胛骨：两面三缘三角 注意关节盂、肩峰、肩胛冈、上角平对第 2 肋，下角平对第 7 肋 观察髋骨：髂骨、坐骨、耻骨 注意髂嵴、髂结节、髂窝、耳状面、弓状线、坐骨结节、耻骨梳、耻骨联合面

主要步骤	观察要点
4. 观察骨连结标本或模型 (1) 椎间盘的结构和功能；韧带的名称和作用 (2) 胸廓的连结、胸廓的形态及常见的胸廓畸形 (3) 颅骨的连结：缝；颞下颌关节的组成、结构特点和运动，分析颞下颌关节脱位的解剖学基础。 (4) 肩关节的组成、结构特点和运动 (5) 骨盆的组成、界线及男、女骨盆的性别差异 (6) 髋关节、膝关节、踝关节的组成、结构特点和运动	观察脊柱的连结：椎间盘、韧带 椎间盘构成：纤维环＋髓核，有弹性垫的作用 临床意义：椎间盘突向后外侧可压迫脊神经 韧带：三长两短共5条；注意后纵韧带薄而窄，对椎间盘后外面无保护作用 观察胸廓的连结；注意胸廓的形态、功能和胸廓畸形 胸廓的形态：上口窄、下口宽，前后略扁 功能：参与呼吸运动 观察颅骨的连结，注意颞下颌关节的组成、结构特点和运动形式，以及临床关节脱位的解剖学基础 组成：下颌头、下颌窝 结构特点：有关节盘、关节囊前后松弛 临床意义：大张口时，下颌头滑至关节结节前方不能退回关节窝，导致颞下颌关节脱位 观察肩关节、肘关节、腕关节，注意各关节的组成、结构特点和运动 肩关节：肱骨头＋关节盂，最灵活，关节囊下部薄弱 临床意义：肩关节脱位最常见，占50% 肘关节：肱骨下端、尺骨、桡骨 临床意义：尺桡骨后脱位、桡骨头半脱位(5岁以下的小儿) 观察骨盆的位置、组成和功能；注意骨盆的界限；分辨男、女骨盆的差异 组成：左、右髋骨＋骶尾骨 界限：骶岬＋弓状线＋耻骨梳＋耻骨嵴＋耻骨联合面上缘 临床意义：大、小骨盆的分界线，评估骨盆入口大小的标志 性别差异：女性，圆桶形、界线近似圆形、耻骨下角为钝角 男性，漏斗形、界线近似心形、耻骨下角为锐角 观察髋关节、膝关节、踝关节；注意关节组成、结构特点和运动 髋关节组成：股骨头＋髋臼窝，稳固 临床意义：股骨头坏死，股骨头置换 膝关节：股骨下端＋胫骨＋髌骨，最大、最复杂 结构特点：有囊外韧带＋囊韧带＋囊内韧带，有半月板 临床意义：半月板损伤、半月板置换 踝关节：内踝高、外踝低，内侧韧带厚、外侧韧带薄 结合生活：上山容易、下山难；脚踝扭伤一般发生在足跖屈和足内翻时
5. 观察大体标本上或模型上全身的主要肌肉 (1) 主要的面肌、颈肌的位置、起止点和运动 (2) 主要的背部肌肉位置、起止点和运动 (3) 膈肌的形态、上方的三个裂孔名称、位置及内部通行的结构	指出表情肌、咀嚼肌和胸锁乳突肌的位置、起止点和功能 临床：瘦脸针注射于咬肌；先天性斜颈是由一侧胸锁乳突肌萎缩导致 指出斜方肌、背阔肌、竖脊肌的位置、起止点和功能 竖脊肌：伸肌，最长的躯干肌，肌肉劳损好发处 指出膈肌的形态、膈肌上的裂孔以及内部通行结构 三个裂孔：主动脉裂孔、食管裂孔、腔静脉孔 指出腹部肌肉的分层，各层肌肉的位置、形态、起止点和功能，注意腹股沟管内的结构 腹部前外侧肌(从外向内)：腹外斜肌、腹内斜肌、腹横肌 腹前部：腹直肌，有腱划 腹股沟管内通行结构：男——精索，女——子宫圆韧带

续表

主要步骤	观察要点
(4) 主要腹部肌肉的层次、位置、起止点和运动 (5) 主要胸部肌肉和上肢肌的位置、起止点和运动；三角肌的注射部位 (6) 主要髋部肌肉的位置、起止点和运动；臀大肌的注射部位 (7) 主要下肢肌的位置、起止点和运动	指出胸大肌、三角肌、肱二头肌、肱三头肌的位置、形态、起止点和功能 临床意义：三角肌的注射的部位(中部肌束，肩峰下 2~3 指) 指出髂腰肌、臀大肌的位置、起止点和功能；指出臀大肌注射的解剖学位置 临床意义：臀大肌的注射部位(外上方 1/4，避开了大血管和神经，面积大，吸收好) 观察股四头肌、缝匠肌、胫骨前肌、股二头肌、半腱肌、半膜肌、小腿三头肌的位置、形态结构、起止点和运动 全身面积最大的肌——股四头肌，屈髋伸膝的作用；股外侧肌可作为婴幼儿的肌内注射部位 全身最长的肌——缝匠肌，屈髋屈膝的作用

［实验 PPT］

运动系统的观察

［注意事项］

1. 爱护标本和模型、轻拿轻放，用完后将标本或模型归位。
2. 仔细观察骨和骨连结，注意骨、关节的结构和功能之间的关系。
3. 利用活体标本学习骨和骨连结，演示关节的运动形式。

［实验评价］

实验评价见表 3-2-2。

表 3-2-2　运动系统的观察实验评价

项目名称	评价内容	分值	扣分及说明	备注
躯干骨	描述椎骨的一般形态(图 3-2-1) 描述颈椎、胸椎、腰椎、骶骨的主要形态特征(图 3-2-2) 说出胸骨的结构、胸骨角及临床意义(图 3-2-3)	15		
颅骨	说出 8 块脑颅骨、15 块面颅骨的位置、名称(图 3-2-4) 说出翼点的组成和临床意义(图 3-2-5) 描述新生儿颅的特点(图 3-2-6)	10		
上肢骨	描述肩胛骨的位置、形态结构(图 3-2-7) 说出肱骨的主要结构(图 3-2-8) 说出尺骨和桡骨的主要结构(图 3-2-9) 说出手骨的组成和名称(图 3-2-10)	10		

续表

项目名称	评价内容	分值	扣分及说明	备注
下肢骨	指出髂结节、髂前上棘、坐骨结节、弓状线、耻骨梳(图 3-2-11) 指出股骨头、大转子、小转子、内侧髁、外侧髁(图 3-2-12) 指出胫骨粗隆、胫骨前缘、内踝、腓骨头、外踝(图 3-2-13)	10		
中轴骨的连结	说出颞下颌关节的组成、结构特点(图 3-2-14),分析颞下颌关节脱位的解剖学基础 说出椎间盘的位置、组成和功能(图 3-2-15),分析腰椎间盘突出症导致坐骨神经痛的解剖学基础 说出胸廓的组成和形态(图 3-2-16)	10		
附肢骨的连结	说出肩关节的组成、结构特点和运动(图 3-2-17),肩关节脱位的常见部位及原因 说出肘关节的组成、结构特点和运动(图 3-2-18),桡骨头半脱位的原因 指出骨盆的界线,说出男、女骨盆的性别差异(图 3-2-19) 说出髋关节、膝关节和踝关节的组成、结构特点和运动(图 3-2-20 ~ 图 3-2-22)	15		
肌	指出表情肌和咀嚼肌的位置和名称 指出胸锁乳突肌的起止点;指出斜方肌、背阔肌、竖脊肌的位置、起止点 指出腹前外侧肌的位置和名称,介绍腹股沟管内结构 指出胸大肌、三角肌的位置和起止点以及三角肌的肌内注射部位;指出股四头肌、缝匠肌、臀大肌、股二头肌、小腿三头肌的位置和起止点 指出臀大肌的注射部位(图 3-2-23)	10		
作业	画出关节的基本结构模式图 列表比较男、女骨盆差异	20		
总分		100		
得分				

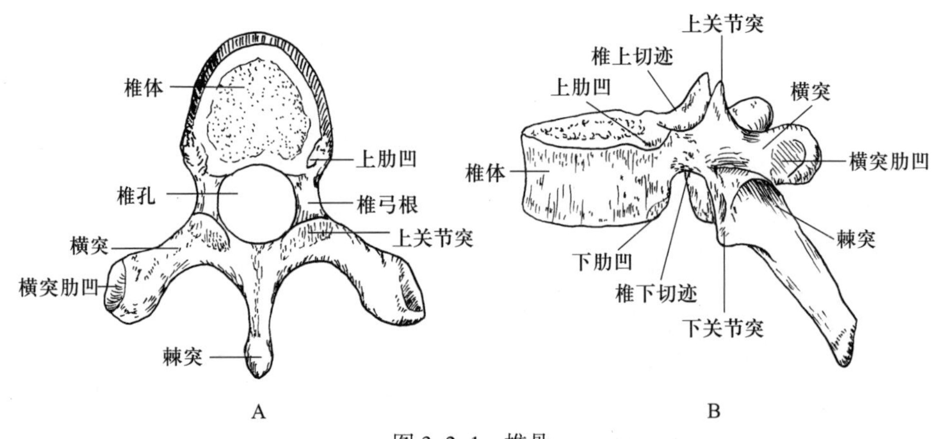

图 3-2-1　椎骨

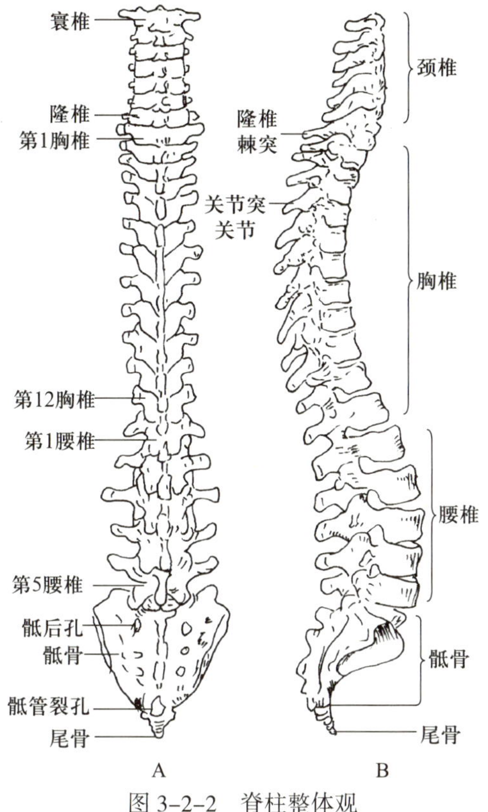

图 3-2-2　脊柱整体观

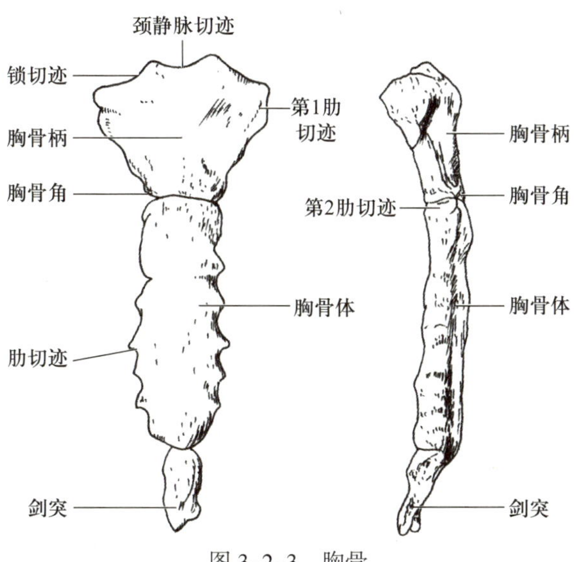

图 3-2-3　胸骨

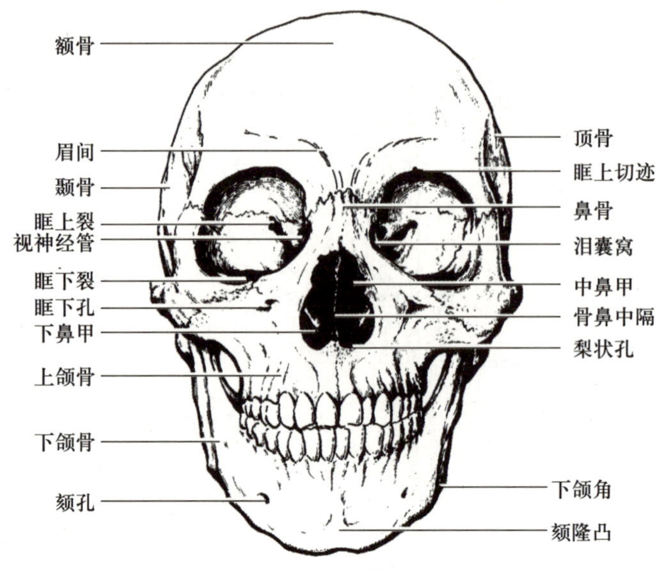

图 3-2-4　颅骨正面

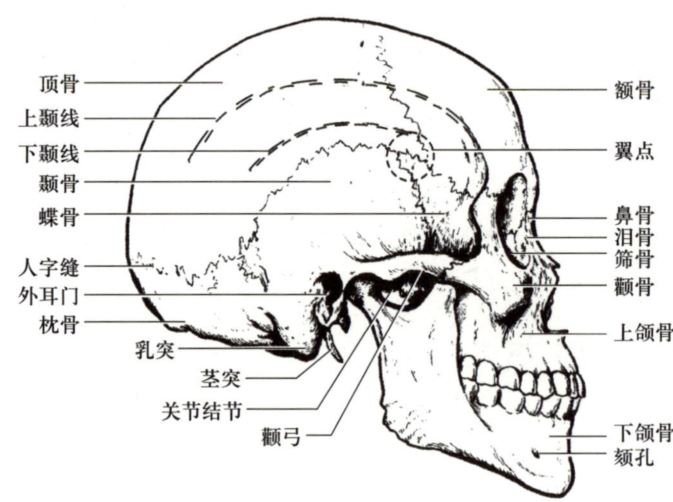

图 3-2-5　颅骨侧面

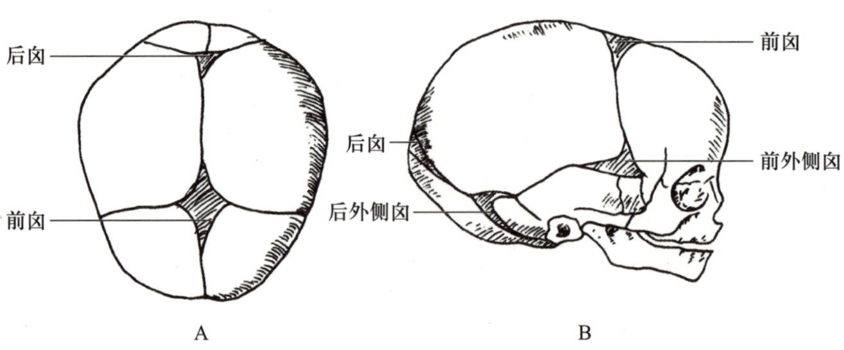

图 3-2-6　新生儿颅

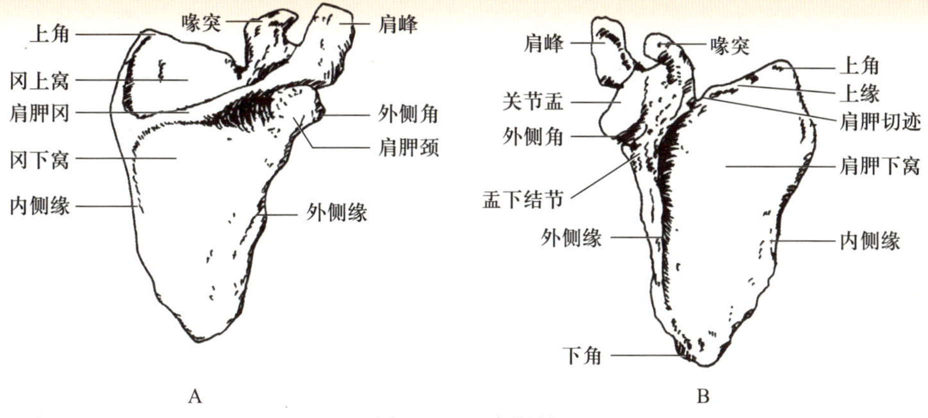

图 3-2-7　肩胛骨

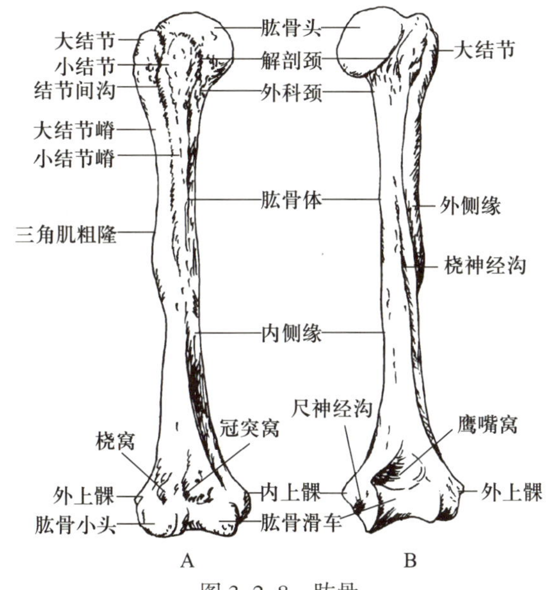

图 3-2-8　肱骨

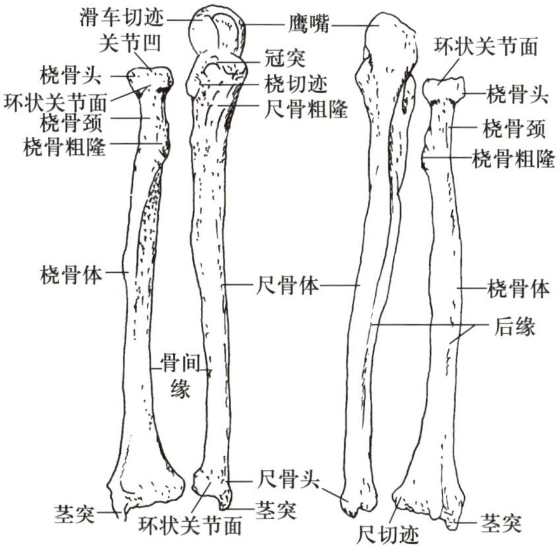

滑车切迹
关节凹
桡骨头
环状关节面
桡骨颈
桡骨粗隆
桡骨体
骨间缘
茎突
环状关节面
鹰嘴
冠突
桡切迹
尺骨粗隆
尺骨体
尺骨头
茎突
环状关节面
桡骨头
桡骨颈
桡骨粗隆
桡骨体
后缘
尺切迹
茎突
A
B

图 3-2-9　尺骨和桡骨

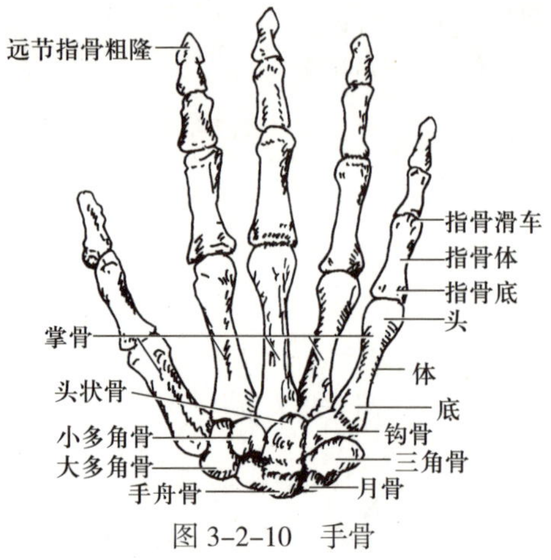

图 3-2-10　手骨

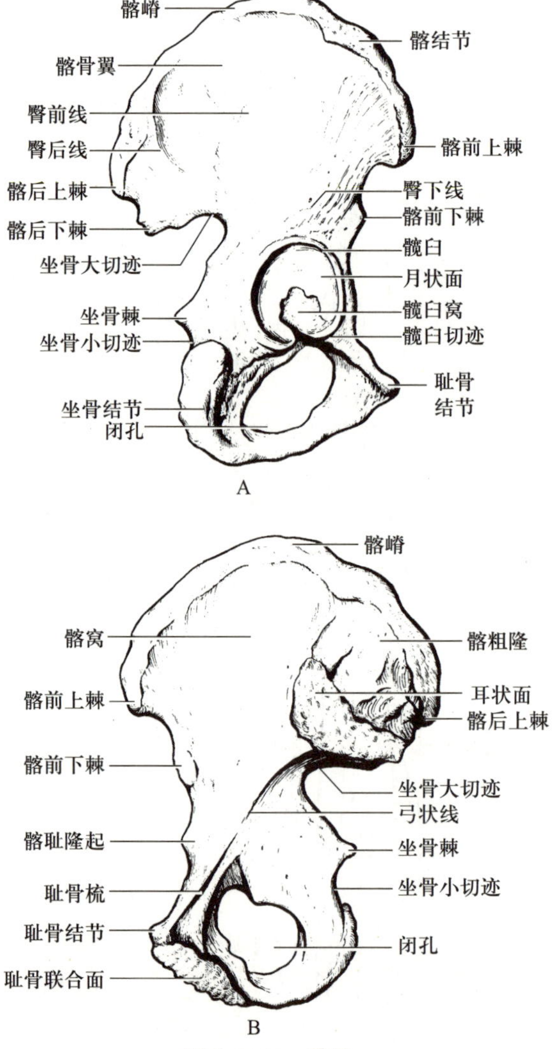

图 3-2-11　髋骨

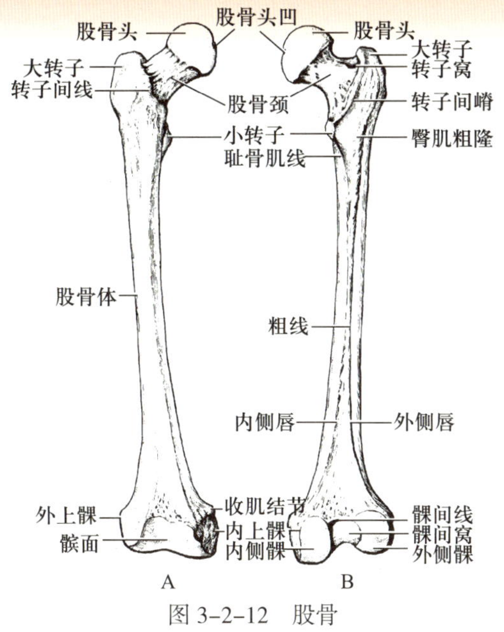

图 3-2-12　股骨

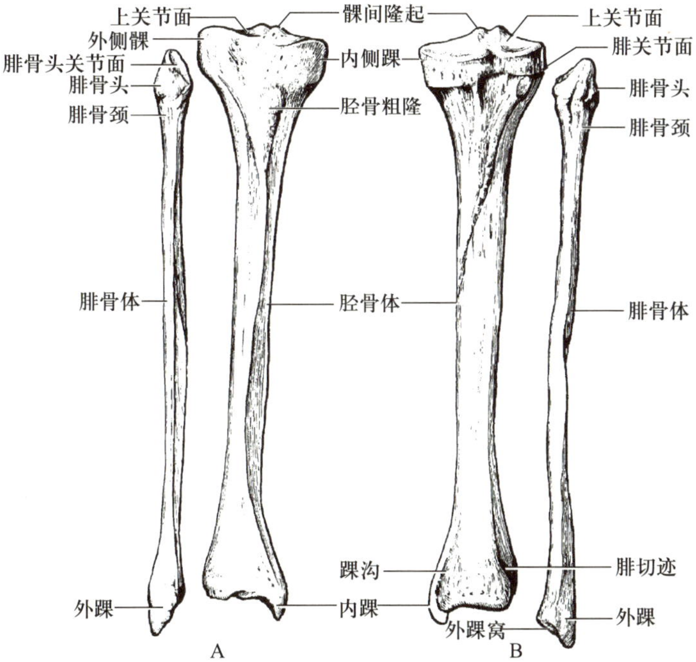

上关节面
髁间隆起
上关节面
外侧髁
腓关节面
腓骨头关节面
内侧踝
腓骨头
腓骨头
腓骨颈
胫骨粗隆
腓骨颈
腓骨体
胫骨体
腓骨体
踝沟
腓切迹
外踝
内踝
外踝
外踝窝
A
B

图 3-2-13　胫骨和腓骨

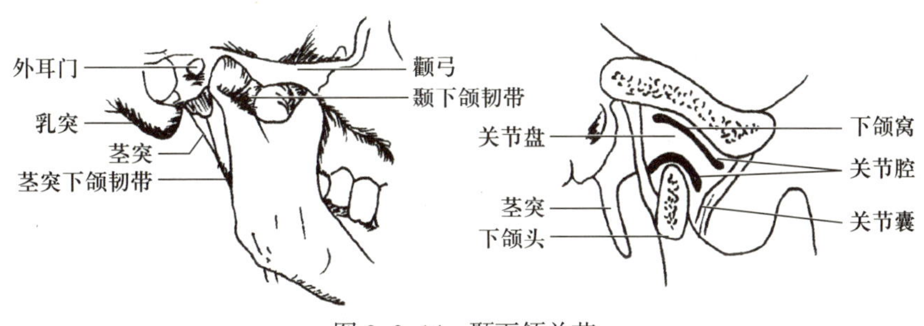

图 3-2-14　颞下颌关节

后纵韧带
椎间孔
黄韧带
棘突
棘间韧带
棘上韧带
髓核
纤维环
前纵韧带

图 3-2-15　椎间盘的连结

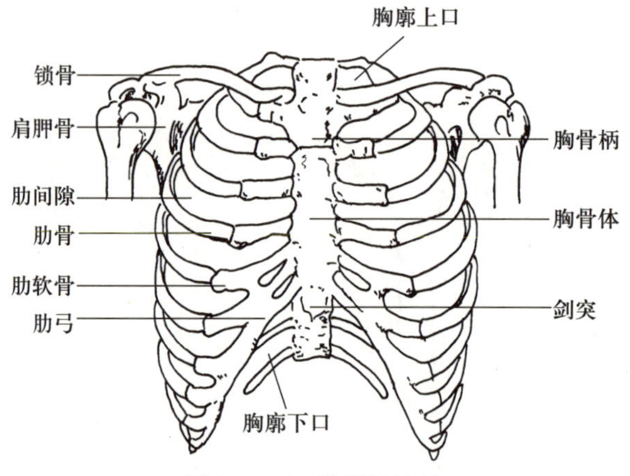

图 3-2-16　胸廓的连结

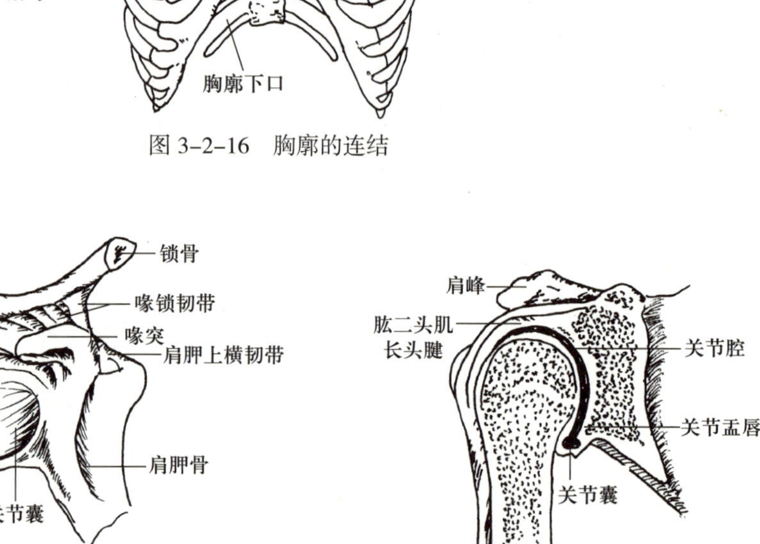

图 3-2-17　肩关节

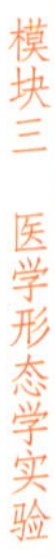

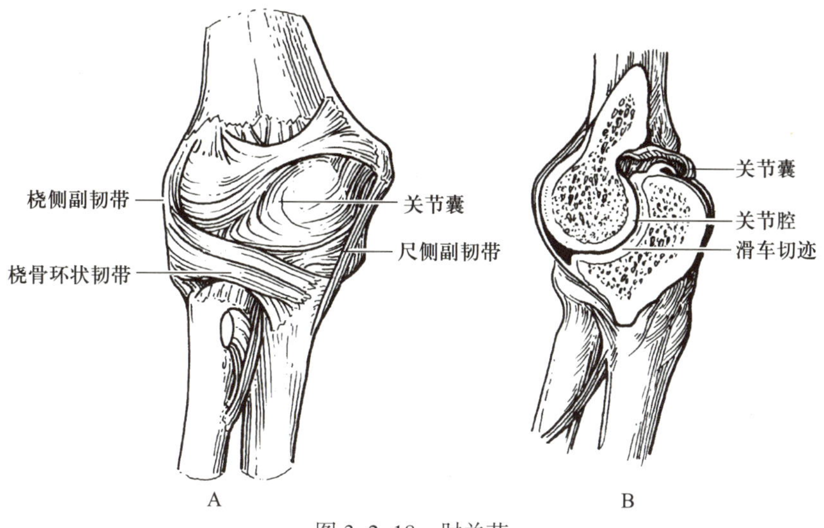

图 3-2-18　肘关节

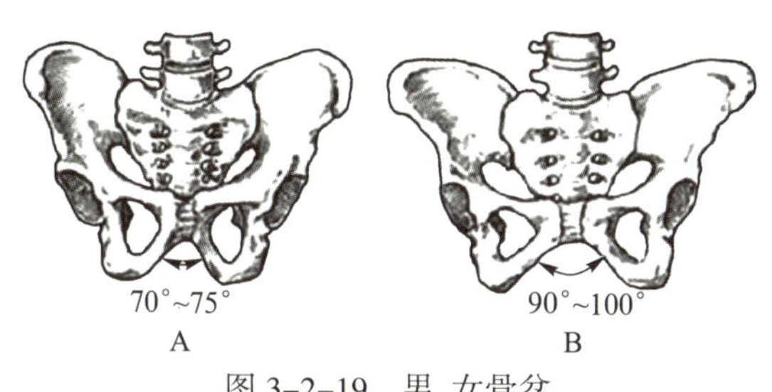

图 3-2-19　男、女骨盆

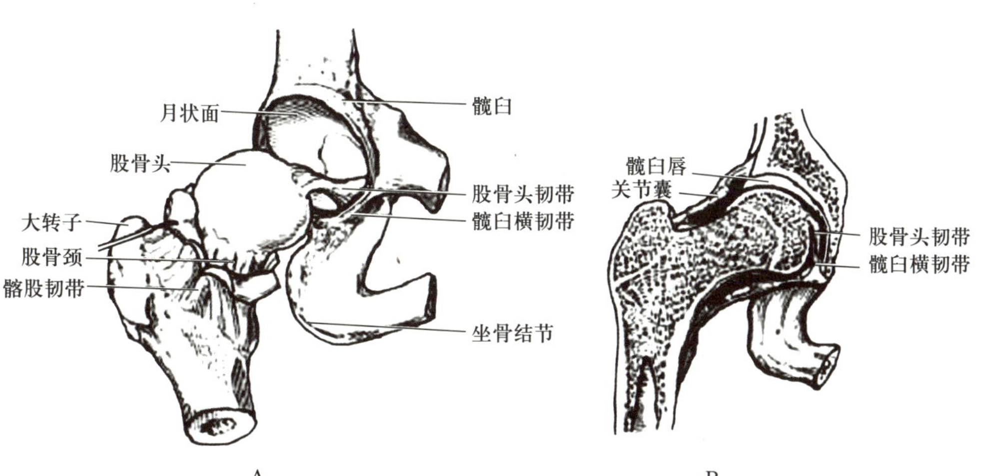

图 3-2-20　髋关节

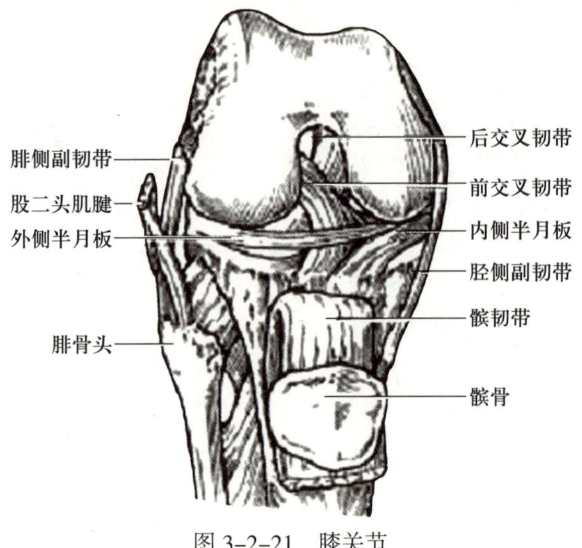

图 3-2-21 膝关节

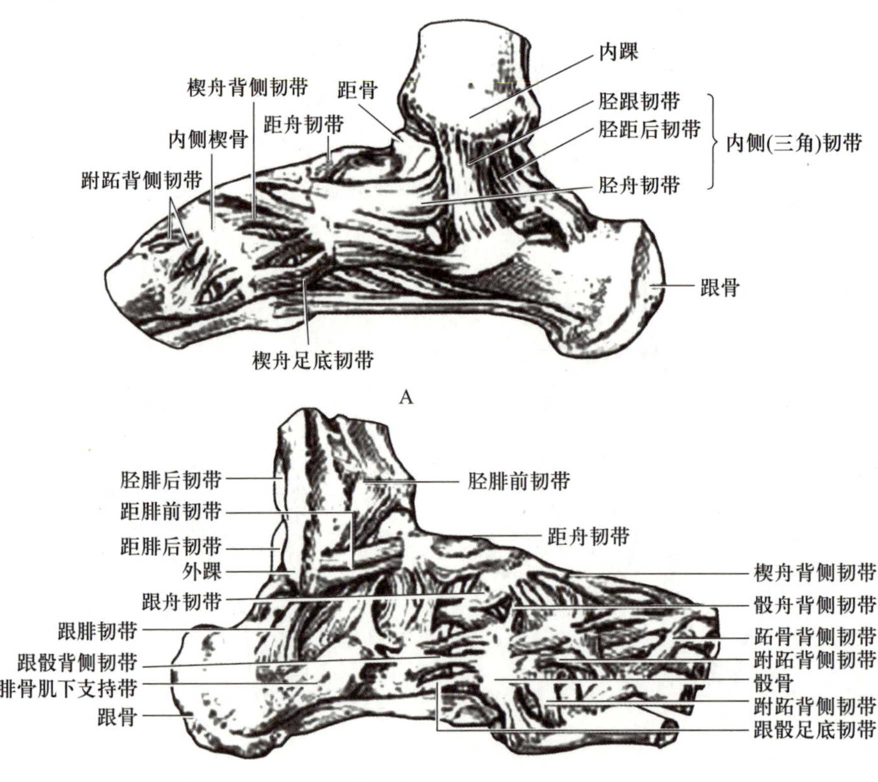

图 3-2-22 踝关节

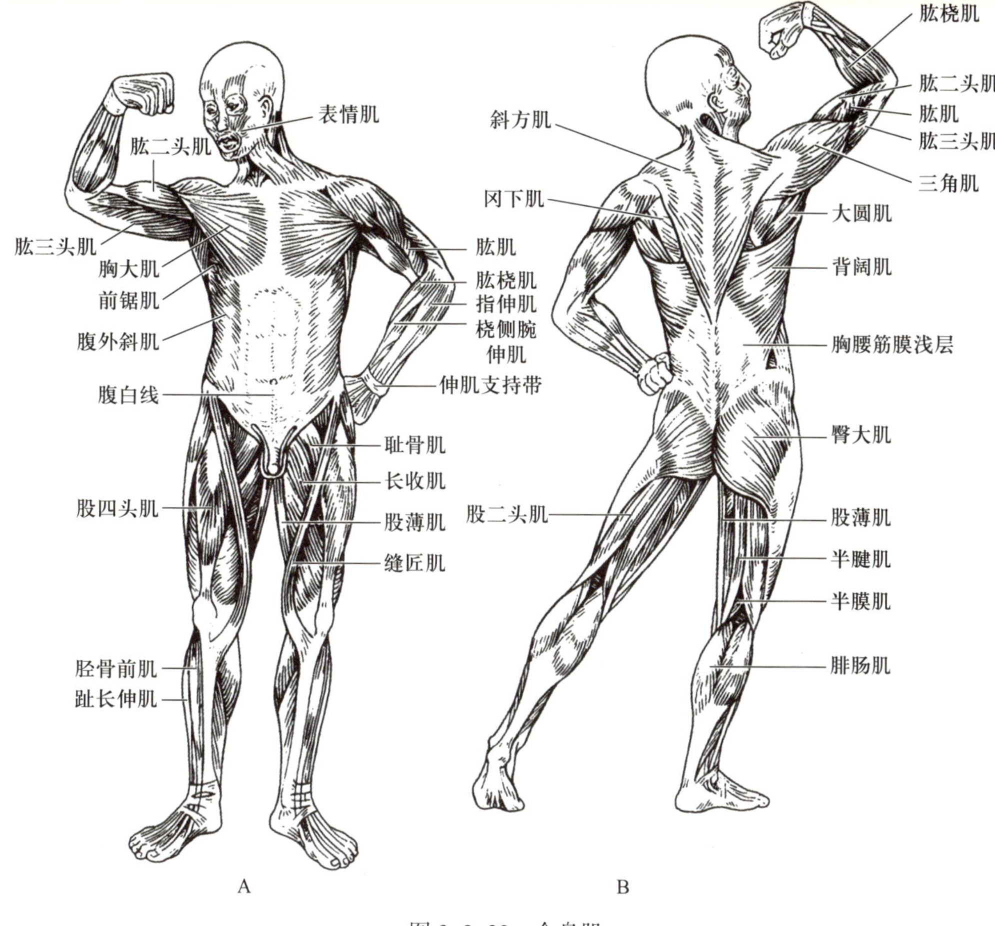

图 3-2-23　全身肌

（李从丛）

实验 3-3　消化系统

［实验目的］

1. 掌握消化系统的基本组成，上、下消化道的概念；咽峡的概念；食管的三个生理狭窄以及临床意义；胃的形态分部；小肠的组成和主要结构；大肠的组成和特征性结构；阑尾的体表投影和临床意义；肝的位置和形态结构；胆囊的体表投影和临床意义；胰腺的结构和功能。

2. 熟悉胸部标志线和腹部分区；牙的形态结构和牙式的书写；牙周组织的构成和临床意义；胃的位置和毗邻；空肠和回肠的区别；直肠壶腹的结构特点；唾液腺的名称和开口；胆汁的输送途径和胆石症的解剖学基础；胃、小肠、大肠、肝和胰腺的微细结构。

3. 了解上颚的组成和形态特点，乳牙和恒牙的类型；胃、十二指肠溃疡的好发部位；回盲瓣的功能；肛管的基本结构、痔形成的解剖学基础；急性胰腺炎的解剖学基础。

4. 能够熟练使用解剖学虚拟仿真平台观察消化系统的结构；熟练使用显微镜观察消化系统的组织切片。

5. 培养学生预防消化道疾病的健康意识，具备健康宣教的基本能力；养成敬畏生命、热爱医学和甘于奉献的职业精神。

［实验资源］

大体标本一具；头颈部正中矢状切面标本；食管、胃、十二指肠和胰、小肠和大肠、盲肠和阑尾、直肠模型；口腔腺标本或模型、肝标本或模型、胰腺标本或模型；小肠系膜模型；盆部正中矢状切面标本或模型；虚拟仿真实验平台。

［实验方法］

消化系统的观察见表 3-3-1。

表 3-3-1　消化系统的观察

主要步骤	观察要点
1. 利用半身人模型观察消化系统的组成	消化管的组成和消化腺的组成；注意区分上、下消化道 上消化道：口腔至十二指肠；下消化道：空肠至肛管
2. 利用口腔的模型或者活体观察口腔 (1) 咽峡 (2) 舌乳头 (3) 牙的形态、牙的分类及牙的名称	咽峡：由腭垂、腭帆、腭舌弓和舌根组成 舌乳头：丝状乳头、菌状乳头、叶状乳头和轮廓乳头 牙：尖牙、切牙、前磨牙和磨牙；形态：牙冠、牙根、牙颈
3. 观察半身人模型上的食管 (1) 食管的分部 (2) 食管的三个生理狭窄 (3) 生理狭窄的临床意义	食管分部：颈部、胸部和腹部 三个狭窄：起始部（距中切牙约 15 cm）、与左主支气管交叉处（距中切牙约 25 cm）、穿膈肌裂孔处（距中切牙约 40 cm） 临床意义：异物滞留或食管癌好发部位；胃部插管或胃镜检查时需注意三处狭窄
4. 观察胃的解剖学模型；通过虚拟仿真平台观察胃的微细结构 (1) 胃的位置 (2) 胃的形态分部 (3) 胃的微细结构，胃底腺的细胞构成	位置：大部位在左季肋区，小部分在腹上区 形态：贲门部、胃底、胃体、幽门部 临床意义：角切迹是胃癌好发处 胃的微细结构：黏膜层、黏膜下层、肌层、外膜层 注意胃底腺的 3 种细胞：壁细胞、主细胞和颈黏液细胞
5. 通过消化道的模型或者标本观察小肠 (1) 十二指肠的形态、分部和主要结构 (2) 空肠和回肠的位置及区别 (3) 小肠的微细结构	观察十二指肠的形态、分部和主要结构 形态分部：上部、降部、水平部和升部 观察十二指肠球、十二指肠大乳头及十二指肠悬韧带 观察空肠和回肠，注意位置、粗细和颜色等差异 通过数字人观察小肠管壁的微细结构 指出小肠的皱襞、绒毛和微绒毛；指出小肠黏膜上皮细胞和小肠腺

主要步骤	观察要点
6. 观察消化道模型或标本观察大肠 (1) 盲肠和阑尾的位置、形态结构,阑尾的体表投影及临床意义 (2) 结肠的组成、形态结构和功能 (3) 直肠和肛管的形态结构;直肠的生理弯曲、直肠横襞;齿状线、白线的位置和作用	观察盲肠和阑尾的位置、形态结构;在体表指出阑尾的体表投影 盲肠位置:右髂窝,左接回肠,有回盲瓣,有阑尾的开口 阑尾:细长、根部固定,游离端位置可变 体表投影和临床意义:右髂前上棘和脐连线的中、外1/3处,急性阑尾炎时此处有压痛 观察结肠的组成、形态结构和功能 结肠分部:升结肠、横结肠、降结肠、乙状结肠 观察直肠和肛管的位置、形态结构;注意直肠的生理弯曲、直肠横襞的位置和意义 直肠的生理弯曲:骶曲(凸向后)、会阴曲(凸向前) 直肠横襞:最大、最恒定 临床意义:灌肠术插管或者结肠镜检查时要注意直肠的生理弯曲和3条皱襞,以免损伤黏膜 肛管:指出齿状线、白线;说出痔的分类
7. 通过肝的模型或标本观察肝;通过虚拟仿真平台观察肝的微细结构 (1) 肝的位置、毗邻;肝脏面的形态结构 (2) 胆囊的位置、形态结构和功能;胆囊底的体表投影;胆汁排出的途径;胆结石的解剖学基础 (3) 肝的微细结构,肝细胞的形态、肝血窦的位置和功能;门管区的结构	观察肝的位置、毗邻;肝的脏面H形沟 肝门:内有肝固有动脉、肝门静脉、肝管、淋巴和神经 胆囊的位置、形态结构和功能;肝外胆道系统的组成及胆汁排出的途径 胆囊:梨形,分为底、体、颈、管四部分 胆囊底的体表投影:右锁中线与右肋弓的交点稍下方 临床意义:胆囊炎时此处有压痛 观察肝的微细结构组织切片,明确肝小叶的组成、门管区的结构;胆汁排出途径 肝小叶的结构:肝细胞、肝血窦、窦周隙、中央静脉 门管区:小叶间动脉、小叶间静脉、小叶间胆管 临床意义:胆结石的发生与不吃早餐的关系密切
8. 通过胰腺模型或标本观察胰;通过虚拟仿真平台观察胰腺的微细结构 (1) 胰腺的位置、形态结构和毗邻 (2) 胰腺的微细结构	观察胰腺的位置、形态结构和毗邻 胰的分部:胰头、胰体、胰尾;功能:分泌胰液、胰岛素等 观察胰腺的微细结构组织切片,指出胰腺腺泡和胰岛 光镜下结构:胰腺腺泡细胞、胰岛中的内分泌细胞

[实验 PPT]

消化系统的观察

[注意事项]

1. 爱护标本和模型,轻拿轻放,用完后整理和归位。
2. 仔细观察标本和模型,注意各器官结构与功能的关系。

3. 充分利用活体标本灵活掌握解剖学知识。

[**实验评价**]

实验评价见表 3–3–2。

表 3–3–2　消化系统的观察实验评价

项目名称	评价内容	分值	扣分及说明	备注
口腔	准确描述咽峡的组成、舌的形态、牙的形态、牙的分类（图 3–3–1～图 3–3–3）	10		
食管	指出食管的位置、分部和三个生理狭窄（图 3–3–4）；说出食管的生理狭窄有何临床意义	10		
胃	描述胃的形态、分部（图 3–3–5）、胃的位置和毗邻；指出胃溃疡和胃癌的好发部位	10		
小肠	说出十二指肠的位置、形态、分部和主要结构（图 3–3–6）；比较空肠和回肠的差异（图 3–3–7）	10		
大肠	说出大肠的形态、分部（图 3–3–8），结肠和盲肠的主要结构特征（图 3–3–9），直肠和肛管的主要结构（图 3–3–10）；阑尾的体表投影和临床意义；解释急性阑尾炎的解剖学基础	10		
肝	说出肝的位置、形态结构（图 3–3–11）；介绍胆囊的位置、分部和生理作用；解释胆结石与不吃早餐的联系	10		
胰腺	说出胰腺的位置、分部和功能（图 3–3–6）	5		
消化管的微细结构	说出消化管管壁的结构分层 说出胃底腺的细胞组成 说出小肠的微细结构特征（图 3–3–12）	5		
消化腺的微细结构	说出肝小叶的微细结构组成（图 3–3–13） 说出胰腺的微细结构和胰岛中的细胞组成（图 3–3–14）	10		
绘图	画出食管的解剖学结构，注明三个生理狭窄 画出肝的脏面解剖结构，注明 H 形沟的组成	20		
总分		100		
得分				

上唇
硬腭
软腭
腭咽弓
腭舌弓
舌根
舌扁桃体
腭垂
腭扁桃体
会厌
舌盲孔
轮廓乳头
舌体
叶状乳头
菌状乳头
丝状乳头
舌尖

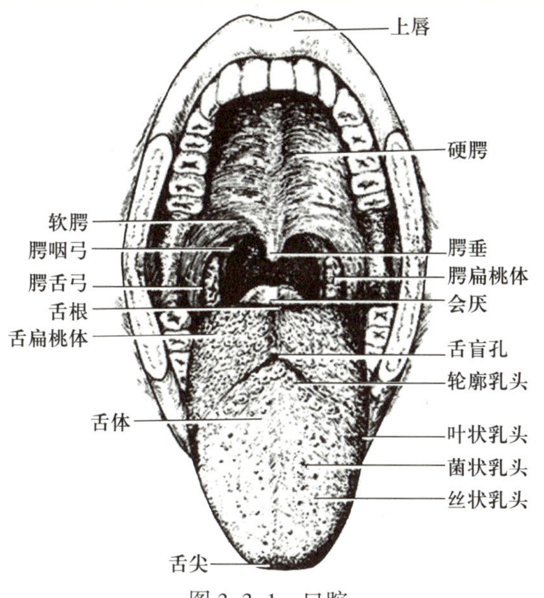

图 3-3-1　口腔

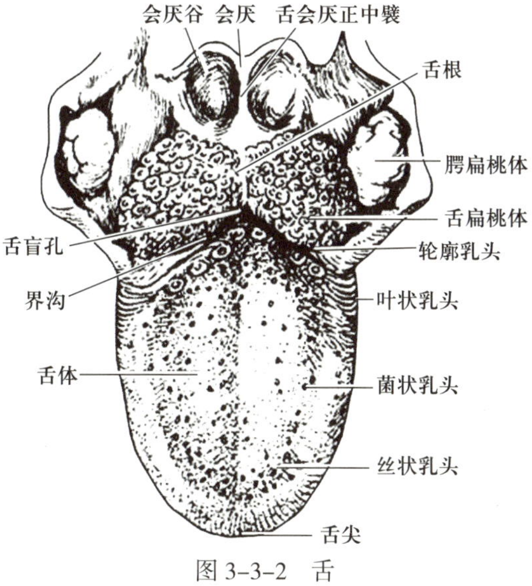

会厌谷
会厌
舌会厌正中襞
舌根
腭扁桃体
舌扁桃体
舌盲孔
轮廓乳头
界沟
叶状乳头
舌体
菌状乳头
丝状乳头
舌尖

图 3-3-2　舌

上颌牙
下颌牙
第二乳磨牙
第一乳磨牙
乳尖牙
乳侧切牙
乳中切牙
乳牙
上颌牙
下颌牙
第三磨牙
第二磨牙
第一磨牙
第二前磨牙
第一前磨牙
尖牙
侧切牙
中切牙
恒牙

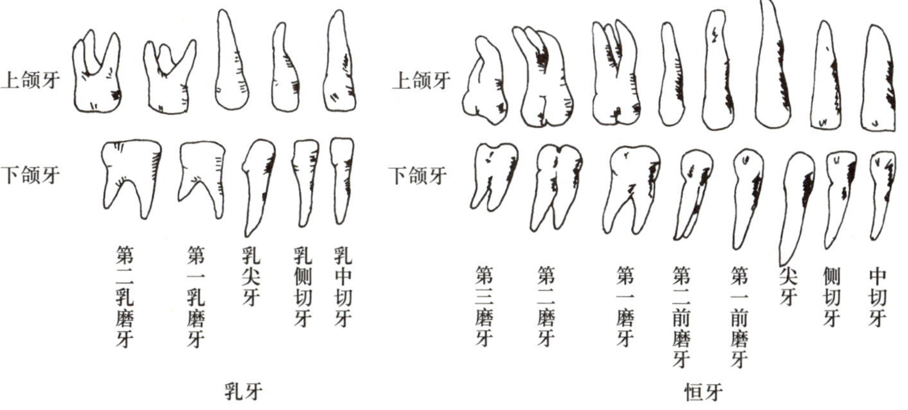

图 3-3-3　牙

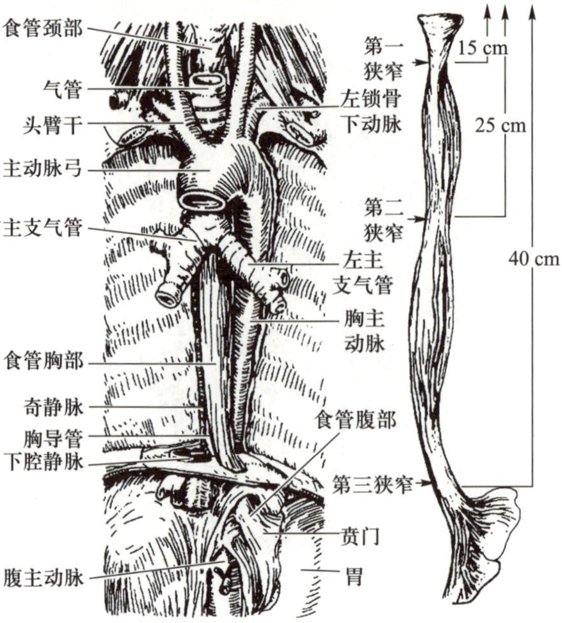

食管颈部
气管
头臂干
主动脉弓
右主支气管
食管胸部
奇静脉
胸导管
下腔静脉
腹主动脉
左锁骨
下动脉
左主
支气管
胸主
动脉
食管腹部
贲门
胃
第一
狭窄
第二
狭窄
第三狭窄
15 cm
25 cm
40 cm

图 3-3-4　食管

胃底
贲门
胃体
幽门部
幽门管
幽门窦
胃区
胃小凹
幽门
幽门括约肌
胃黏膜皱襞
胃小弯
胃道
角切迹
胃大弯
黏膜
肌层
浆膜
中间沟

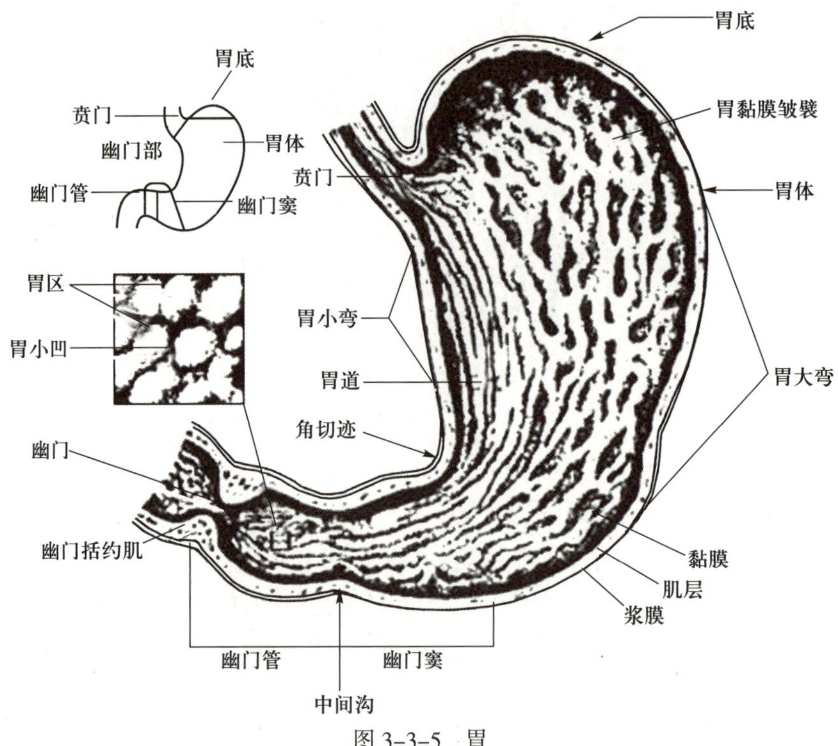

图 3-3-5　胃

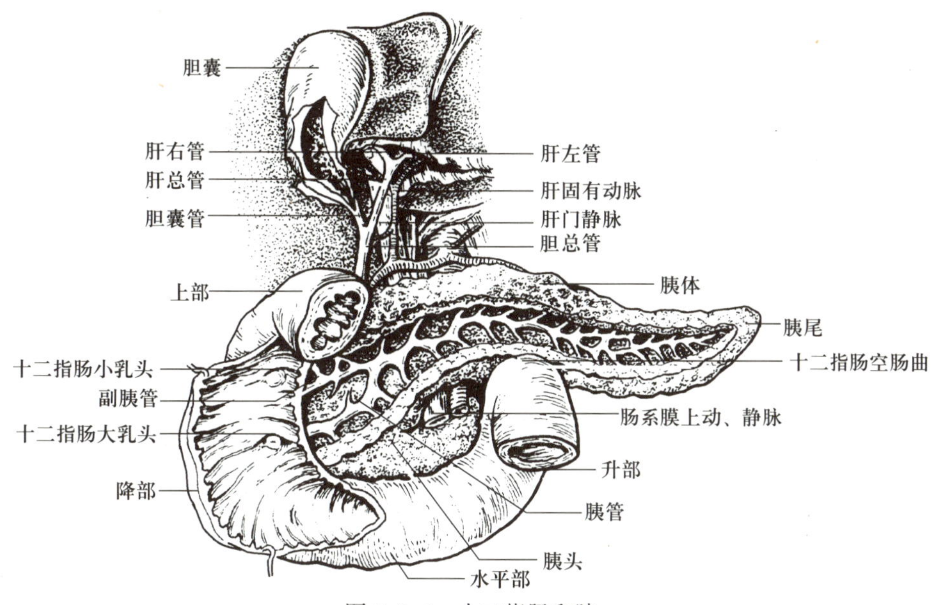

图 3-3-6　十二指肠和胰

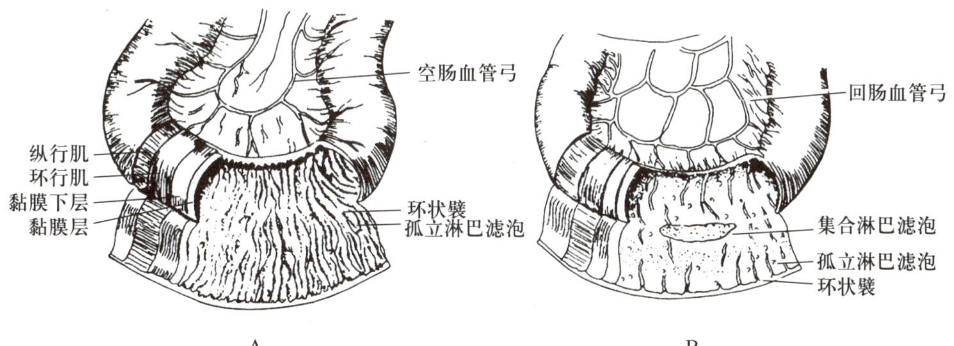

图 3-3-7　空肠和回肠

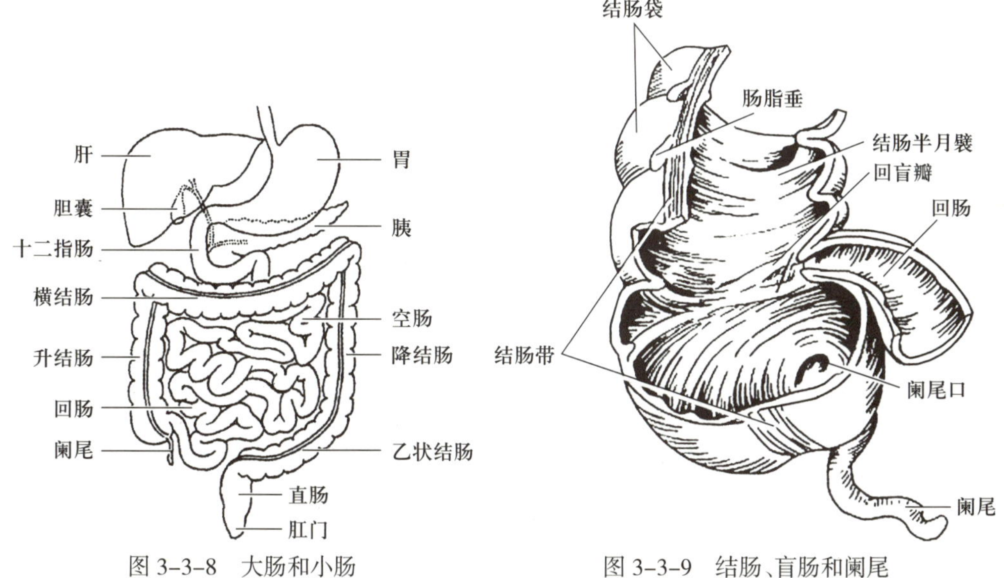

图 3-3-8　大肠和小肠

图 3-3-9　结肠、盲肠和阑尾

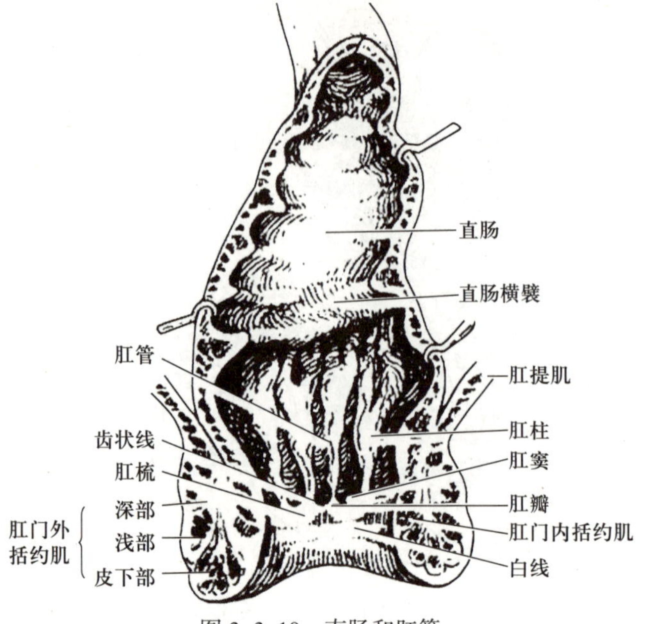

图 3-3-10 直肠和肛管

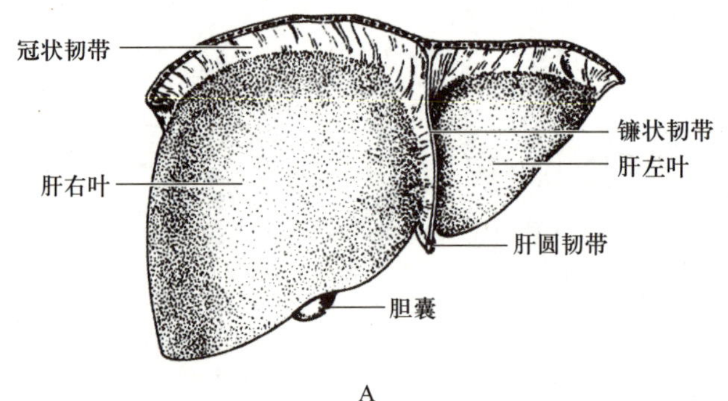

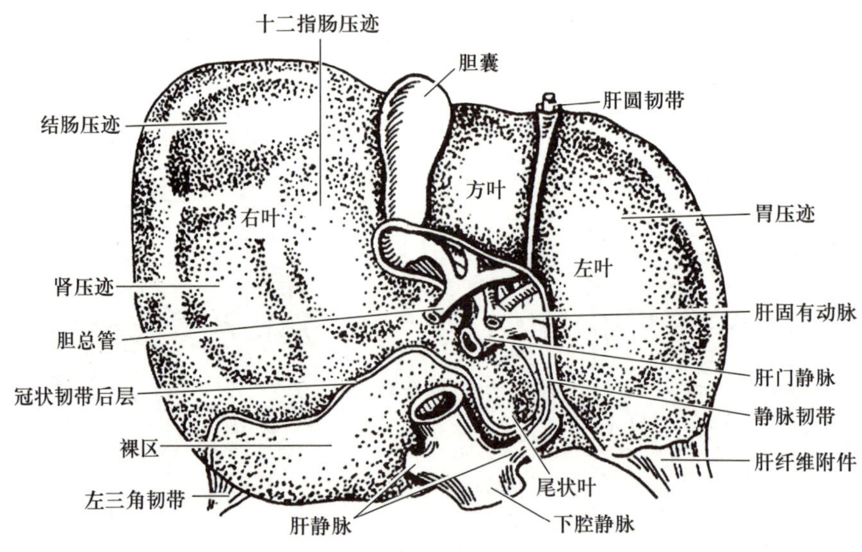

图 3-3-11 肝和胆囊

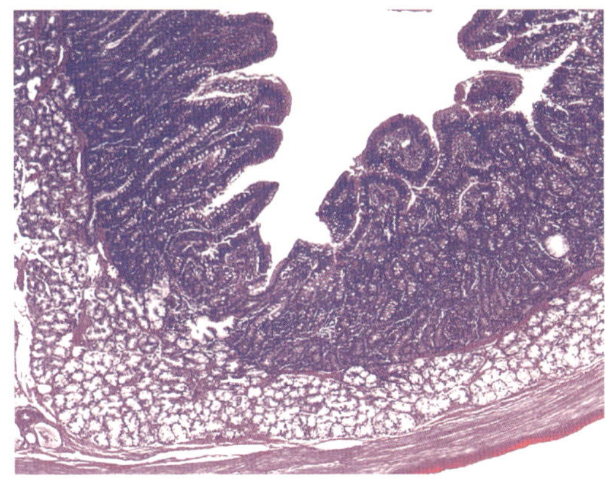

图 3-3-12　小肠的微细结构

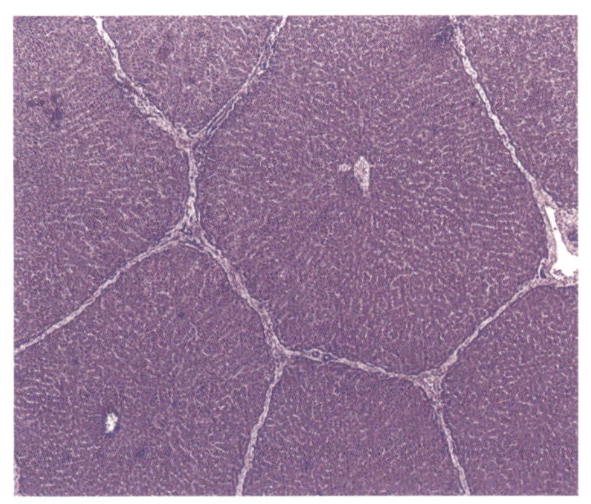

图 3-3-13　肝的微细结构

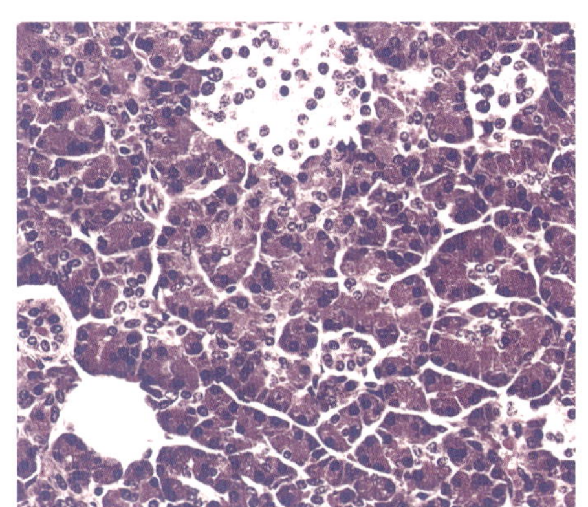

图 3-3-14　胰腺的微细结构

（李丛丛）

实验 3-4　呼吸系统

［实验目的］

1. 掌握呼吸系统的组成，上、下呼吸道的概念；咽的结构与交通；喉软骨的组成和功能，喉腔的分部；气管杈和气管隆嵴的概念和意义；左、右主支气管的形态差异；肺的位置和形态结构；胸膜的组成和结构；纵隔的概念。

2. 熟悉鼻腔外侧壁的结构和鼻旁窦的开口；气管的位置和毗邻结构；肺和胸膜的体表投影；气管、支气管和肺的微细结构。

3. 了解鼻黏膜分部和易出血区；气管切开术的解剖学基础；肺段的概念和临床意义。

4. 能够结合标本或模型分析左、右主支气管的形态区别与异物坠入的关系；分析海姆立克急救法的原理并分组演示该急救方法。

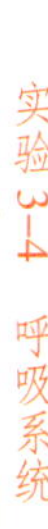

5. 培养学生戒烟的意识，积极创造无烟校园环境；了解呼吸道疾病防控的重要性，发扬“敬佑生命、救死扶伤、甘于奉献、大爱无疆”的医者精神。

［实验资源］

头颈部正中矢状切面标本；喉标本或模型；气管连肺标本、左右肺标本或模型；纵隔标本或模型；虚拟仿真实验平台。

［实验方法］

呼吸系统的观察见表 3-4-1。

表 3-4-1　呼吸系统的观察

主要步骤	观察要点
1. 通过模型观察呼吸系统的组成	观察呼吸系统的组成，区分上、下呼吸道 组成：鼻、咽、喉、气管、支气管和肺 上呼吸道：鼻、咽、喉 下呼吸道：气管和支气管
2. 通过模型和活体观察鼻	观察模型了解鼻阈，鼻旁窦的位置、名称和开口 鼻旁窦：额窦、蝶窦、筛窦、上颌窦的位置和开口
3. 通过半身人模型观察咽 (1) 咽的位置和分部 (2) 各部的主要结构和特点	观察咽的位置、分部和主要结构 咽位于 C1~C6 前方；分鼻咽、口咽和喉咽 咽鼓管圆枕、咽鼓管的开口 临床意义：小儿咽鼓管短而直近乎水平，咽部感染易波及中耳
4. 通过喉的模型或标本观察喉 (1) 喉软骨的组成、主要结构特征 (2) 喉腔的分部、主要结构特征	观察喉的位置、喉软骨的组成和主要结构；喉腔的分部和各部的主要结构特点 喉软骨：甲状软骨最大，喉结是体表骨性标志；环状软骨形似指环、唯一完整的软骨，保证呼吸道畅通；杓状软骨是唯一成对的软骨；会厌软骨是唯一成活瓣的软骨，构成喉口，可防止食物误入气管 喉腔分部：以前庭襞和声襞为界线，分为喉前庭、喉中间腔、声门下腔三部分；声门裂是喉腔中最窄的部位 临床意义：小儿声门下腔黏膜下组织疏松，炎症时易发生水肿，造成呼吸困难
5. 观察气管和支气管 (1) 气管的组成、气管杈、气管隆嵴 (2) 左、右主支气管的形态区别 (3) 了解海姆立克急救	观察气管的组成；气管杈的位置、气管隆嵴的位置和意义 气管组成：C 形软骨及其连结 气管杈：平对胸骨角平面 气管隆嵴：位于气管杈的基底部，偏左主支气管入口 临床意义：气管隆嵴是支气管镜检时的定位标志；气管切开术选择的位置一般在 3~5 气管软骨环处 观察左、右主支气管的形态区别，思考异物坠入的常见位置的解剖学基础 左：细、长、斜；右：粗、短、直 临床意义：异物容易坠入右主支气管 学习海姆立克急救的资料

续表

主要步骤	观察要点
6. 通过肺的模型或标本观察肺 (1) 肺的位置、形态结构、两肺的区别；肺门内的结构 (2) 肺的微细结构	观察肺的位置、形态结构和左、右肺的区别；肺门内的结构 肺：胸腔内，左肺狭长、右肺宽短；左肺有心尖切迹，右肺无；左肺分 2 叶、右肺分 3 叶 肺门：内有主气管、肺动脉、肺静脉、淋巴和神经 观察肺小叶的微细结构组织切片 导气部：从肺叶支气管到终末细支气管 呼气部：从呼吸性细支气管到肺泡
7. 通过模型观察胸膜和纵隔 (1) 胸膜的组成、结构、胸膜腔的特点 (2) 纵隔的概念和境界	观察胸膜的结构组成、胸膜腔的位置和特点；纵隔的境界和内部结构 胸膜：分壁胸膜和脏胸膜两部分 胸膜腔：脏、壁两层胸膜之间的潜在腔隙、内无空气、仅有少量浆液，负压环境 纵隔：左右纵隔胸膜之间所有结构的总称；可分上、下两部分；下纵隔又可分为前、中、后纵隔三部分；心脏在中纵隔

［实验 PPT］

呼吸系统的观察

［注意事项］

1. 爱护标本和模型，轻拿轻放，用完整理后归位。
2. 观察认真，注意各器官结构与功能的关系。
3. 充分利用虚拟仿真软件或平台灵活掌握解剖学知识。

［实验评价］

实验评价见表 3-4-2。

表 3-4-2　呼吸系统的观察实验评价

项目名称	评价内容	分值	扣分及说明	备注
鼻	说出鼻的分部、鼻旁窦的名称和开口（图 3-4-1）	10		
咽	说出咽的形态、位置、结构和交通（图 3-4-2）	10		
喉	描述各类喉软骨的位置、形态结构特点（图 3-4-3） 喉口的组成和喉腔的分部（图 3-4-4）	10		
气管和支气管	说出气管的位置和组成；气管杈、气管隆嵴的位置（图 3-4-5） 解释气管切开术的解剖学基础；解释左、右主支气管的区别和临床意义	10		

续表

项目名称	评价内容	分值	扣分及说明	备注
肺	介绍肺的位置、形态结构和功能（图 3-4-6） 说出左、右肺的主要区别	20		
胸膜和纵隔	描述胸膜的位置和分部、胸膜腔的结构特点（图 3-4-7） 说出纵隔的概念和分部	10		
呼吸系统的微细结构观察	说出呼吸道的管壁结构分层 气管的微细结构特点和功能（图 3-4-8） 指出两种肺泡细胞并说出其功能（图 3-4-9）	10		
绘图	画出肺的前面观和纵面观	20		
总分		100		
得分				

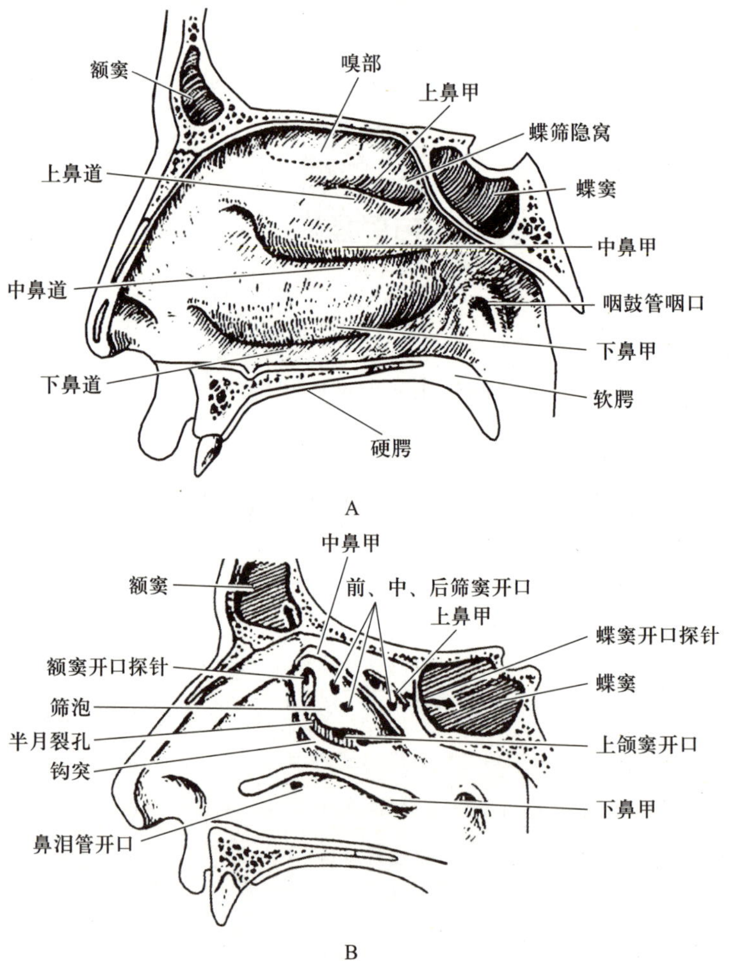

图 3-4-1　鼻的分部和鼻旁窦

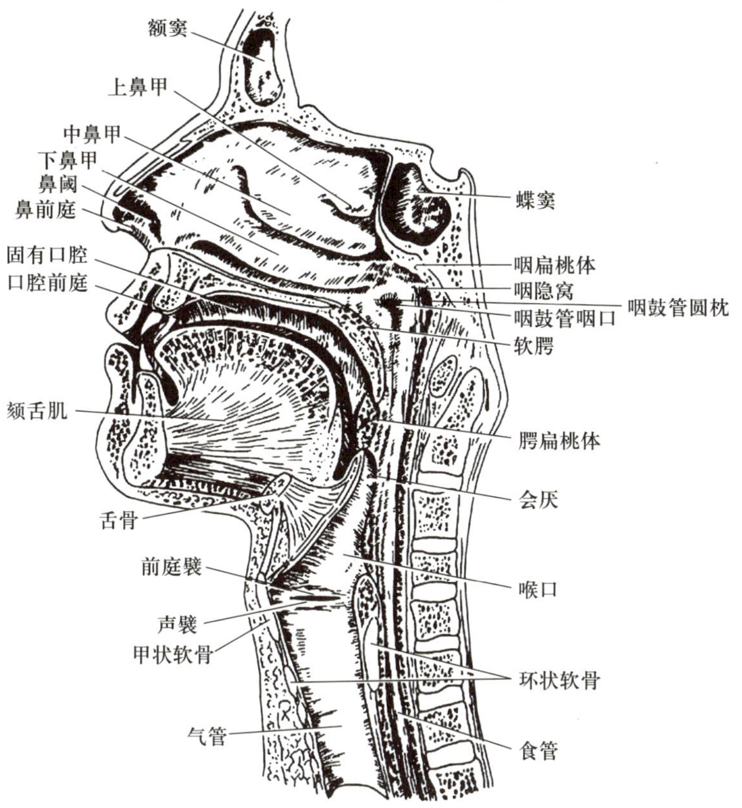

图 3-4-2　咽的位置与交通

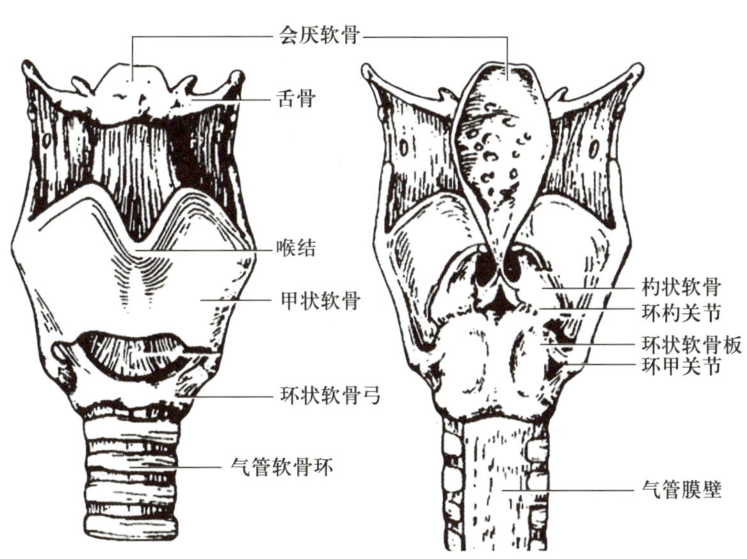

图 3-4-3　喉软骨

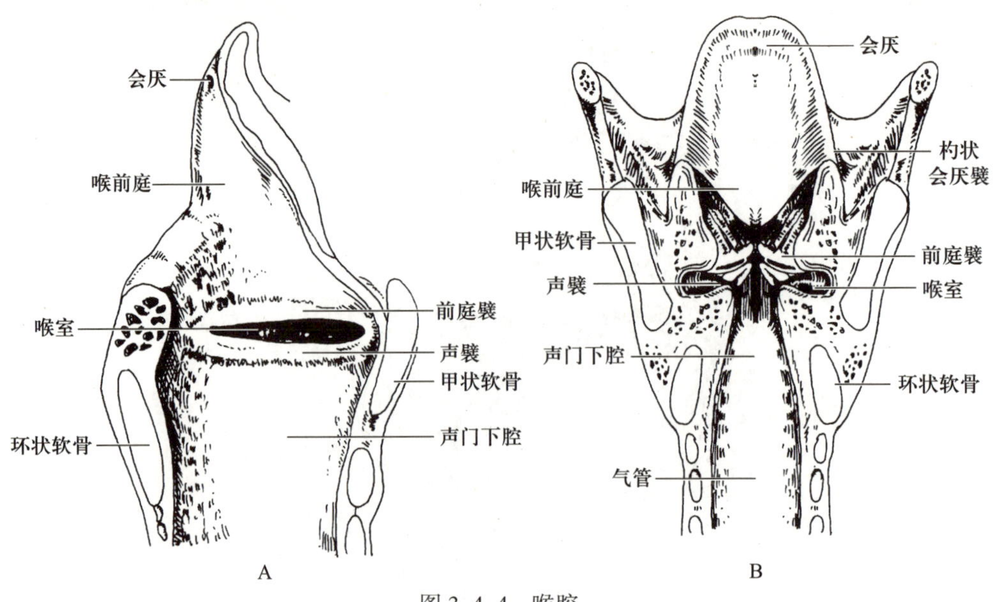

图 3-4-4 喉腔

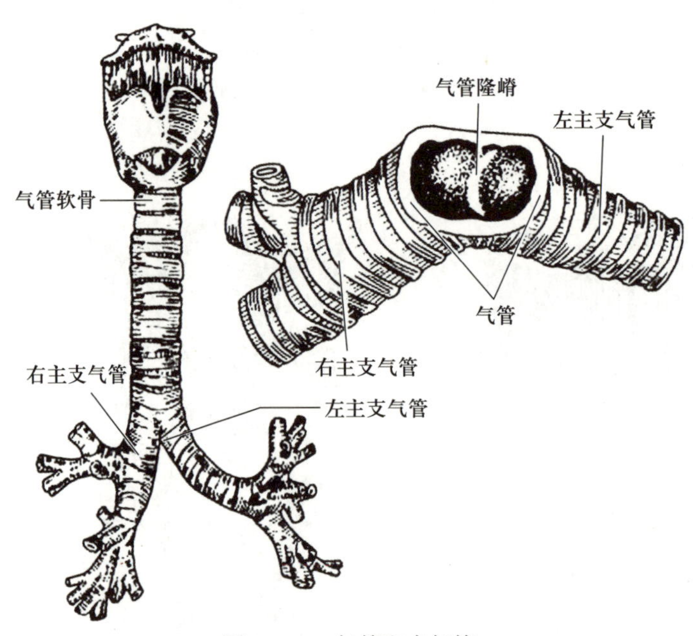

图 3-4-5 气管和支气管

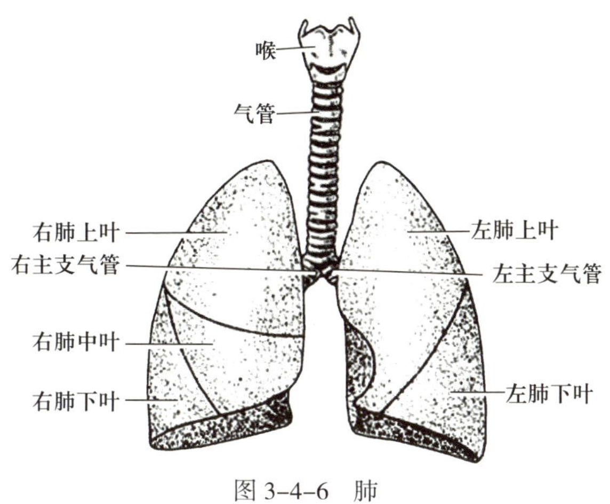

图 3-4-6 肺

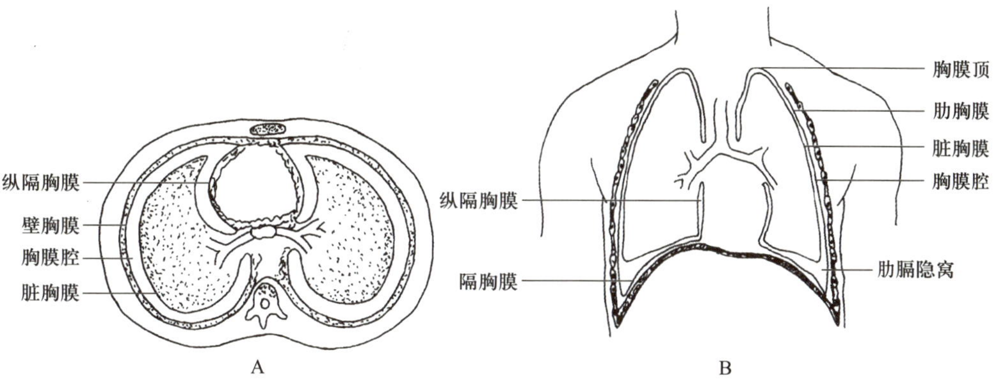

图 3-4-7 胸膜和胸膜腔

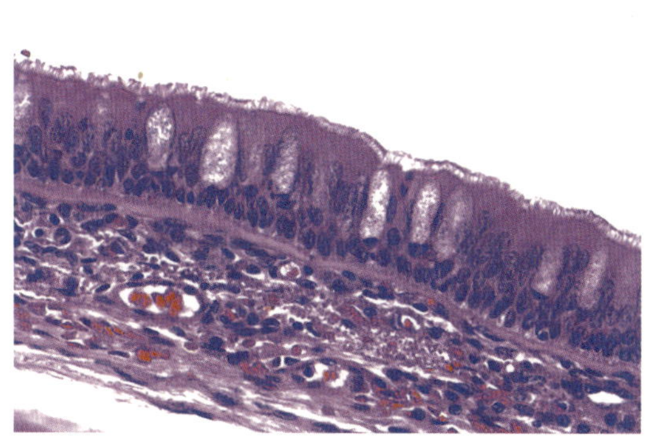

图 3-4-8 气管的微细结构

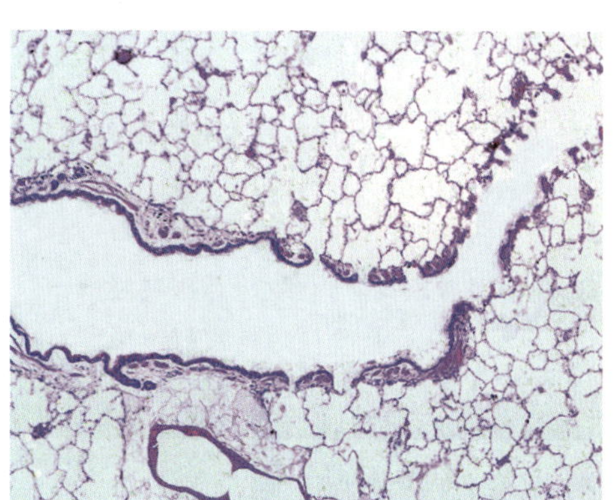

图 3-4-9 肺的微细结构

（李丛丛）

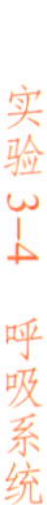

实验 3-5　泌尿系统

［实验目的］

1. 掌握泌尿系统的基本组成；肾的位置和形态结构；肾区的概念和意义；膀胱的位置变化和空虚膀胱的形态结构；膀胱三角的组成和临床意义；输尿管的生理狭窄和临床意义。

2. 熟悉肾单位的结构组成；膀胱穿刺术的解剖学基础；女性尿道的结构特点和临床意义。

3. 了解肾的被膜，肾段的概念和意义。

4. 能够熟练使用显微镜或者虚拟仿真平台观察肾的微细结构；能够结合标本或模型分析女性易患尿路感染的解剖学基础。

5. 培养学生敬佑生命、守护健康的理念，养成良好的生活习惯和健全的人格，增强社会责任感和使命感。

［实验资源］

腹后壁标本或模型（示肾及输尿管）；离体肾及肾的剖面标本或模型；男性、女性盆腔正中矢状切面标本或模型；虚拟仿真实验平台。

［实验方法］

泌尿系统的观察见表 3-5-1。

表 3-5-1　泌尿系统的观察

主要步骤	观察要点
1. 通过模型观察泌尿系统的组成	观察泌尿系统的组成和各器官的位置关系 组成：肾、输尿管、膀胱、尿道
2. 通过半身人或肾的模型、标本观察肾，通过虚拟仿真平台观察肾的组织切片； (1) 肾的位置、肾门、肾的大体结构 (2) 肾的微细结构	观察肾的冠状剖面模型，认识肾的位置、肾门的结构、肾窦的结构、肾皮质、肾髓质、肾小盏、肾大盏、肾盂等结构 肾的位置：左高、右低，差半个椎骨 肾门：内有肾动脉、肾静脉、肾盂、淋巴和神经 肾窦：肾盂、肾小盏、肾大盏、肾血管、淋巴管、神经和脂肪 观察肾的微细结构组成，认识肾小球、肾小管和集合管 肾单位：肾小球 + 肾小管
3. 通过半身人模型观察输尿管 (1) 输尿管的分部 (2) 输尿管的生理狭窄 (3) 生理狭窄的临床意义	观察输尿管的位置、分部、三个生理狭窄及临床意义 分部：腹部、盆部、壁内部，尤其注意盆部女性输尿管与子宫动脉交叉处，距离子宫颈外侧约 2.5 cm 狭窄：起始部、跨髂血管处、穿膀胱壁处 狭窄的生理意义：是输尿管结石容易嵌顿的位置

续表

主要步骤	观察要点
4. 通过骨盆矢状位模型观察膀胱 (1) 膀胱的位置 (2) 膀胱的分部和毗邻 (3) 膀胱三角的位置、组成和临床意义	观察膀胱的位置、分部和毗邻；膀胱三角的位置和组成 位置：小骨盆内，耻骨联合后方 空虚膀胱分部：尖、体、底、颈四部 膀胱三角：在膀胱底，由输尿管开口和尿道内口组成 膀胱三角的意义：是结核或肿瘤好发处
5. 通过骨盆矢状位模型观察尿道	观察女性尿道的形态特点和临床意义 结构特点：宽、短、直 临床意义：女性泌尿系统逆行感染较容易发生
6. 通过虚拟仿真平台资源库观察肾的微细结构	认识肾单位的基本构成、肾小球的形态、结构和功能 了解肾小管和集合管的微细结构以及与功能的关系

［实验 PPT］

泌尿系统的观察

［注意事项］

1. 爱护标本和模型，轻拿轻放，用完整理后归位。
2. 观察认真，注意各器官结构与功能的关系。
3. 注意将正常形态学知识与病理学或临床知识相联系。

［实验评价］

实验评价见表 3–5–2。

表 3–5–2　泌尿系统的观察实验评价

项目名称	评价内容	分值	扣分及说明	备注
肾	准确地说出泌尿系统的基本组成（图 3–5–1） 描述肾的位置和大体结构（图 3–5–2）	20		
输尿管	准确地说出输尿管的分部、三个生理狭窄的位置以及临床意义（图 3–5–3）	20		
膀胱	熟练地介绍膀胱的位置、分部和毗邻（图 3–5–4） 说出膀胱三角的组成和临床意义	20		
尿道	熟练地介绍女性尿道的位置和结构特点（图 3–5–5） 解释女性尿路感染的解剖学基础	10		
肾的微细结构	能说出肾单位的组成，肾小球和肾小管的结构特点和功能（图 3–5–6）	10		

续表

项目名称	评价内容	分值	扣分及说明	备注
绘图	画出肾的冠状面，标注肾的主要结构 画出膀胱侧面观，标注主要结构	20		
总分		100		
得分				

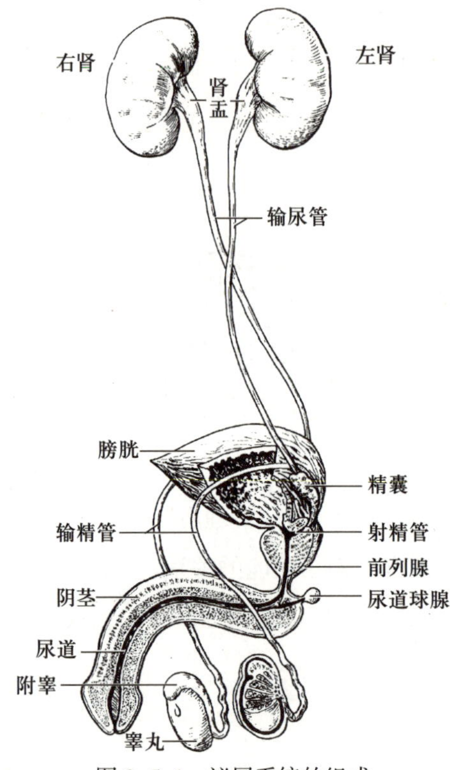

图 3-5-1 泌尿系统的组成

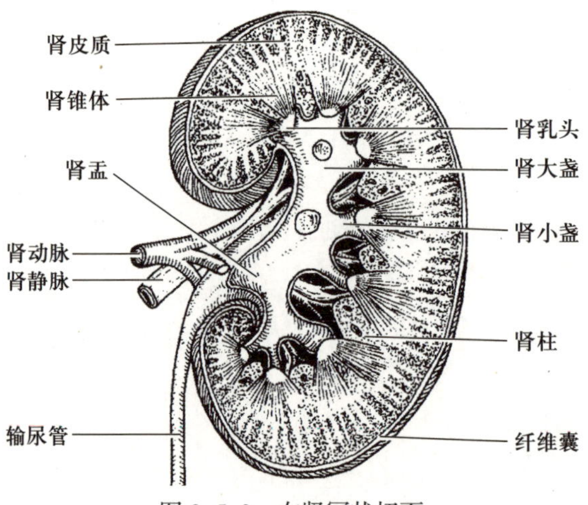

图 3-5-2 右肾冠状切面

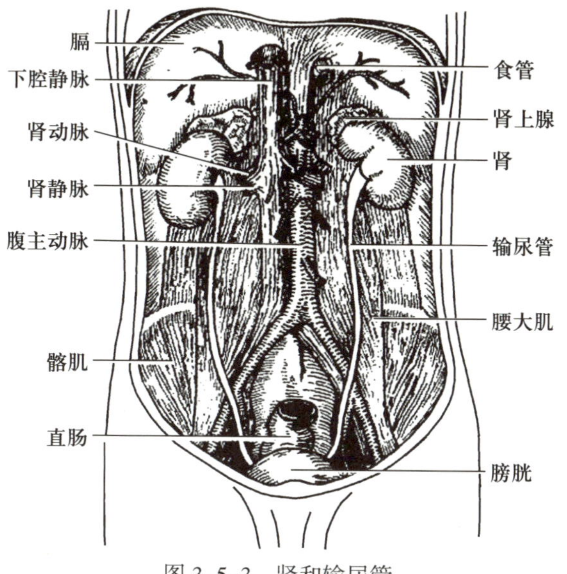

图 3-5-3　肾和输尿管

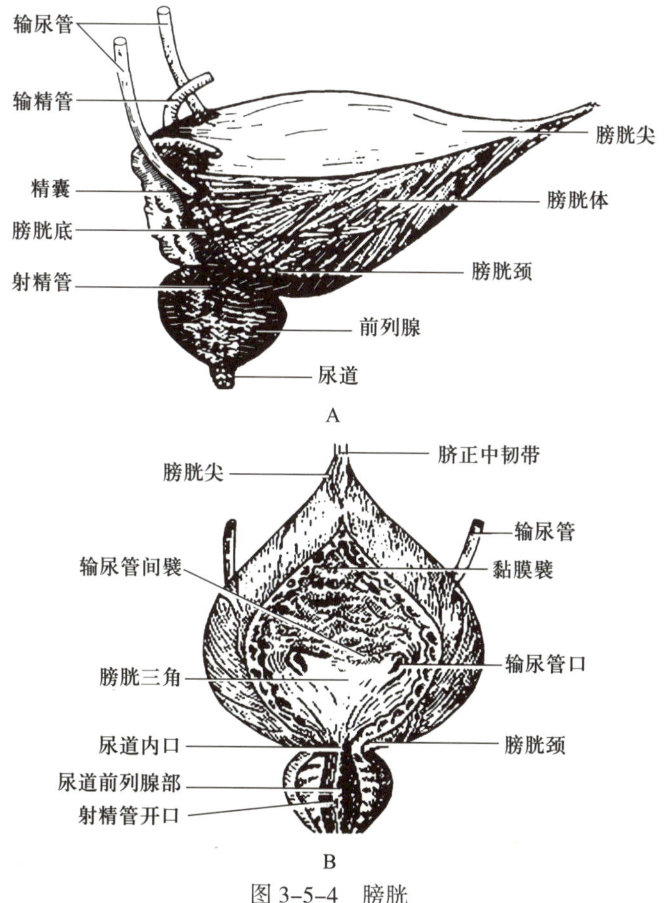

图 3-5-4　膀胱

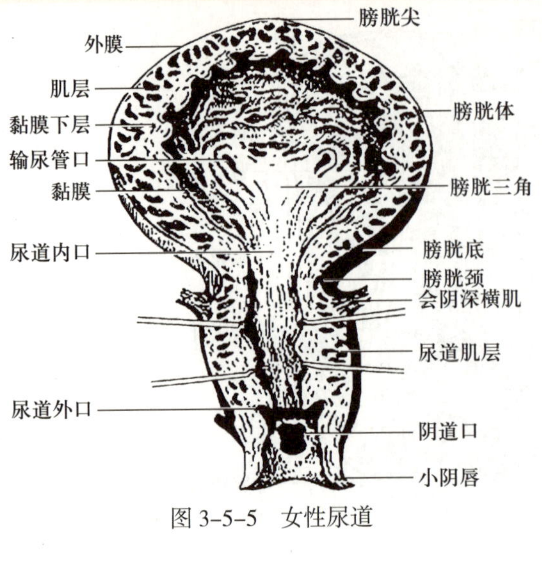

图 3-5-5 女性尿道

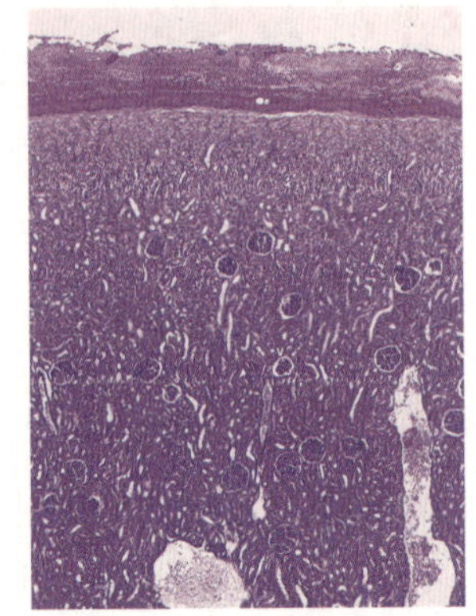
图 3-5-6 肾的微细结构

（李丛丛）

实验 3-6 生殖系统

［实验目的］

1. 掌握男性生殖系统和女性生殖系统的组成和功能；睾丸的位置、形态结构，输精管的行程、分部和形态特征；前列腺的形态、位置及主要毗邻。卵巢的位置、形态结构；子宫的位置、形态结构和固定装置；输卵管的位置、分部和其形态特点；阴道的形态和位置；乳房的形态结构。

2. 熟悉附睾的形态，阴囊的层次，阴茎的形态结构。

3. 了解生殖系统的组织学结构。

4. 能够结合理论知识明确男、女性的结扎部位，男性尿道特点及临床意义。

5. 引导学生遵守科学共同体的伦理共识，帮助学生树立正确的世界观、人生观、价值观，形成良好的职业素养。

［实验资源］

男性盆腔正中矢状切面标本和模型，男性生殖器游离标本，阴茎瓶装标本，男性生殖器模型；女性盆腔正中矢状切面标本和模型，女性生殖器游离标本，游离子宫标本，女性会阴模型及标本，乳房标本和模型，女性外生殖器标本。

［实验方法］

生殖系统的观察见表 3-6-1。

表 3-6-1 生殖系统的观察

主要步骤	观察要点
1. 取男性、女性盆腔正中矢状切面标本或模型进行观察	指出男性、女性生殖系统器官的组成名称和功能，注意区分内、外生殖器 说出生殖腺、附属腺、生殖管道的组成
2. 取男性盆腔正中矢状切面标本或模型、睾丸的剖面结构标本或模型进行观察 (1) 睾丸的位置、形态、构造 (2) 附睾的形态、分部 (3) 观察输精管的走向和分部 (4) 阴茎的分部、构造	睾丸的位置、形态、构造 位置：位于阴囊内，左、右各一 形态：呈略扁的椭圆形 构造：观察白膜、睾丸小叶、精曲小管等内部构造 注意区分精曲小管和精直小管，说出输精管的分部和结扎部位，说出行包皮环切术时的注意事项 附睾的形态、分部 形态：新月形 分部：分头、体、尾三个部分 观察输精管的走向和分部 走向：起自附睾尾，末端与精囊的排泄管汇合形成射精管 分部：分睾丸部、精索部、腹股沟管部、盆部四个部分 阴茎的分部、构造 分部：分头、体、根三个部分 构造：由一条一条尿道海绵体和两条阴茎海绵体构成，外包筋膜和皮肤 注意观察男性尿道的分部、弯曲和狭窄
3. 取男性生殖器游离标本进行观察 (1) 前列腺的位置、形态 (2) 精囊的位置、形态 (3) 尿道球腺的位置、形态	前列腺的位置、形态 位置：位于膀胱颈与尿生殖膈之间 形态：呈板栗状 精囊的位置、形态 位置：位于膀胱底后方，左右各一 形态：长椭圆形 尿道球腺的位置、形态 位置：位于会阴深横肌内 形态：豌豆形 说出男性附属腺的主要功能
4. 取女性盆腔正中矢状切面标本或模型进行观察 (1) 卵巢的位置、形态和毗邻 (2) 输卵管的形态、分部 (3) 子宫的位置、形态 (4) 阴道的位置、形态	卵巢的形态、位置和毗邻 位置：位于髂内、外动脉起始部之间夹角处 形态：椭圆形 毗邻：上端为输卵管端，借卵巢悬韧带与盆壁相连，下端为子宫端，借卵巢固有韧带连于子宫角 输卵管的形态、分部 形态：肌性管道，长 10~12 cm 分部：分输卵管子宫部、输卵管峡、输卵管壶腹、输卵管漏斗四个部分 说出输卵管的受精和结扎部位 子宫的形态、位置 位置：位于盆腔的中央，在膀胱与直肠之间 形态：呈前后略扁、倒置的梨形 准确描述子宫固定装置的功能 阴道的形态、位置 位置：位于盆腔中央，前与膀胱和尿道相邻，后与直肠紧贴 形态：前后略扁的肌性管道

续表

主要步骤	观察要点
5. 取乳房标本或模型进行观察 乳房的形态、结构	乳房的形态：呈半球形 乳房的结构：乳房内部乳腺的组织形成15~20个乳腺叶，每个乳腺叶发出一走向乳头的输乳管，并呈放射状排列 说出乳房悬韧带结构特点与乳腺癌主要体征“酒窝征”的联系
6. 使用显微镜观察睾丸、卵巢组织切片 (1) 观察生精细胞、支持细胞、睾丸间质细胞 (2) 观察卵泡、黄体	区分不同发育阶段的生精细胞 区分不同发育阶段的卵泡

［实验PPT］

生殖系统的观察

［注意事项］

1. 观察生殖系统的标本时，要严肃认真。

2. 观察生殖器标本时，需要将标本按解剖学姿势位置放好。

3. 结合不同的标本观察相应的结构，未经许可不能随意切开标本显露深面结构。

4. 观察标本的同时要注意爱护标本。

［实验评价］

实验评价见表3-6-2。

表3-6-2　生殖系统观察实验评价

项目名称	评价内容	分值	扣分及说明	备注
男、女性生殖系统	指出男性、女性生殖系统器官的组成名称和功能(图3-6-1、图3-6-2) 说出生殖腺、附属腺、生殖管道的组成	15		
男性生殖系统	准确描述睾丸的位置、形态、剖面结构(图3-6-3)； 说出输精管的走向和分部(图3-6-3)； 说出前列腺和精囊的位置、形态(图3-6-4)； 说出男性尿道的分部、弯曲和狭窄(图3-6-5)	25		
女性生殖系统	准确描述卵巢的位置、形态和毗邻(图3-6-6)； 说出输卵管的形态、分部、受精和结扎部位(图3-6-6)； 说出子宫、阴道的位置、形态和毗邻(图3-6-6)	20		
乳房	说出乳房的形态和结构(图3-6-7)	10		

续表

项目名称	评价内容	分值	扣分及说明	备注
组织结构	说出精曲小管内细胞的名称(图 3-6-8); 说出卵巢皮质的组织结构(图 3-6-9)	10		
绘图	画出睾丸的剖面结构; 画出卵巢的剖面结构	20		
总分		100		
得分				

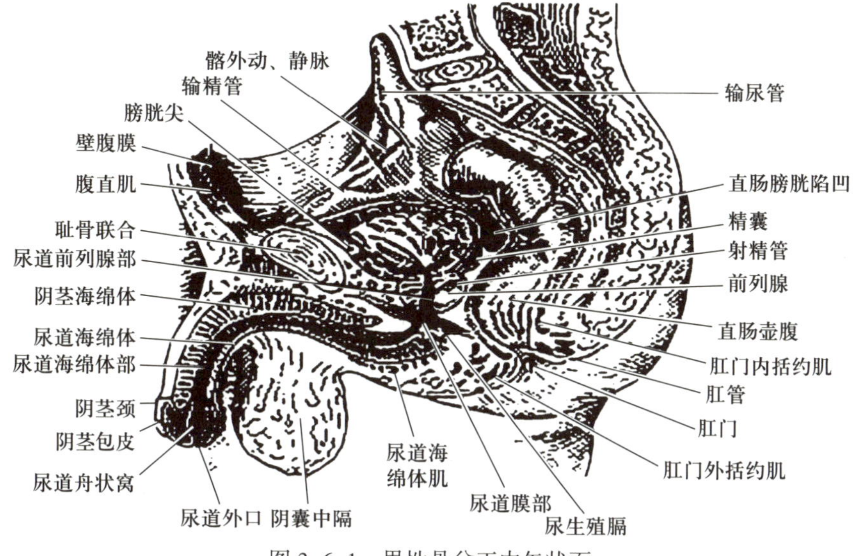

图 3-6-1　男性骨盆正中矢状面

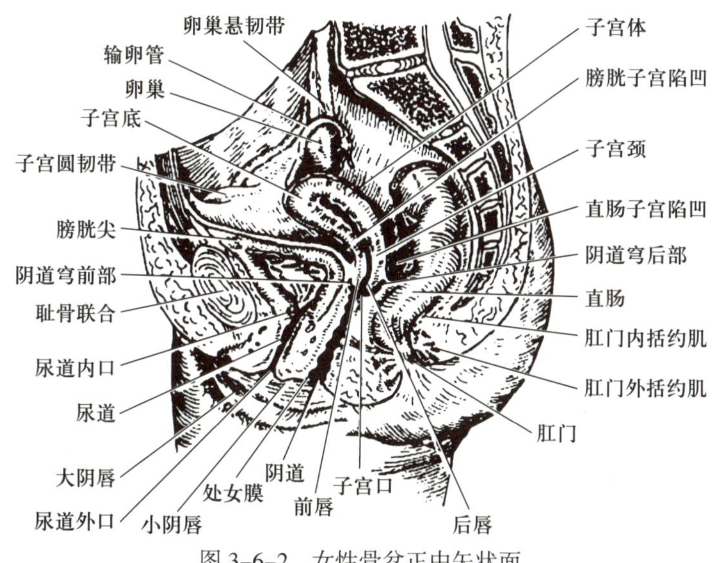

图 3-6-2　女性骨盆正中矢状面

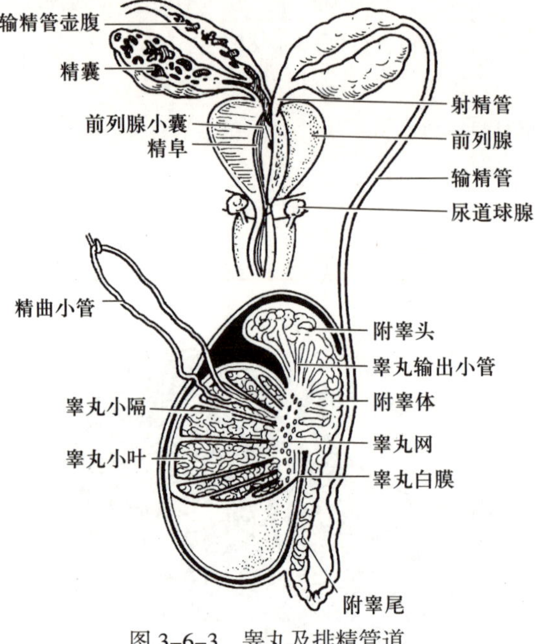

图 3-6-3 睾丸及排精管道

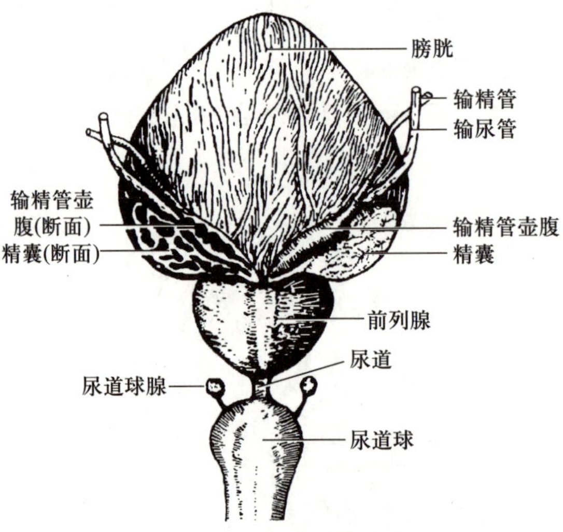

图 3-6-4 前列腺和精囊

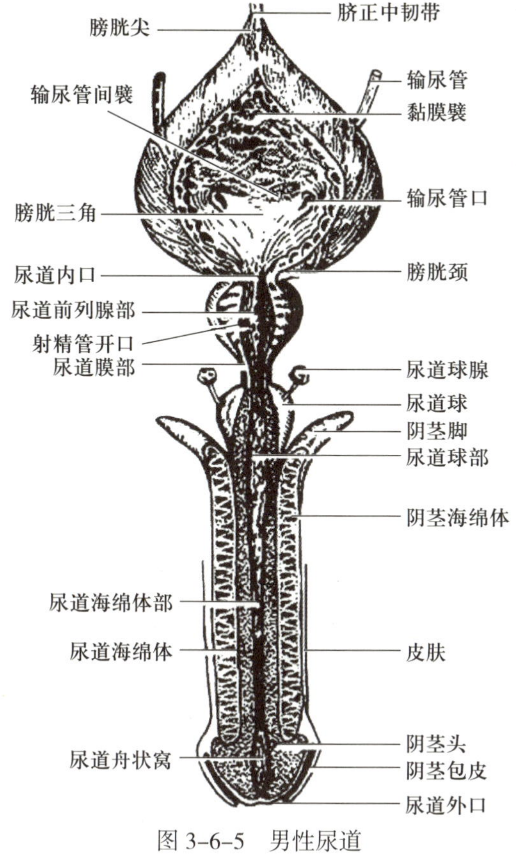

图 3-6-5　男性尿道

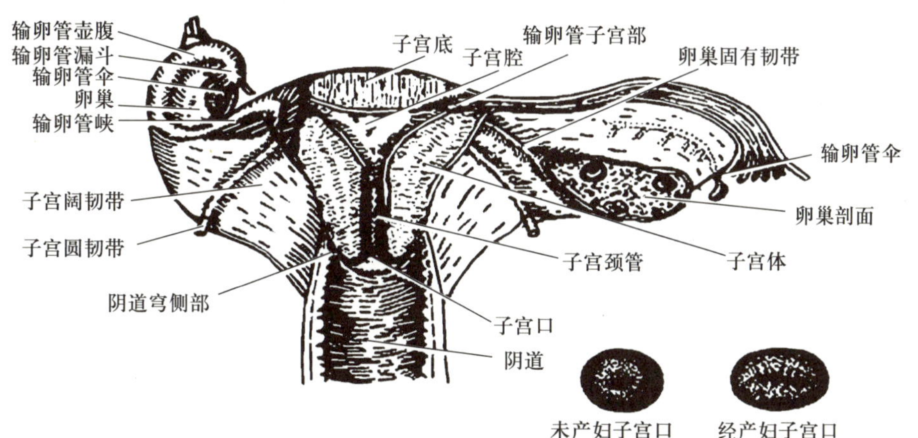

图 3-6-6　女性内生殖器

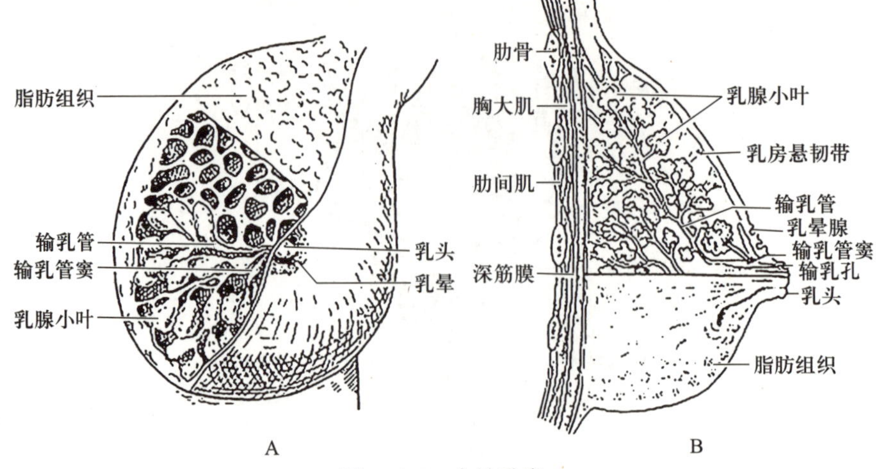

图 3-6-7　女性乳房

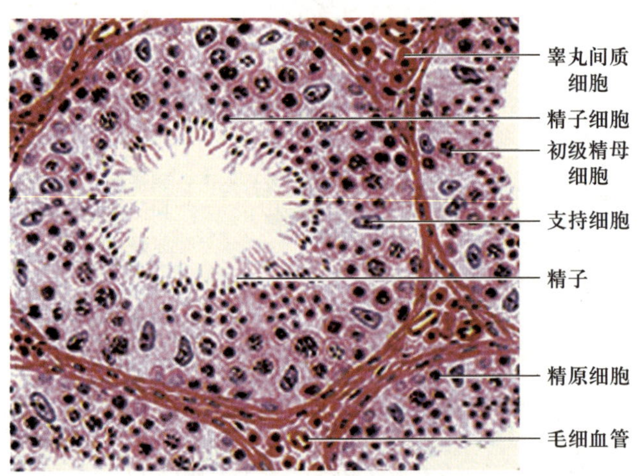

图 3-6-8　精曲小管内的细胞

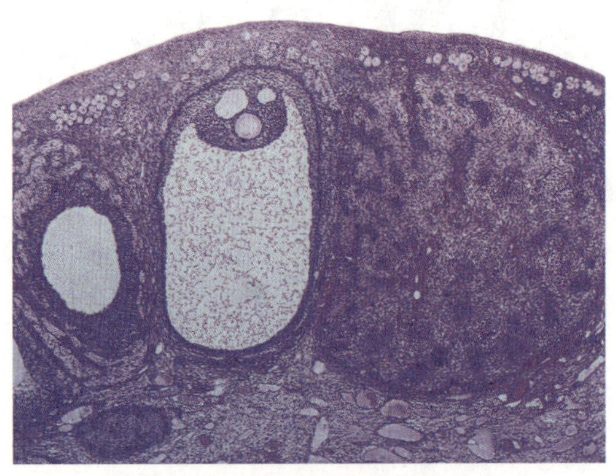

图 3-6-9　卵巢皮质的组织结构

（路素丽　何　涛）

实验 3-7　循环系统

［实验目的］

1. 掌握心脏的解剖位置、体表投影及毗邻组织器官；主动脉的分段和重要分支；上腔静脉、下腔静脉的起止、行径、主要属支及收集范围，头臂静脉的组成、行径、静脉角；掌握颈外静脉和颈内静脉的起止、行径，颅内外静脉的交通；肝门静脉的组成、属支、特点；淋巴系统的组成，局部淋巴结的概念，淋巴干名称、收集区，胸导管和右淋巴导管的合成以及注入部位。

2. 熟悉心脏的结构、传导系统；颈总动脉、颈内动脉、颈外动脉和腹腔干的分支动脉的起始和走行位置；主要淋巴结群的位置、收集区以及输出管的注入部位。

3. 了解循环系统的组织学结构。

4. 能够结合理论知识和实践操作学会身体各部止血点的辨认，具备根据不同出血特征、出血部位从而快速止血的能力；能够掌握主要浅静脉的名称及注射部位。

5. 通过循环系统的学习，认知心血管对人体生命活动的重要性，关注生活、饮食习惯对健康的影响，培养学生健康宣教意识，努力成为值得托付生命的医护人员。

［实验资源］

心脏的血管标本和模型；心腔结构标本和模型；标示全身动脉以及静脉的标本；颈部和四肢淋巴结标本。

［实验方法］

循环系统的观察见表 3-7-1。

表 3-7-1　循环系统的观察

主要步骤	观察要点
1. 取心脏的血管标本或模型进行观察 (1) 心脏的位置、形态 (2) 心的血管	心脏的形态、位置 位置：位于纵隔内，被心包所包裹。约 2/3 在身体正中线左侧，1/3 在正中线右侧 形态：外形类似倒放的圆锥体，包括一尖、一底、两面、三缘和三条沟 心的血管 动脉：营养心的动脉有左、右冠状动脉。左冠状动脉起于主动脉左窦，分为前室间支和旋支。右冠状动脉起自主动脉右窦，沿冠状沟右下行，在房室交点附近分为左室后支和后室间支 静脉：在心的膈面，在左心房与左心室之间的冠状沟内，有一条粗大的静脉干，称冠状窦。收集心大静脉、心中静脉、心小静脉，借冠状窦口注入右心房

主要步骤	观察要点
2. 取心腔结构标本或模型进行观察心的各腔结构	右心房　位于心的右上部，分为前部的固有心房和后部的腔静脉窦，两者以纵行于右心房表面的界沟为界。先观察腔静脉窦，此部内表面光滑，可见4个开口，其后上方的入口为上腔静脉口；后下方的入口为下腔静脉口；与右心室相通的为右房室口；在下腔静脉口与右房室口之间，有一较小的冠状窦口。在下腔静脉入口左后上方有一较大的卵圆形浅窝，称卵圆窝 右心室　有出入两口，入口位于右心房的左前下方即右房室口，其口周围环绕的纤维环上附有3片略呈三角形的瓣膜，称三尖瓣（右房室瓣）。根据各瓣位置分别称前尖、后尖和内侧尖（隔侧尖）。各瓣的游离缘和朝向心室的面上，附有若干细索状的腱性结构，称为腱索。在右心室内面，有锥体形的肌隆起，称乳头肌，在乳头肌与房室瓣边缘有腱索相连。右心室腔向左上方伸延的部分，形似倒置的漏斗形、称动脉圆锥。动脉圆锥的上端即右心室的出口，称肺动脉口，在口的周围附有3片呈半月形的瓣膜，称肺动脉瓣 左心房　左心房后壁有4个入口，左、右各2个，称肺静脉口。1个出口，位于左心房左前下部，通左心室，称左房室口 左心室　位于右心室的左后下方，其底部有出入两口，入口即左房室口，位于左后方，该口的周缘附有2片呈三角形的尖瓣，称左房室瓣（二尖瓣），借腱索连于乳头肌；出口即主动脉口，位于右前方，通向主动脉。主动脉口周缘也有3片半月形瓣膜称主动脉瓣 找出房间隔缺损和室间隔缺损的好发部位
3. 取标示全身动脉以及静脉的标本进行观察 (1) 主动脉的行径、分部 (2) 颈总动脉、颈内、外动脉和腹腔干的分支动脉的起始和走行位置 (3) 上、下腔静脉的起止、行径、主要属支及收集范围，头臂静脉的组成、行径、静脉角	主动脉的行径、分部 行径：由左心室发出后，起始段为升主动脉，向右前上方斜行达右侧第2胸肋关节处，移行为主动脉弓。主动脉弓呈弓形弯向左后方，至第4胸椎水平，移行为降主动脉 分部：从右至左依次为头臂干、左颈总动脉和左锁骨下动脉 颈总动脉、颈内动脉、颈外动脉和腹腔干的分支动脉的起始和走行位置 颈总动脉：是头颈部的动脉主干，右颈总起自头臂干、左颈总起自主动脉弓。二者沿食管、气管和喉的外侧部上行，至甲状软骨上缘高度处分为颈内动脉和颈外动脉 颈内动脉：由颈总动脉发出后，向上经颅底颈内动脉管入颅腔，分支营养脑和视器 颈外动脉：由颈总动脉发出后，经胸锁乳突肌深面上行，至颞下颌关节附近，分为颞浅动脉和上颌动脉两个终支 腹腔干：为短而粗的动脉干，自腹主动脉起始部发出，随即分为胃左动脉、肝总动脉和脾动脉三大分支，主要营养胃、肝、胆囊、胰、十二指肠和食管腹段等处。胃左动脉向左上行至胃贲门处再沿胃小弯向右下行，与胃右动脉吻合。肝总动脉向右行至十二指肠上部上方处分为肝固有动脉和胃十二指肠动脉。脾动脉沿胰上缘行至脾门

主要步骤	观察要点
3. 取标示全身动脉以及静脉的标本进行观察 (1) 主动脉的行径、分部 (2) 颈总动脉、颈内、外动脉和腹腔干的分支动脉的起始和走行位置 (3) 上、下腔静脉的起止、行径、主要属支及收集范围，头臂静脉的组成、行径、静脉角	上、下腔静脉的起止、行径及收集范围 上腔静脉：为一条短而粗的静脉干，下端连于右心房上缘，上端由左、右头臂静脉（无名静脉）在右侧第1胸肋结合处的后方汇合而成，沿升动脉右侧垂直下降，在平对第3胸肋关节的下缘注入右心房，收集头颈部、上肢和胸部等上半身的静脉血 下腔静脉：是一条粗大的静脉干，约在第5腰椎高度右侧，由左、右髂总静脉汇合而成，沿腹主动脉右侧上升，经肝的腔静脉窝，穿膈的腔静脉孔入胸腔，注入右心房，收集下半身的静脉血 说出上、下腔静脉系主要浅静脉的名称
4. 取颈部和四肢淋巴结标本进行观察 (1) 胸导管和右淋巴导管的合成以及注入部位 (2) 淋巴干的组成 (3) 主要淋巴结群的位置	胸导管和右淋巴导管的合成以及注入部位 胸导管：全身最长最粗的淋巴导管，长 30~40 cm，平第12胸椎下缘高度起自乳糜池经主动脉裂孔进入胸腔。胸导管收集左侧上半身和整个下半身的淋巴，即全身3/4部位的淋巴，注入左静脉角 右淋巴导管：为一短干，长约1.5 cm，由右颈干、右锁骨下干和右支气管纵隔干汇合而成，它收集右上半身的淋巴，注入右静脉角 淋巴干组成 淋巴干：由左、右颈干，左、右锁骨下干，左、右支气管纵隔干，左、右腰干和肠干组成 主要淋巴结群的位置 下颌下淋巴结：位于下颌下腺附近 颈外侧浅淋巴结：位于颈部皮下，沿颈外静脉排列 颈外侧深淋巴结：沿颈内静脉排列成条纵行淋巴结链 腋淋巴结：位于腋窝内的血管周围，数目较多，在腋窝内，标本上难以分群，可在模型上观察分群情况 支气管肺淋巴结：又称肺门淋巴结，在离体肺的肺门处，肺血管和支气管之间 腹股沟浅淋巴结：位于腹股沟韧带下方，隐静脉裂孔和大隐静脉周围 腹股沟深淋巴结：位于股静脉近端周围和股管内。 髂外淋巴结：位于髂外血管周围 髂内淋巴结：位于髂内血管周围 髂总淋巴结：位于髂总血管周围 腰淋巴结：位于腹主动脉和下腔静脉两侧
5. 使用显微镜观察心壁，血管组织切片 (1) 观察心壁各层次 (2) 观察动脉、静脉管壁各层次	区分心壁各层次细胞形态特点 区分动脉、静脉管壁特点

[实验 PPT]

循环系统的观察

[注意事项]

1. 在标本上观察动脉和静脉时，动作要轻柔。

2. 观察标本的同时要注意爱护标本。

[实验评价]

实验评价见表 3-7-2。

表 3-7-2 循环系统观察实验评价

项目名称	评价内容	分值	扣分及说明	备注
心脏	指出心脏的解剖位置、形态和毗邻(图 3-7-1) 说出所见心的各腔结构(图 3-7-2、图 3-7-3)	20		
体循环的动脉	说出主动脉的行径、分部(图 3-7-4) 说出颈总动脉、颈内动脉、颈外动脉和腹腔干的分支动脉的起始和走行位置(图 3-7-5)	20		
体循环的静脉	说出上、下腔静脉的起止、行径、主要属支及收集范围(图 3-7-6) 说出头臂静脉的组成、行径、静脉角(图 3-7-7) 说出肝门静脉的组成、属支、特点(图 3-7-8) 说出上、下腔静脉系的主要浅静脉名称	20		
淋巴系统	说出淋巴系统的组成(图 3-7-9) 准确地描述胸导管和右淋巴导管的合成以及注入部位和淋巴干名称(图 3-7-10) 说出主要淋巴结群的位置	10		
组织结构	说出心壁的结构层次(图 3-7-11) 说出动脉、静脉管壁结构的区别(图 3-7-12)	10		
绘图	画出心脏的前面观	20		
总分		100		
得分				

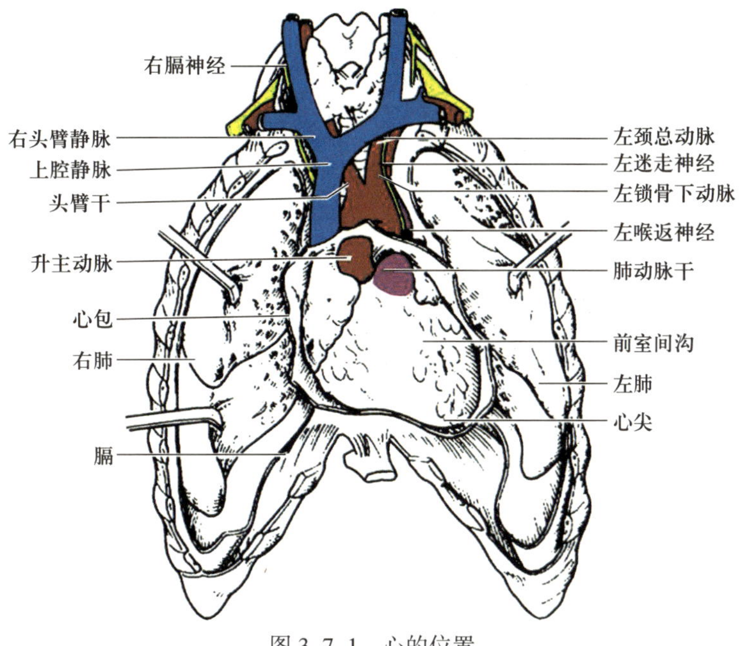

图 3-7-1　心的位置

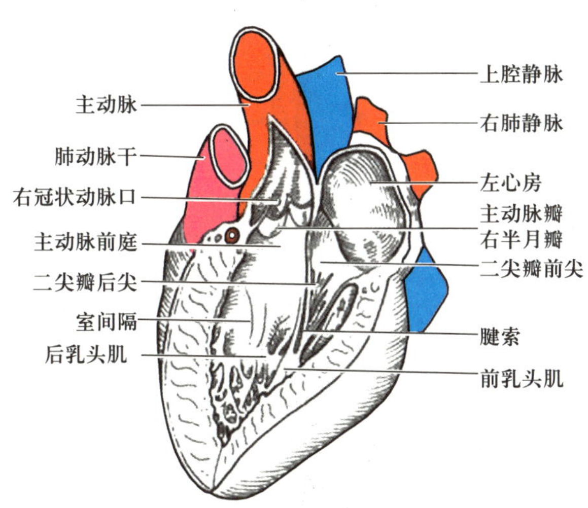

图 3-7-2　左心房和左心室的内部结构

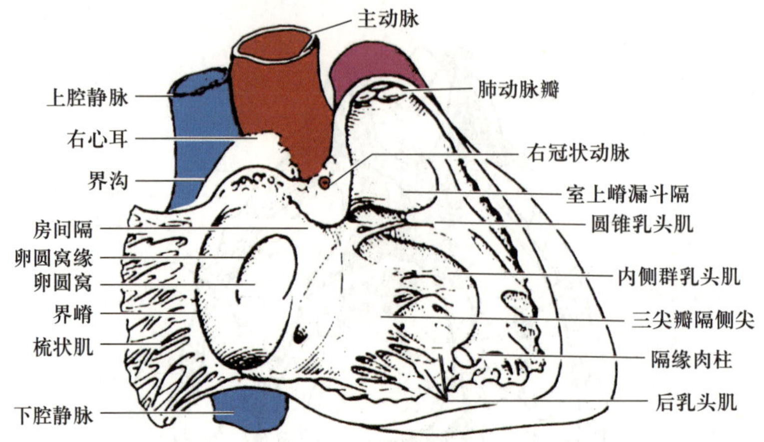

图 3-7-3　右心房和右心室的内部结构

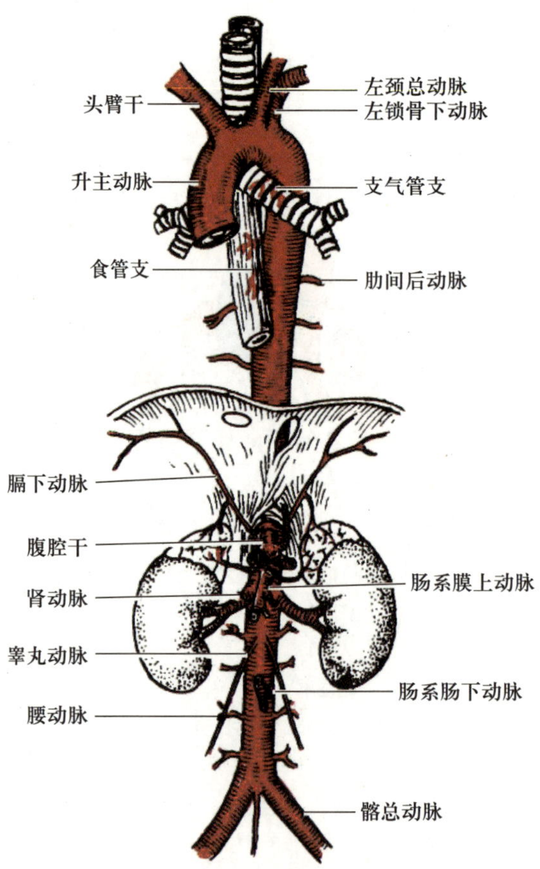

图 3-7-4　主动脉的行径

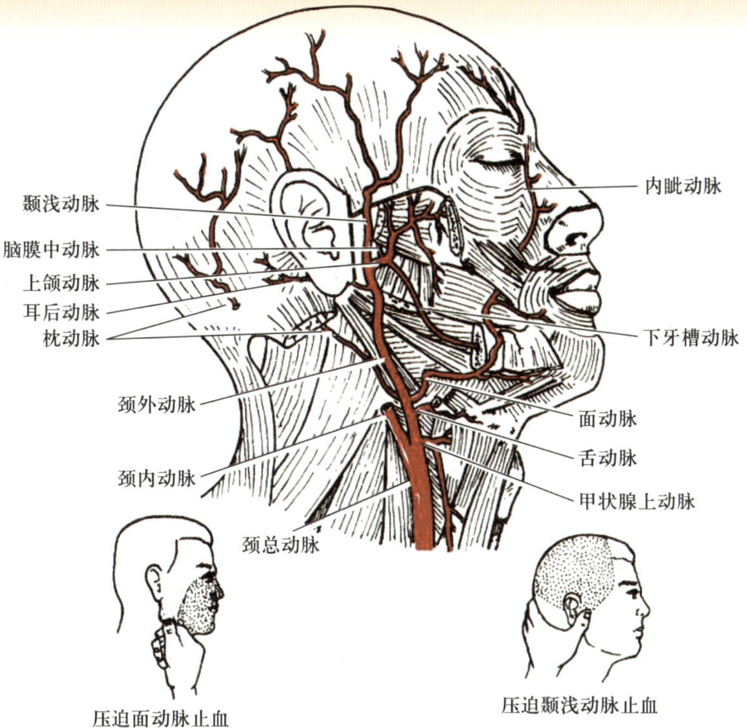

图 3-7-5　颈部动脉

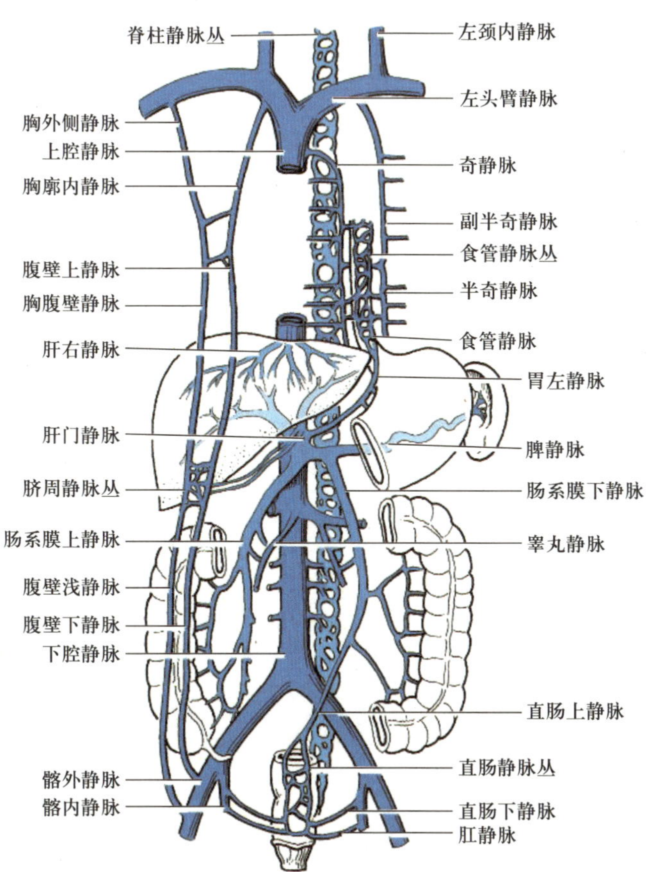

图 3-7-6　上、下腔静脉

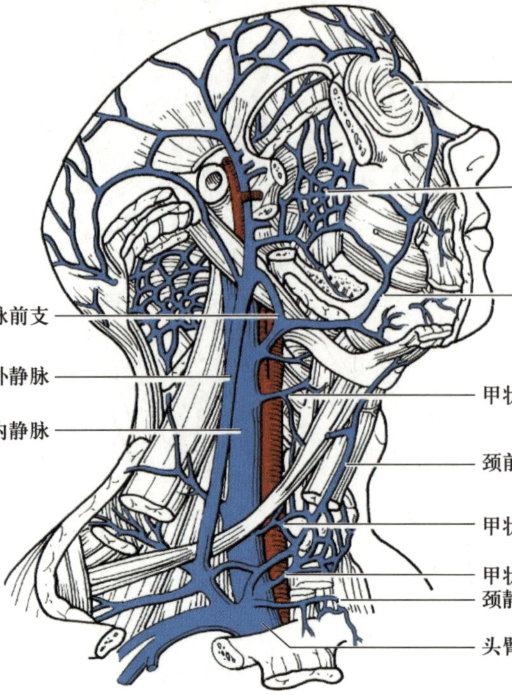

内眦静脉
翼静脉丛
面静脉
下颌后静脉前支
颈外静脉
颈内静脉
甲状腺上静脉
颈前静脉
甲状腺中静脉
甲状腺下静脉
颈静脉弓
头臂静脉

图 3-7-7　头臂静脉

肝
胆囊
胆囊静脉
肝门静脉
胃右静脉
十二指肠
肠系膜上静脉
升结肠
回肠
胃左静脉
脾静脉
胃网膜右静脉
肠系膜下静脉
降结肠
直肠上静脉

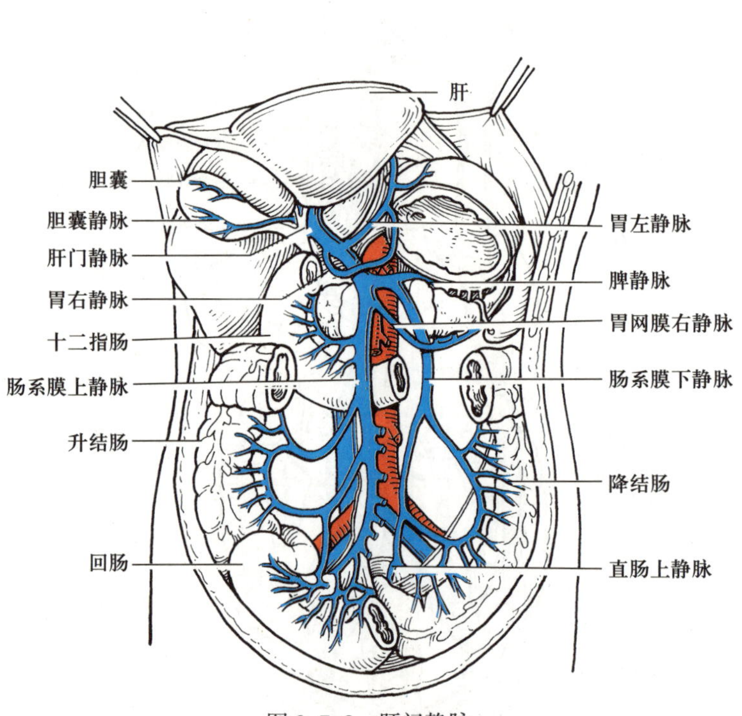

图 3-7-8　肝门静脉

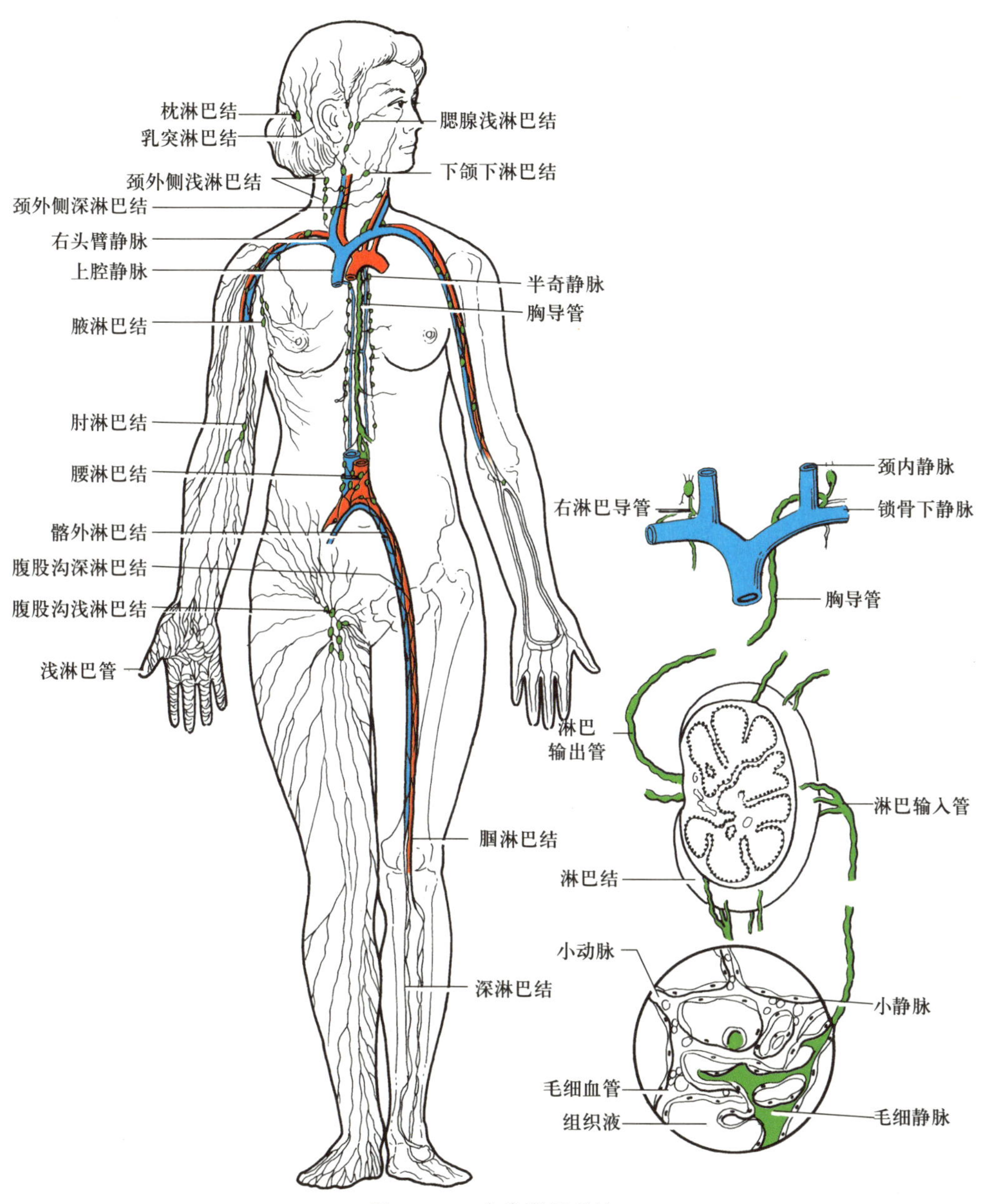
枕淋巴结
乳突淋巴结
腮腺浅淋巴结
下颌下淋巴结
颈外侧浅淋巴结
颈外侧深淋巴结
右头臂静脉
上腔静脉
半奇静脉
胸导管
腋淋巴结
肘淋巴结
腰淋巴结
髂外淋巴结
腹股沟深淋巴结
腹股沟浅淋巴结
浅淋巴管
腘淋巴结
深淋巴结
颈内静脉
右淋巴导管
锁骨下静脉
胸导管
淋巴
输出管
淋巴输入管
淋巴结
小动脉
小静脉
毛细血管
组织液
毛细静脉

图 3-7-9　全身淋巴系统

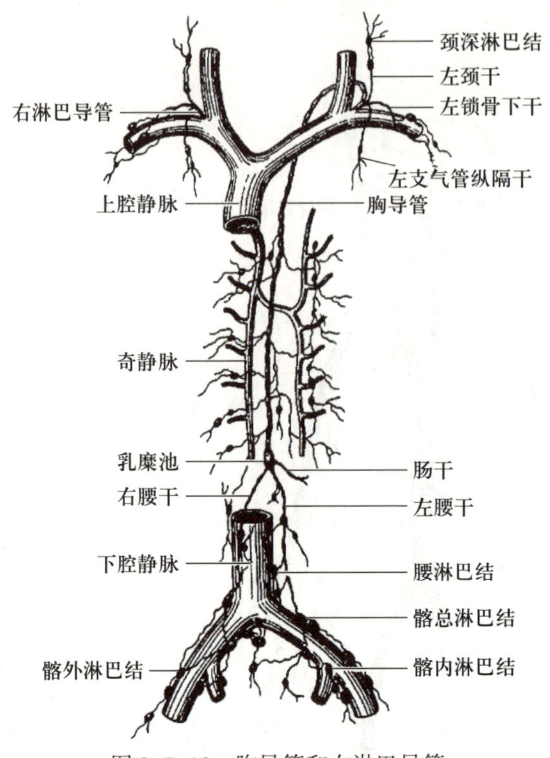

图 3-7-10　胸导管和右淋巴导管

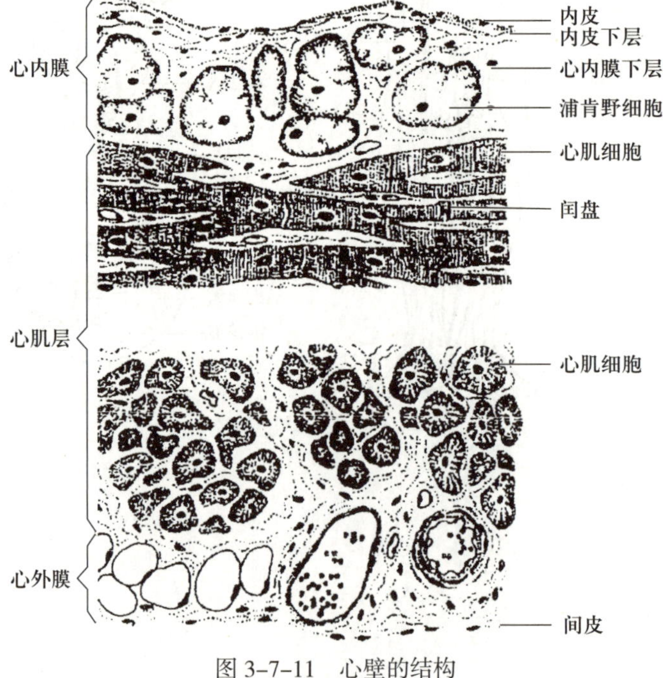

图 3-7-11　心壁的结构

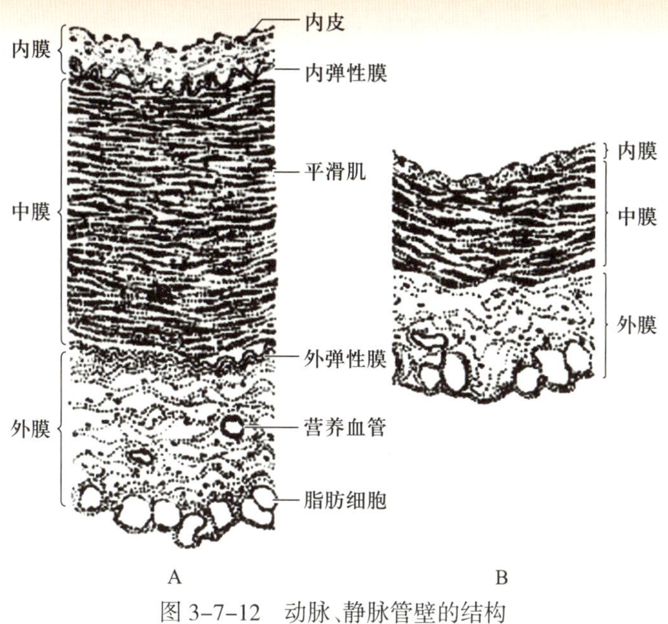

图 3-7-12　动脉、静脉管壁的结构

（路素丽　何　涛）

实验 3-8　免疫系统

[实验目的]

1. 掌握脾和胸腺的位置和形态。

2. 熟悉扁桃体和淋巴结的位置、形态和剖面结构。

3. 了解免疫系统的组织学结构。

4. 能够结合理论知识对人体免疫系统的三道防线进行宣教。

5. 引导学生关注免疫学研究成果在生活中的应用，形成科学思维，掌握科学探究的思路和方法。

[实验资源]

脾的标本和模型；胸腺的标本和模型；扁桃体的标本和模型；淋巴结的标本和剖面结构模型。

[实验方法]

免疫系统的观察见表 3-8-1。

表 3-8-1　免疫系统的观察

主要步骤	观察要点
1. 取脾的标本或模型进行观察	脾的形态、位置 形态：扁椭圆形，呈暗红色，质软而脆 位置：位于左季肋区，与第 9~11 肋相对，长轴和第 10 肋一致
2. 取胸腺的标本进行观察	胸腺的形态、位置 形态：分为左、右不对称的两叶，呈长扁条状，灰红色 位置：于上纵隔的前部、胸骨柄的后方
3. 取扁桃体的标本或模型进行观察	扁桃体的形态、分布 形态：扁卵圆形 分布：分布于消化道和呼吸道的交会处，扁桃体窝内，按其分布不同可分为腭扁桃体、咽扁桃体和舌扁桃体
4. 取淋巴结的标本或剖面结构模型进行观察	淋巴结的形态、结构 形态：为大小不等的圆形或椭圆形的小体，质软，灰红色，一侧隆凸，由数条输入淋巴管进入；另一侧凹陷，为淋巴结门，有 1~2 条输出淋巴管和血管以及神经出入 结构：表面为薄层的致密结缔组织构成的被膜。被膜结缔组织深入淋巴结内形成小梁，小梁在淋巴结内分支，且互相连接成网，构成淋巴结的支架，并与淋巴结内的血管、神经形成淋巴结的间质。淋巴结的实质由淋巴组织构成，可以分为表浅部的皮质以及中央部的髓质
5. 使用显微镜观察脾，淋巴结组织切片 (1) 观察脾的白髓和红髓 (2) 观察淋巴结皮质和髓质	区分脾白髓和红髓的结构特点 区分淋巴结皮质和髓质的结构特点

［实验 PPT］

免疫系统的观察

［注意事项］

1. 在标本上观察脾、胸腺时，动作要轻柔。
2. 观察标本的同时要注意爱护标本。

［实验评价］

实验评价见表 3-8-2。

表 3-8-2　免疫系统观察实验评价

项目名称	评价内容	分值	扣分及说明	备注
脾	说出脾的形态、位置（图 3-8-1）	20		
胸腺	说出胸腺的形态、位置（图 3-8-2）	15		
扁桃体	说出扁桃体分布、形态	15		
淋巴结	说出淋巴结的形态、结构（图 3-8-3）	15		
组织结构	说出脾的组织结构（图 3-8-4） 说出淋巴结的组织结构（图 3-8-5）	15		
绘图	画出脾的内面观	20		
总分		100		
得分				

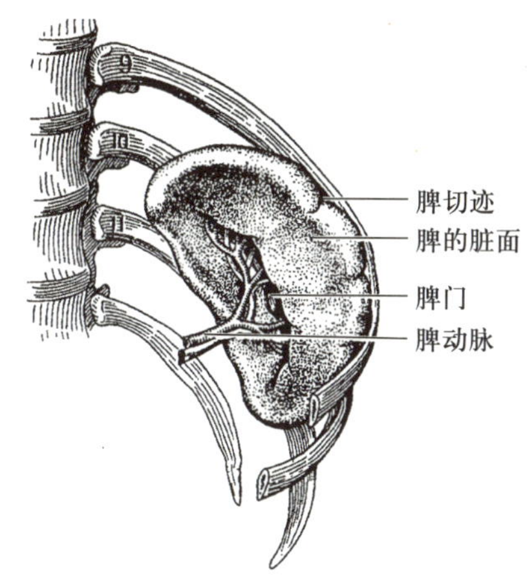

图 3-8-1　脾

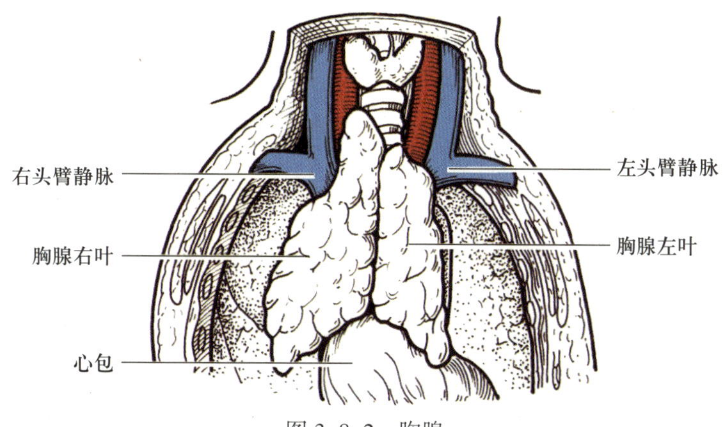

图 3-8-2　胸腺

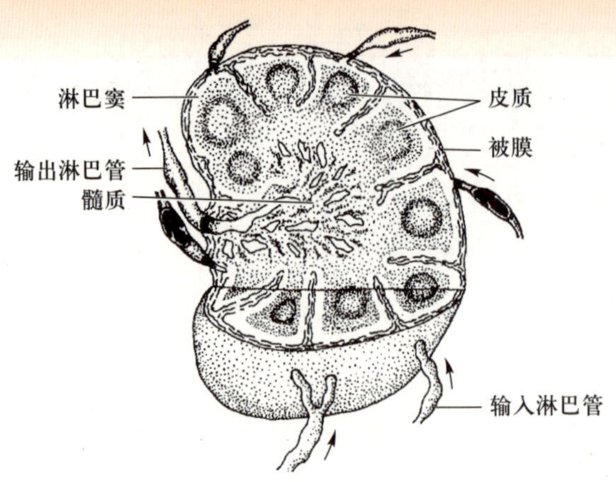

图 3-8-3　淋巴结

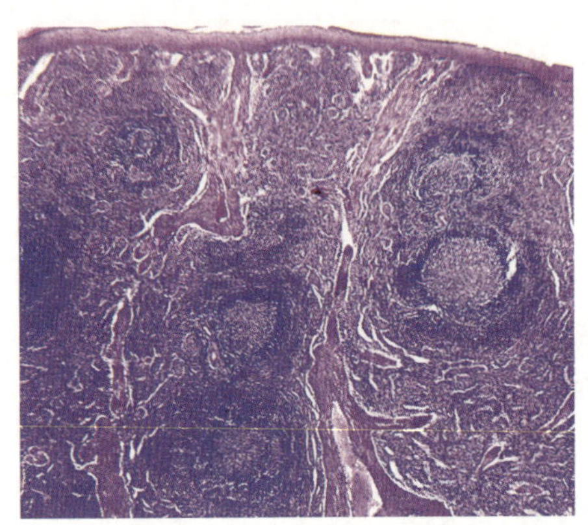

图 3-8-4　脾的组织结构

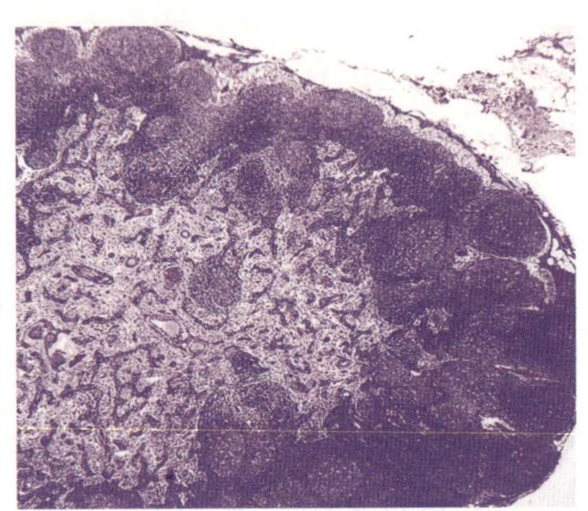

图 3-8-5　淋巴结的组织结构

（路素丽　何　涛）

实验 3-9　感觉器

［实验目的］

1. 掌握眼球壁各层的名称、位置和形态结构；房水、晶状体、玻璃体的位置和形态结构；外耳道的行程特点；鼓膜的位置形态以及分部。

2. 熟悉眼底的形态结构；结膜的位置与分部；眼副器的组成；前庭蜗器的组成以及分部。

3. 了解耳廓的形态结构。

4. 能够结合理论知识联系临床白内障、失明、青光眼、夜盲症、中耳炎及耳聋的病因与解剖结构改变的因果关系。

5. 引导学生适度使用电子产品，减少佩戴耳机的时间，培养学生保护眼睛和预防神经性耳聋的意识。

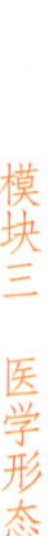

［实验资源］

眼副器的标本或模型、眼球模型；外耳、中耳的标本和模型；内耳、鼓室的模型。

［实验方法］

感觉器的观察见表 3-9-1。

表 3-9-1 感觉器的观察

主要步骤	观察要点
1. 取眼球的模型进行观察 (1) 眼球壁各层的名称、形态结构特点 (2) 房水、晶状体、玻璃体的位置和结构特点	眼球壁各层的名称、结构特点 外膜：又称纤维膜，分为角膜和巩膜两部分。角膜占外膜的前 1/6，坚实透明，有折光作用，无血管；巩膜占外膜后 5/6，不透明，乳白色 中膜：又称血管膜，富含丰富的血管丛和色素，棕黑色，分为脉络膜、睫状体和虹膜三部分。脉络膜中膜的后 2/3，外面与巩膜疏松相连，内面紧贴视网膜的色素层，后方有视神经穿过；睫状体是中膜中部最宽厚的部分，在巩膜和角膜移行部分的内面，前份突起形成睫状突，睫状小带连晶状体，睫状体内有睫状肌；虹膜是中膜的最前部，在眼球的冠状切面标本上观察，为圆盘形的薄膜，中央有圆形的瞳孔 内膜：又称视网膜，分为虹膜部、睫状体部、视部三部分。注意观察视神经盘和黄斑的位置，确认中央凹和盲点的位置 房水、晶状体、玻璃体的位置和结构特点 房水：充满眼房的无色透明液体，由睫状体产生 晶状体：位于虹膜后方和玻璃体的前方，以睫状体小带连于睫状体；为富弹性的双凸镜状透明体，前较平坦，后面曲度较大，外包有晶状体囊，刺破囊壁后，晶状体核可取出 玻璃体：为无色透明的胶状物，充满于晶状体和视网膜之间，观察玻璃体位置和形态
2. 取眼副器的标本或模型进行观察	眼副器的组成 结膜：分睑结膜、球结膜、结膜穹隆三部分 泪器：包括泪腺和泪道。泪道包括泪点、泪小管、泪囊和鼻泪管 眼球外肌：由外直肌、内直肌、上直肌、下直肌、上斜肌、下斜肌和上睑提肌组成
3. 取外耳的标本或模型进行观察	外耳的组成 耳廓：注意分辨耳轮、耳轮脚、外耳门、耳屏、耳舟。 外耳道：注意观察外耳道的走向 鼓膜：注意分辨松弛部、紧张部和光锥
4. 取中耳、鼓室的标本或模型进行观察	中耳的组成 鼓室：位于颞骨岩部内，是不规则的含气小腔，有 6 个壁，内有听小骨、韧带、肌、血管、神经等 听小骨：锤骨分为一头、一柄和两个突起；砧骨分为体和短、长两脚；镫骨分为小头、两脚和底 咽鼓管：是鼓室与外界相通的管道，注意观察其开口位置 乳突窦及乳突小房：是鼓室向后延续部分，以乳突窦口与鼓室相通

续表

主要步骤	观察要点
5. 取内耳的模型进行观察	内耳的组成　位于鼓室和内耳道底之间，在颞骨岩部的骨质内，由一系列构造复杂的管道构成，即迷路，分为骨迷路和膜迷路，两者之间的腔隙内充满外淋巴，膜迷路内含有内淋巴，淋巴液不易观察到 准确地描述椭圆囊斑、球囊斑、壶腹嵴和螺旋器的位置

［实验 PPT］

感觉器的观察

［注意事项］

1. 学习时要配合标本和活体同时进行观察。

2. 观察时注意眼肌的位置。

［实验评价］

实验评价见表 3-9-2。

表 3-9-2　感觉器观察实验评价

项目名称	评价内容	分值	扣分及说明	备注
眼球	说出眼球壁各层的名称（图 3-9-1） 说出房水、晶状体、玻璃体的位置和形态结构，确认中央凹和盲点的位置（图 3-9-1）	25		
眼副器	说出眼睑的结构、泪器的组成、眼球外肌的组成（图 3-9-2、图 3-9-3）	10		
外耳	说出外耳道的特点	10		
中耳	说出中耳的组成、鼓室的 6 个壁（图 3-9-4） 说出听小骨的组成（图 3-9-5） 确认咽鼓管的鼓室开口	20		
内耳	说出内耳的组成（图 3-9-6） 准确地描述椭圆囊斑、球囊斑、壶腹嵴和螺旋器的位置	15		
绘图	画出眼球的矢状切面	20		
总分		100		
得分				

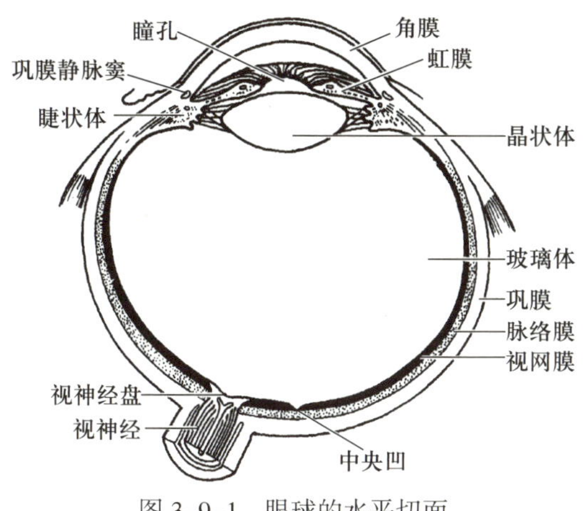

图 3-9-1　眼球的水平切面

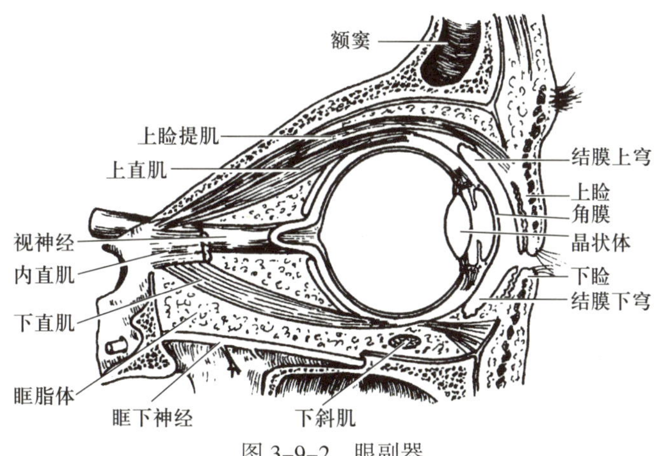

图 3-9-2　眼副器

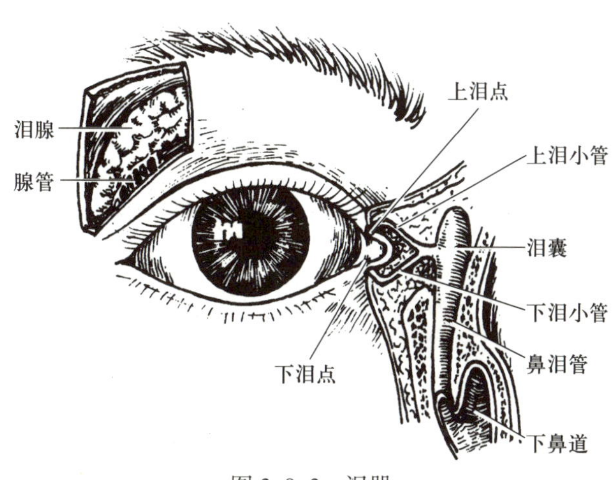

图 3-9-3　泪器

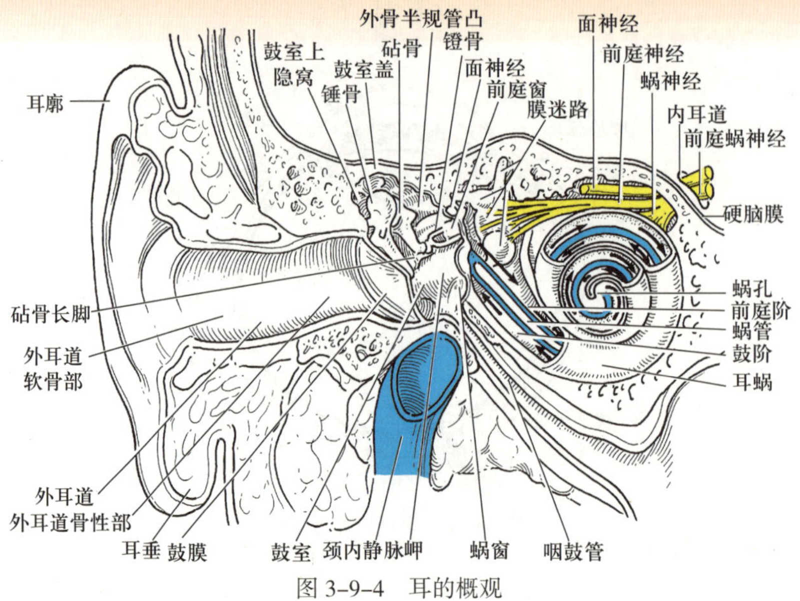

图 3-9-4　耳的概观

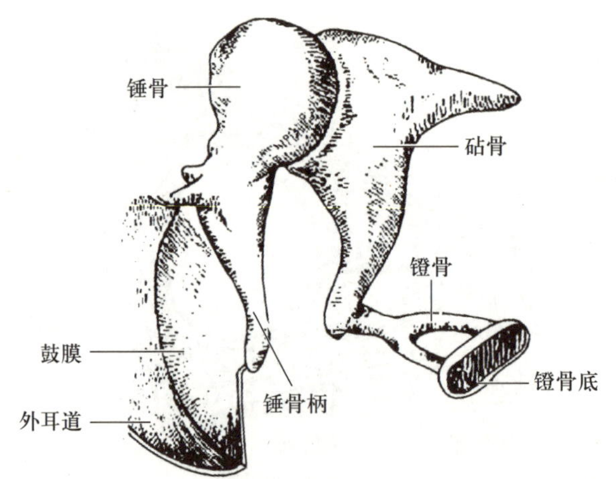

图 3-9-5　听小骨

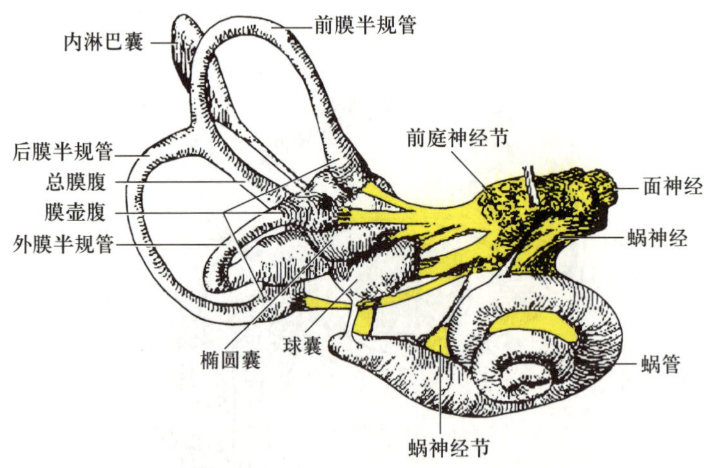

图 3-9-6　内耳

（何　涛　路素丽）

实验 3-10　神经系统

［实验目的］

1. 掌握脊髓、小脑、脑干、内囊及大脑半球的位置、分部及形态结构；脑脊液的循环途径；大脑动脉环的位置、组成；脊神经的数量、组成及形态特点；臂丛、腰丛、骶丛的组成和位置。

2. 熟悉脊髓灰质的形态结构，白质内的重要传导束（薄束、楔束、脊髓丘脑束、皮质脊髓束）；主要脑神经核的名称、位置和性质；大脑重要的皮质中枢（躯体运动中枢、躯体感觉中枢、视觉中枢、听觉中枢）的位置。

3. 了解神经系统的组织学结构。

4. 能够结合理论知识联系临床脊髓穿刺、脊髓损伤、脑疝、“三偏征”及硬膜外麻醉与解剖学的因果关系。

5. 通过神经系统的学习，认知神经系统对人体生命活动的重要性，关注神经系统损伤对健康的影响，培养学生树立关爱、关心病人的大爱精神。

［实验资源］

脑的标本和模型（端脑、小脑、间脑、脑干）；脑正中矢状切面标本；脊髓和脊神经标本和模型，颈丛、臂丛、腰丛和骶丛的标本和模型；周围神经系统的挂图。

［实验方法］

神经系统的观察见表 3-10-1。

表 3-10-1　神经系统的观察

主要步骤	观察要点
1. 取脊髓和脊神经标本或模型进行观察 (1) 脊髓的位置、形态和结构 (2) 脊神经组成	脊髓的位置、形态和结构 位置：位于椎管内，全长 42~45 cm，上端在枕骨大孔处与延髓相连，下端变细呈圆锥状称脊髓圆锥，末端平第 1 腰椎下缘水平，新生儿可达第 3 腰椎下缘 形态：呈前后稍扁的圆柱形，全长粗细不等，注意观察颈膨大和腰膨大 结构：在脊髓的横切面上，中间可见细小的中央管，围绕中央管周围是 H 形的灰质，灰质的外围是白质 脊神经组成　脊神经为连接于脊髓的周围神经部分，共 31 对，包括颈神经 8 对、胸神经 12 对、腰神经 5 对、骶神经 5 对和尾神经 1 对。每对脊神经连于一个脊髓节段，由前根和后根组成

续表

主要步骤	观察要点
2. 取颈丛、臂丛、腰丛和骶丛的标本或模型进行观察 各神经丛的组成和位置	颈丛　由第1~4颈神经前支相互交织组成，位于胸锁乳突肌上部的深面。主要分支有皮支和肌支两种 臂丛　由第5~8颈神经前支及第1胸神经前支组成。组成臂丛的5条脊神经前支经反复交织最终形成3个神经束，即内侧束、外侧束和后束。然后从3个束上发出五大主要分支：腋神经、肌皮神经、正神经、尺神经、桡神经。另外，还有胸长神经、胸背神经等 胸神经　组成胸神经前支共有12对。其中第1~11对均位于肋间隙中，又称肋间神经；第12对位于第12肋下方，又称肋下神经 腰丛　由第12胸神经前支的一部分、第1~3腰神经的前支第4腰神经前支的一部分组成。位于腰大肌深面。主要分支有髂腹下神经、髂腹股沟神经、生殖股神经、股外侧皮神经、股神经、闭孔神经 骶丛　由腰骶干、全部骶、尾神经前支组成，位于骶骨及梨状肌前面，主要分支有臀上神经、臀下神经、阴部神经、坐骨神经
3. 取脑的标本或模型（端脑、小脑、间脑、脑干）进行观察 (1) 端脑的形态、主要分叶和大脑沟 (2) 脑干的组成 (3) 小脑的位置、形态 (4) 间脑的位置、组成	端脑的形态、主要分叶和大脑沟 形态：由左、右大脑半球和半球间联合及其内腔构成，表面存在深浅不一的沟，统称大脑沟，沟与沟之间的隆起部分统称大脑回 主要分叶：额叶位于中央沟以前，外侧沟以上的部分，是最大的一个叶；顶叶位于中央沟以后，顶枕沟以前的部分；颞叶位于外侧沟以下的部分；枕叶位于顶枕沟以后至枕极之间；岛叶埋藏于外侧沟深部 主要大脑沟：外侧沟在半球的上外侧面自前下斜向后上方；中央沟自上外侧面的上缘中点向前下斜行；顶枕沟位于半球内侧面后部，自后上斜向前下方 注意观察大脑皮质功能的主要分区　包括躯体运动区、躯体感觉区、视区、听区和语言区 脑干的组成 延髓：为脑干下段的细小部分，形似倒置的锥体。其下端较细，于枕骨大孔处与脊髓相连，上端借横行的延髓脑桥沟与脑桥为界 脑桥：腹侧面明显膨隆，称脑桥基底部，其正中线上的纵行浅沟称基底沟，内有基底动脉。脑桥背侧面形成第四脑室底的上部，第四脑室底呈菱形故称菱形窝，小脑上脚位于其外上部 中脑：腹侧面上界为视束，下界为脑桥上缘，主要有两条纵行的柱状结构，称为大脑脚 小脑的位置、形态 位置：位于颅后窝，上方借大脑横裂和小脑幕与大脑分隔 形态：小脑的上面较平坦；下面较隆凸；中部狭细部分称小脑蚓，两侧膨大部分称小脑半球 间脑的位置、组成 位置：位于中脑和端脑之间，连接大脑半球和中脑 组成：包括背侧丘脑、上丘脑、下丘脑、底丘脑和后丘脑五部分 准确地描述12对脑神经的顺序、名称和连脑部位
4. 取脑正中矢状切面标本进行观察	说出所见脑的正中矢状面结构

续表

主要步骤	观察要点
5. 使用显微镜观察端脑，脊髓组织切片 (1) 观察大脑皮质和灰质 (2) 观察脊髓皮质和灰质	区分皮质和灰质的结构特点 注意辨认神经细胞的胞体和突起

［实验 PPT］

神经系统的观察

［注意事项］

1. 观察脑标本时注意爱护标本，因为神经系统，特别是脊髓，柔嫩脆弱，严禁用锐利工具，挟持和撕拉。

2. 脑神经比较细小，观察时要特别仔细，动作要轻巧，切勿拉断，爱护标本。

［实验评价］

实验评价见表 3-10-2。

表 3-10-2 神经系统观察实验评价

项目名称	评价内容	分值	扣分及说明	备注
脊髓	说出脊髓的位置、形态和结构（图 3-10-1） 说出脊神经组成	15		
脊神经	说出各神经丛的组成和位置（图 3-10-2）	15		
脑	说出端脑的形态、主要分叶和大脑沟（图 3-10-3） 确认大脑重要的皮质中枢（图 3-10-4） 说出脑干的组成（图 3-10-5） 说出小脑的位置和形态（图 3-10-6） 准确地描述 12 对脑神经的顺序、名称	30		
脑的正中矢状切面	说出所见脑的正中矢状面结构（图 3-10-7）	10		
组织结构	说出神经元的形态结构（图 3-10-8）	10		
绘图	画出脊髓的腹侧面	10		
	画出脑干的腹侧面	10		
总分		100		
得分				

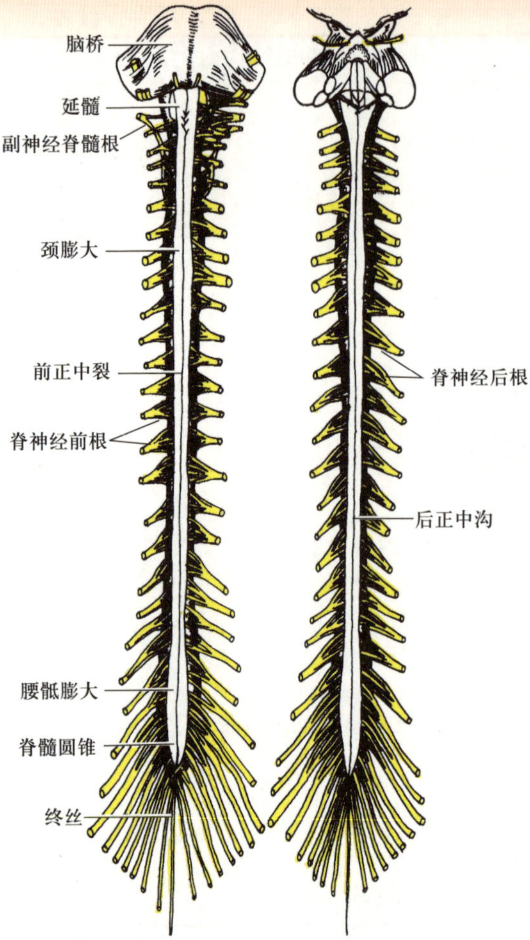

脑桥
延髓
副神经脊髓根
颈膨大
前正中裂
脊神经前根
腰骶膨大
脊髓圆锥
终丝
脊神经后根
后正中沟
A
B
图 3-10-1　脊髓的形态

端脑
脑桥
小脑
颈丛
脊髓
臂丛
脊神经节
胸神经
腰丛
骶丛
坐骨神经
图 3-10-2　各神经丛的分部

中央后沟
中央后回
顶上小叶
中央前回
中央前沟
顶内沟
中央沟
额上沟
缘上回
角回
额下沟
枕横沟
额下回
外侧沟
小脑
颞上回
颞极
颞上沟
颞中回
延髓
颞下回
颞下沟
A

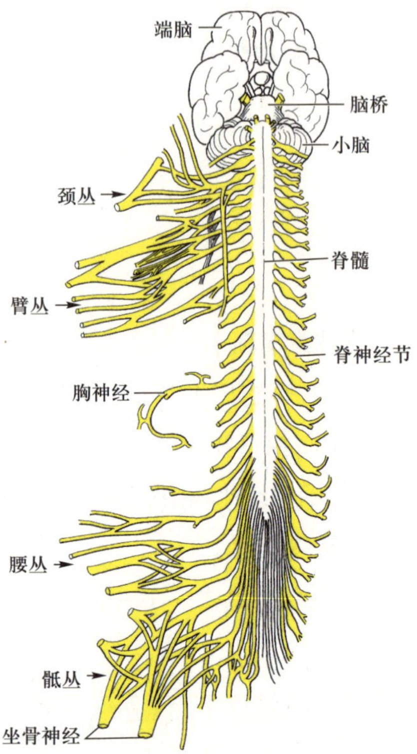

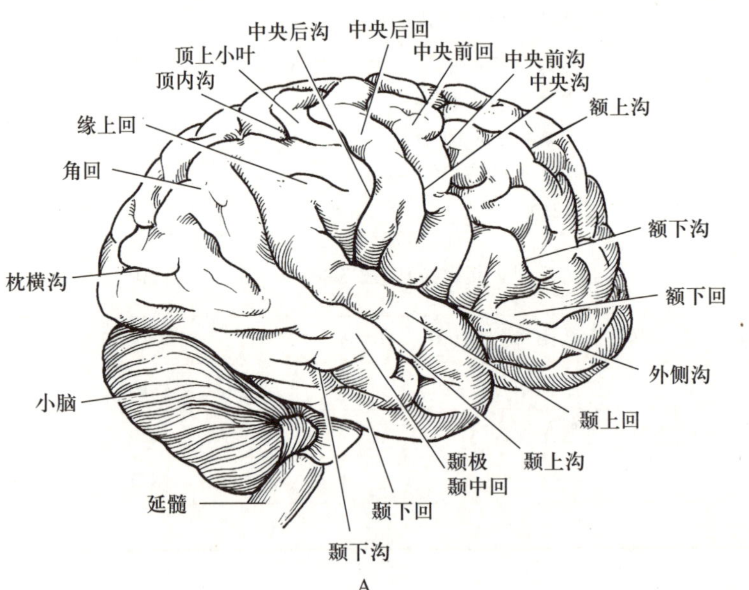

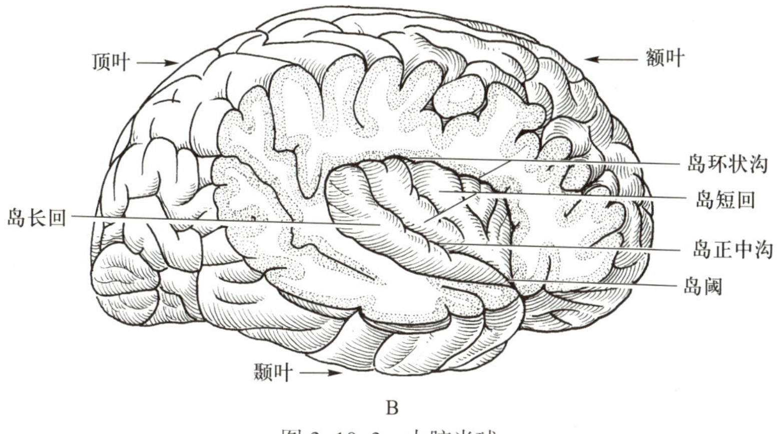

图 3-10-3　大脑半球

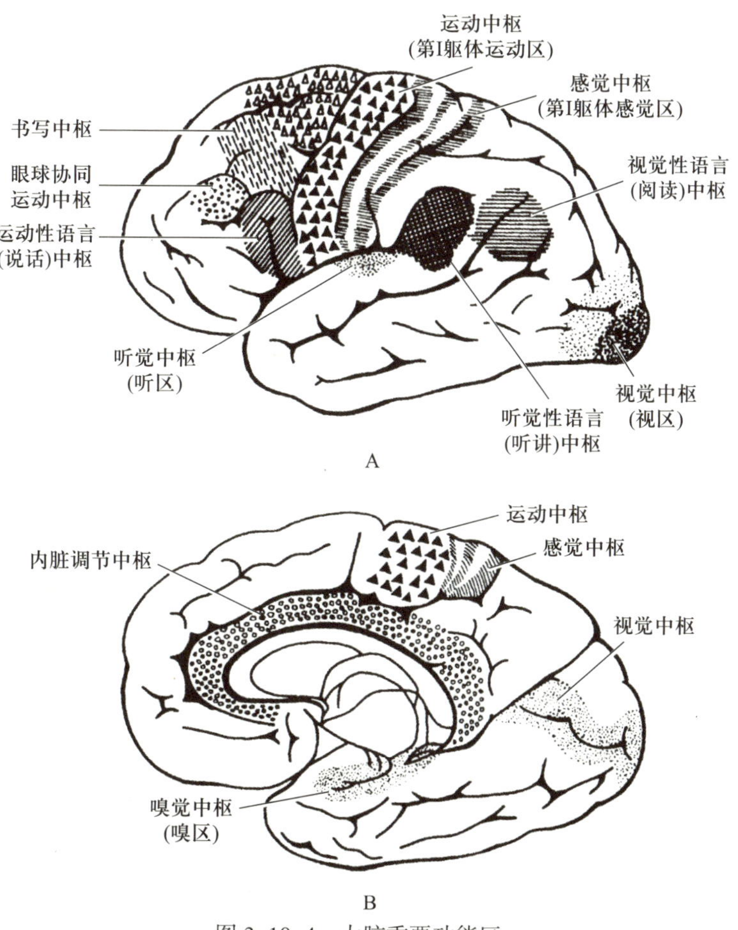

图 3-10-4　大脑重要功能区

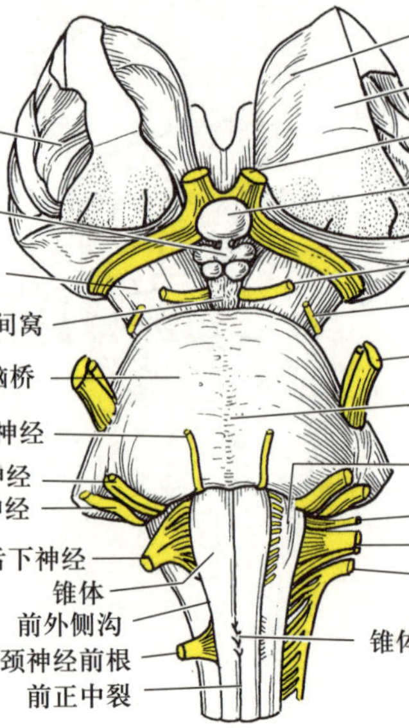

尾状核
内囊
岛叶
视神经
垂体
灰结节
动眼神经
大脑脚
滑车神经
脚间窝
三叉神经
脑桥
基底沟
展神经
橄榄
面神经
前庭蜗神经
舌咽神经
迷走神经
舌下神经
锥体
副神经
前外侧沟
锥体交叉
第1颈神经前根
前正中裂

A

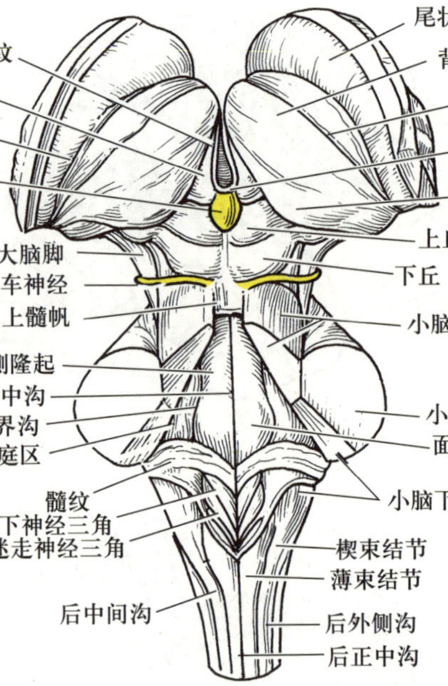

尾状核
丘脑髓纹
背侧丘脑
缰三角
脉络带
终纹
缰连合
松果体
枕
上丘
大脑脚
下丘
滑车神经
上髓帆
小脑上脚
内侧隆起
正中沟
小脑中脚
界沟
面神经丘
前庭区
小脑下脚
髓纹
舌下神经三角
迷走神经三角
楔束结节
薄束结节
后中间沟
后外侧沟
后正中沟

B

图 3-10-5　脑干

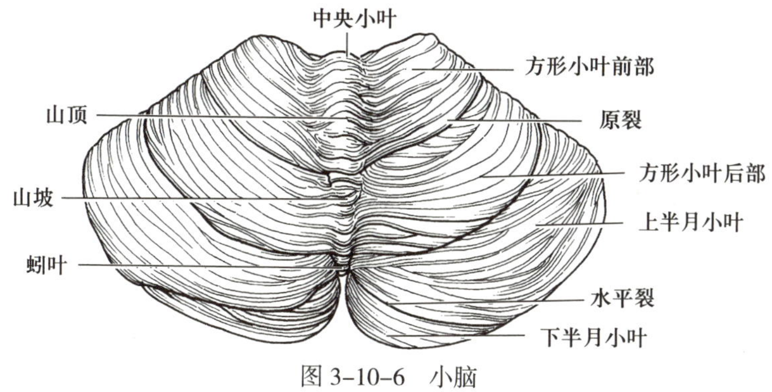

图 3-10-6　小脑

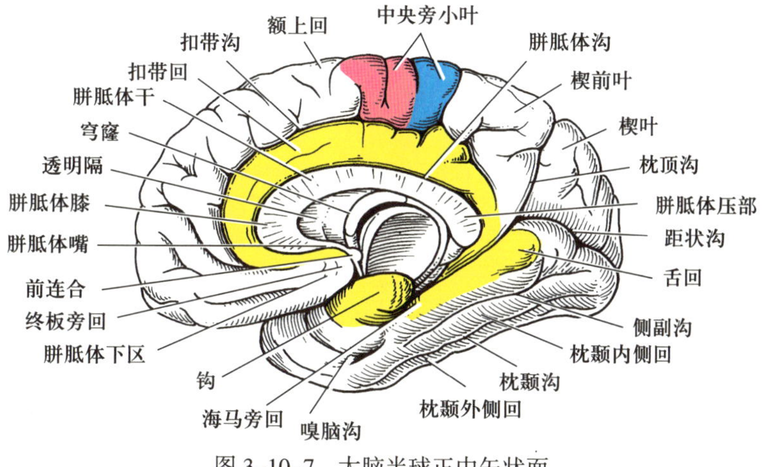

图 3-10-7　大脑半球正中矢状面

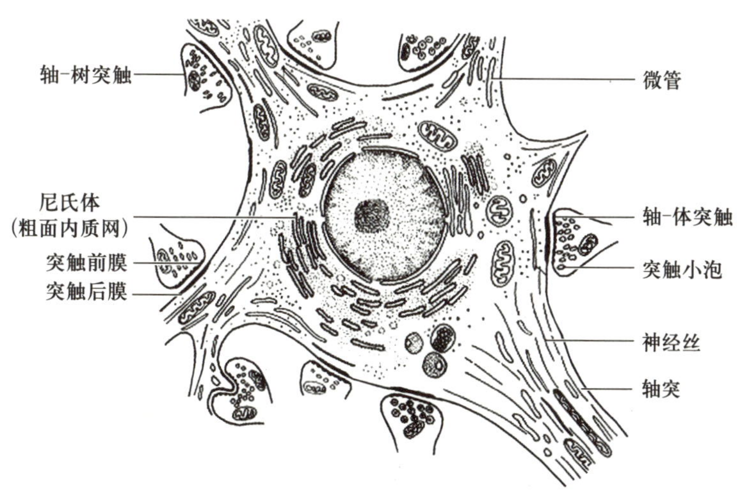

图 3-10-8　神经元的超微结构

（何　涛　路素丽）

实验 3–11 内分泌系统

［实验目的］

1. 掌握内分泌腺的定义以及结构特点，甲状腺、甲状旁腺、胸腺、肾上腺、垂体的位置和形态。

2. 了解内分泌系统的组织学结构。

3. 能够结合理论知识明确呆小症与侏儒症的区别。

4. 培养学生良好的医德医风，引导其树立人文关爱意识。

［实验资源］

甲状腺及甲状旁腺标本和模型；胸腺、垂体和肾上腺的模型；内分泌系统挂图。

［实验方法］

内分泌系统的观察见表 3–11–1。

表 3–11–1 内分泌系统的观察

主要步骤	观察要点
取甲状腺及甲状旁腺标本或模型进行观察	甲状腺的位置、形态 位置：位于颈前部 形态：棕红色，呈 H 形 甲状旁腺的位置、形态 位置：贴附在甲状腺左、右叶后面，也可能埋在甲状腺组织中 形态：为棕黄色卵圆形的小体，有上、下两对 说出甲状腺功能减退和亢进对机体的影响
取垂体的模型进行观察	垂体的位置、形态 位置：位于垂体窝内 形态：为椭圆形，借漏斗与下丘脑相连 说出生长激素分泌异常对机体的影响
取肾上腺的模型进行观察	肾上腺的位置、形态 位置：位于两肾的上端，腹膜后方 形态：左肾上腺呈半月形，右肾上腺呈三角形
使用显微镜观察肾上腺组织切片	区分肾上腺皮质和髓质的结构特点

［实验 PPT］

内分泌系统的观察

［注意事项］

1. 内分泌器官相对较小，也比较分散，观察时需要配合多个标本，需要细心寻找。

2. 内分泌器官容易损坏，注意爱护标本。

［实验评价］

实验评价见表 3-11-2。

表 3-11-2　内分泌系统观察实验评价

项目名称	评价内容	分值	扣分及说明	备注
甲状腺、甲状旁腺	说出甲状腺的位置、形态（图 3-11-1） 说出甲状旁腺的位置、形态（图 3-11-2）	25		
垂体	说出垂体的位置、形态（图 3-11-3）	25		
肾上腺	说出肾上腺的位置、形态（图 3-11-4）	20		
组织结构	说出肾上腺的组织结构（图 3-11-5）	10		
绘图	画出甲状腺的前面观	20		
总分		100		
得分				

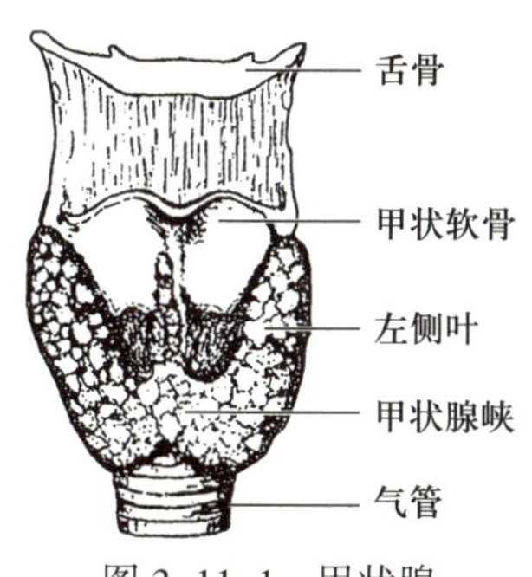

图 3-11-1　甲状腺

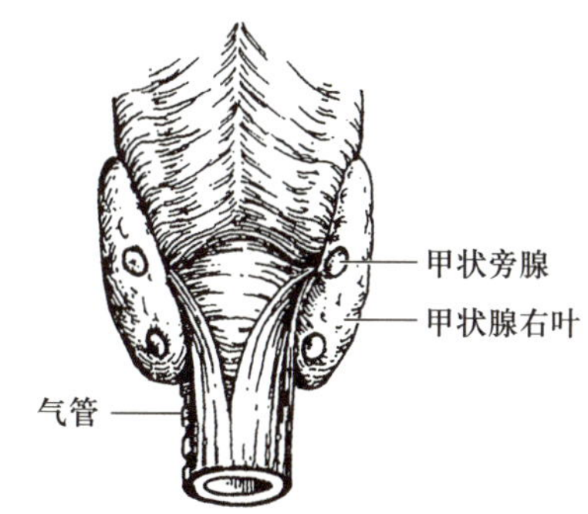

图 3-11-2　甲状旁腺

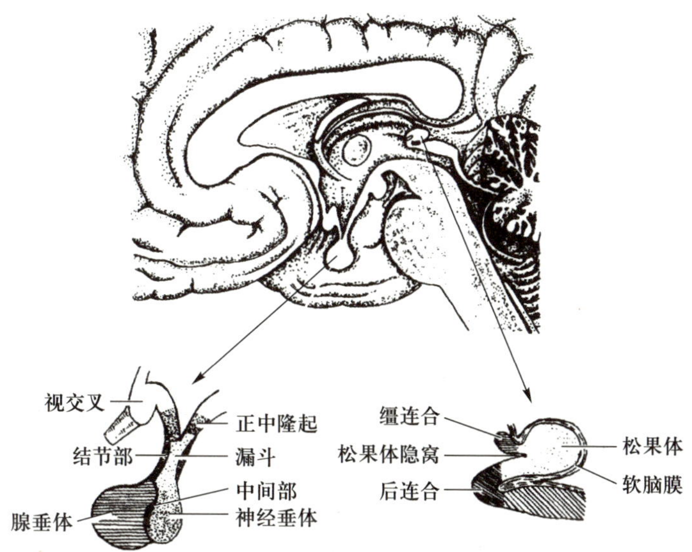

图 3-11-3　垂体和松果体

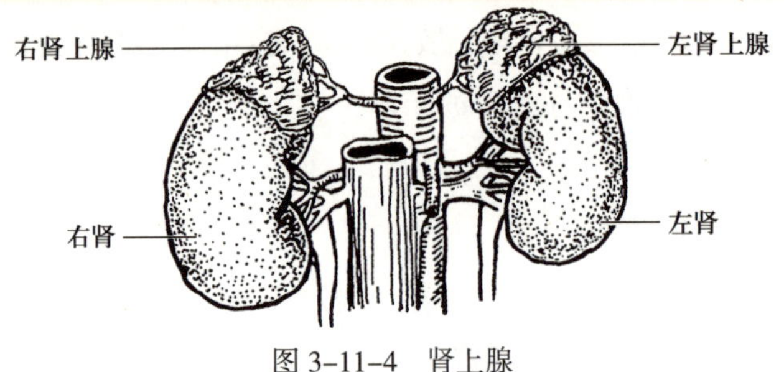

图 3-11-4　肾上腺

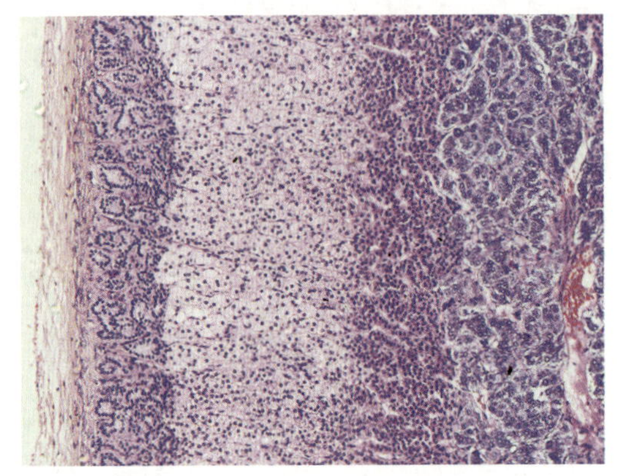

图 3-11-5　肾上腺的组织结构

（何　涛　路素丽）

实验 3-12　细胞和组织的适应、损伤与修复

［实验目的］

1. 掌握变性、坏死的基本病理变化；各类型变性、坏死的形态特征；肉芽组织的病理变化及结局。

2. 熟悉适应性反应的类型及病理变化。

3. 了解各种组织的再生过程。

4. 能够找出大体标本和切片标本的病变部位，并进行描述及做出病理诊断，加强理论与实践的联系。

5. 通过病例讨论，培养学生临床逻辑思维能力。

6. 通过观察标本，培养学生实事求是的工作态度。

［实验资源］

细胞和组织的适应、损伤与修复标本见表 3-12-1。

表 3-12-1　细胞和组织的适应、损伤与修复标本

标本名称	大体标本	切片标本
适应	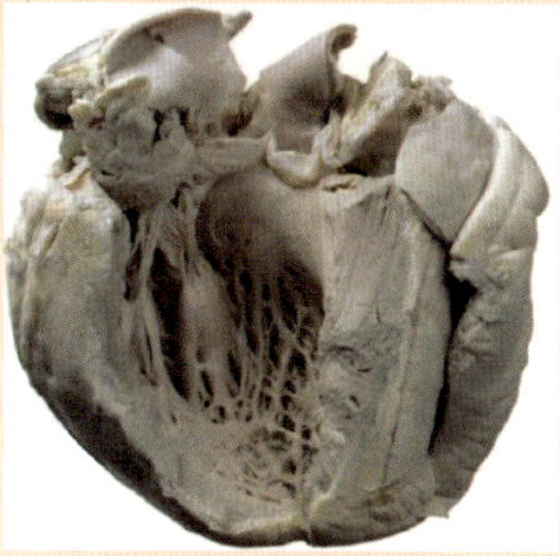 图 3-12-1　心脏肥大	
		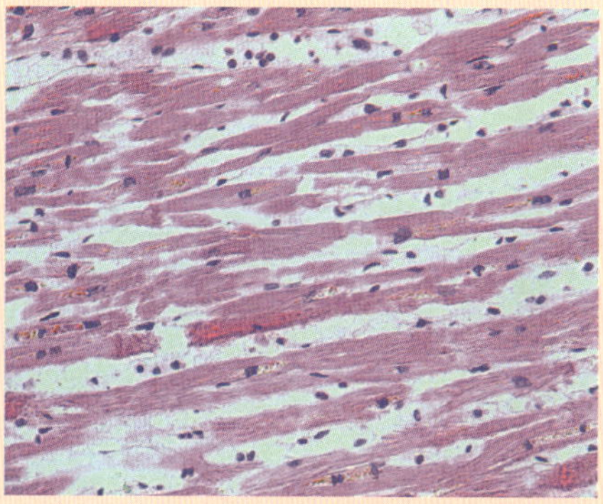 图 3-12-2　心肌萎缩（HE 染色 40×）
	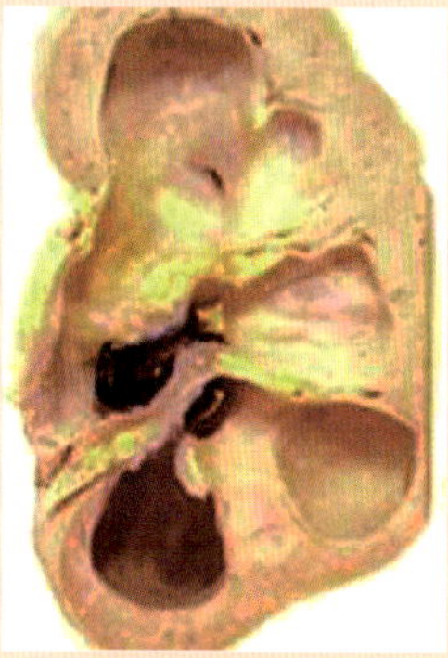 图 3-12-3　肾盂积水	
损伤	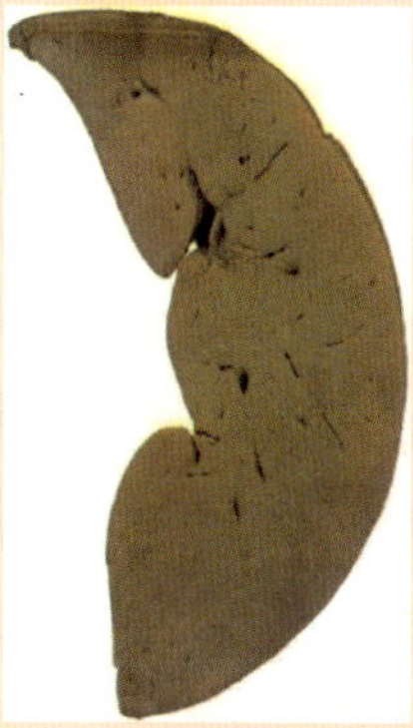 图 3-12-4　肝脂肪变性	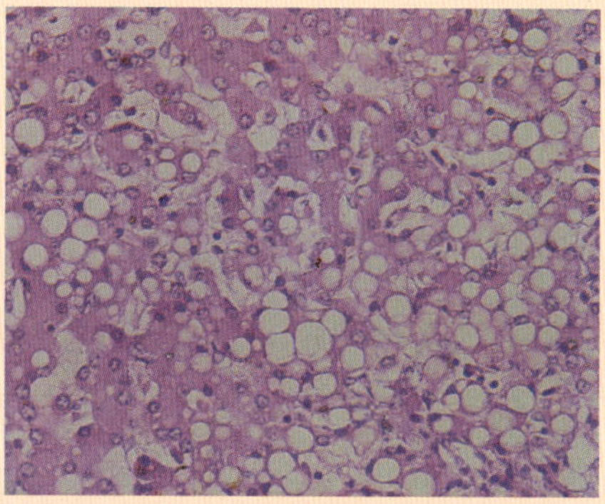 图 3-12-5　肝细胞脂肪变性（HE 染色 40×）

续表

标本名称	大体标本	切片标本
损伤		图 3-12-6　肾小管上皮细胞水肿 （HE 染色 40×）
		图 3-12-7　脾小动脉玻璃样变 （HE 染色 40×）
	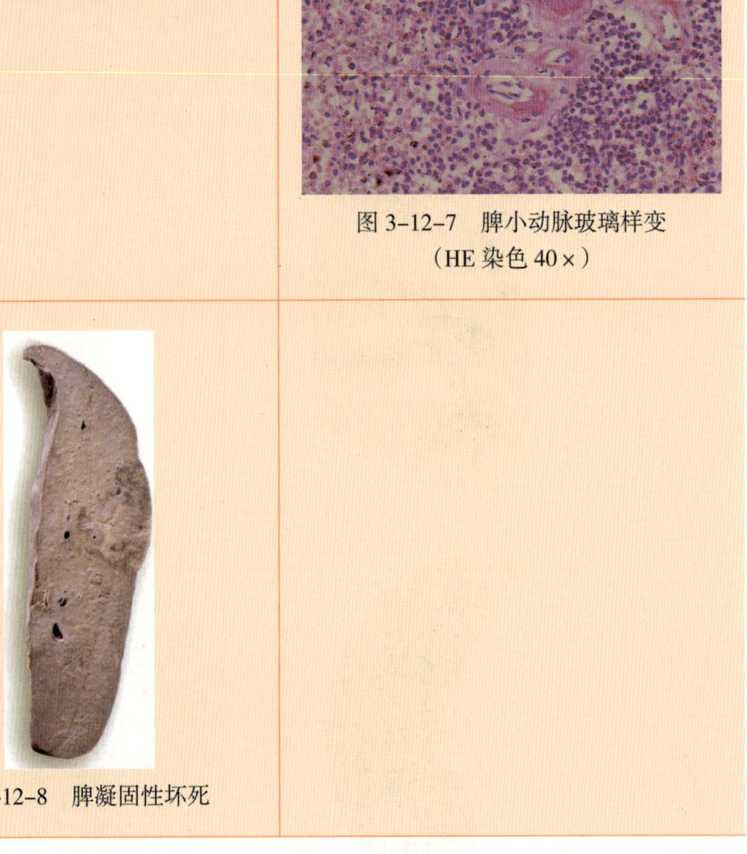 图 3-12-8　脾凝固性坏死	

续表

标本名称	大体标本	切片标本
损伤	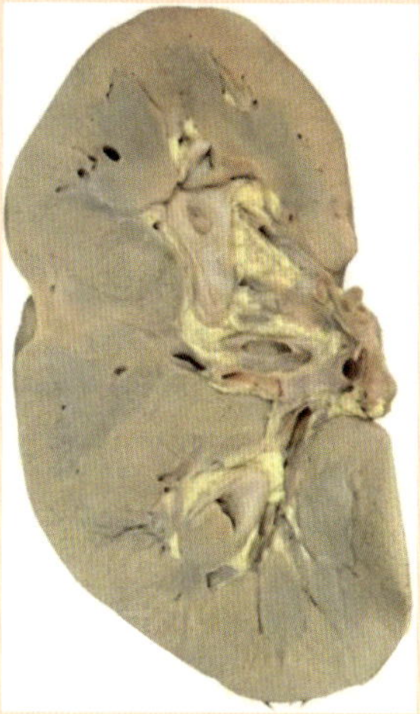 图 3-12-9　肾凝固性坏死	
	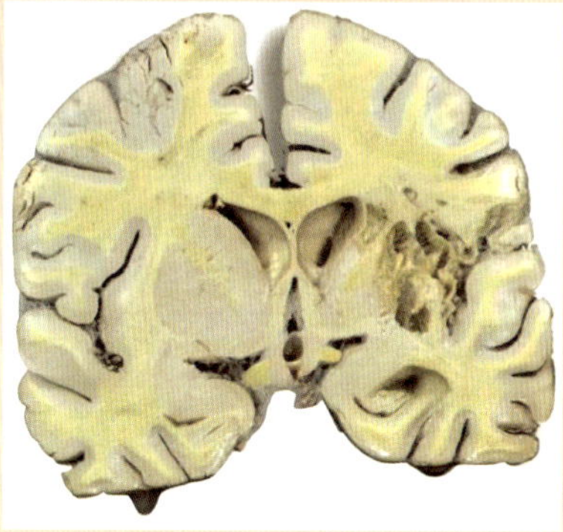 图 3-12-10　脑液化性坏死	
	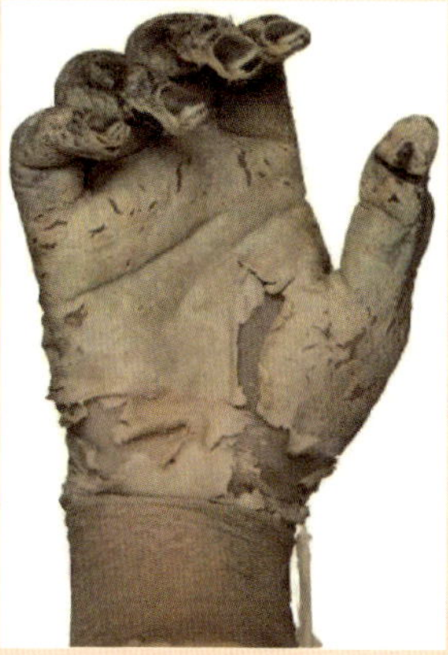 图 3-12-11　右手干性坏疽	

续表

标本名称	大体标本	切片标本
修复		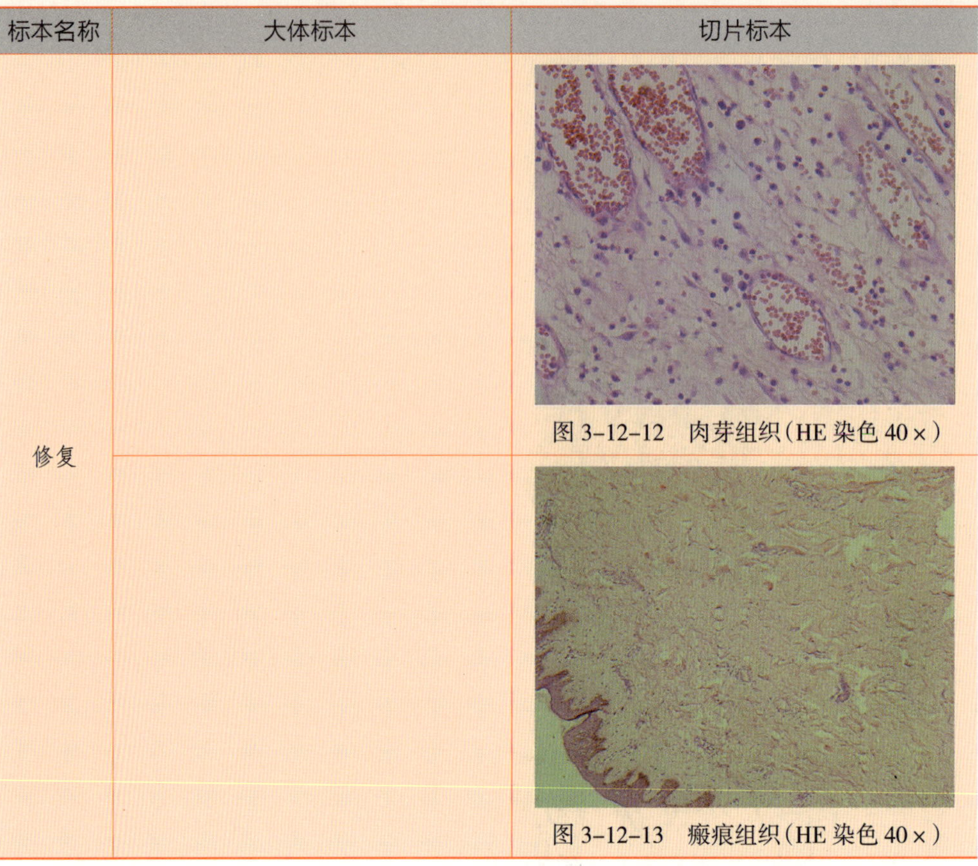 图 3-12-12 肉芽组织（HE 染色 40×） 图 3-12-13 瘢痕组织（HE 染色 40×）

［实验方法］

细胞和组织的适应、损伤与修复标本观察见表 3-12-2。

表 3-12-2 细胞和组织的适应、损伤与修复标本观察

主要步骤	观察要点
1. 观察心脏肥大	大体标本：心脏体积增大，重量增加，左心室肌层明显肥厚，厚度约为 2.0 cm×2.5 cm，左心室肉柱、乳头肌增粗，并见部分融合，心腔稍扩张（图 3-12-1）
2. 观察心肌细胞萎缩	大体标本：心肌纤维变细，细胞体积变小，胞质内核两端可见脂褐素（图 3-12-2）
3. 观察肾盂积水	大体标本：肾脏体积增大，外观变形。切面见肾盂及肾盏明显扩张成囊状，肾皮质及髓质受压高度萎缩（图 3-12-3）
4. 观察肝脂肪变性	大体标本：肝脏体积增大，重量增加，包膜紧张，边缘外翻。表面及切面颜色变黄，质软，有油腻感（图 3-12-4） 切片标本：肝细胞体积增大，胞质内出现许多大小不一的空泡，将细胞核挤到边缘，肝窦变窄（图 3-12-5）
5. 观察肾小管上皮细胞水肿	切片标本：肾小管上皮细胞体积增大，胞质疏松，染色变淡，肾小管管腔变小（图 3-12-6）
6. 观察脾小动脉玻璃样变性	切片标本：脾小动脉管壁血浆蛋白沉积，管壁增厚、变硬，管腔狭窄甚至闭塞（图 3-12-7）

续表

主要步骤	观察要点
7. 观察脾凝固性坏死	大体标本：坏死灶呈扇形或三角形，灰白或灰黄，干燥、质地较硬，周围与健康组织形成分界清晰的充血出血带（图3-12-8）
8. 观察肾凝固性坏死	大体标本：肾切面可见一三角形的灰白色病灶，尖端指向肾门，底部靠近被膜。病灶区质实、干燥，正常结构消失，与正常组织分界清楚，呈暗红色充血出血带（图3-12-9）
9. 观察脑液化性坏死	大体标本：脑组织切面可见坏死灶，坏死物流出形成空洞（图3-12-10）
10. 手干性坏疽	大体标本：右手手趾呈黑色，干燥固缩，皮肤皱缩，溃烂（图3-12-11）
11. 观察肉芽组织	切片标本：肉芽组织主要由大量的新生毛细血管和成纤维细胞构成，并有多量的炎症细胞浸润（图3-12-12）
12. 观察瘢痕组织	切片标本：由大量平行或交错分布的胶原纤维束组成，纤维束呈均质红染玻璃样变。纤维细胞较少，组织内血管较少（图3-12-13）

［实验PPT］

细胞和组织的适应、损伤与修复

［注意事项］

1. 进入实验室，提前穿好工作服。
2. 正确规范地使用显微镜，避免打碎切片，如有打碎，及时向老师汇报。
3. 观察大体标本，不能放倒或倒置，观察完毕，将标本放回原处。

［实验评价］

实验评价见表3-12-3。

表3-12-3 细胞和组织的适应、损伤与修复实验评价

评价内容	分值	扣分及说明	备注
大体标本观察仔细，能指出病变部位	20		
正确地使用显微镜进行切片标本观察 能辨认出重要的组织和细胞结构	5 20		
简答题：举例说明坏死的类型	10		
病例讨论： 患者，男性，35岁，3天前因车祸造成右小腿和右足严重挫伤。查右小腿及右足明显肿胀，皮肤及肌肉有较大开放性创口，感染严重，呈暗绿色，恶臭，表面湿润，与周围组织分解不清。全身中毒症状重。根据所学知识，分析其临床表现发生的病理基础并进行病理诊断	20		

续表

评价内容	分值	扣分及说明	备注
实验用品摆放整齐 实验环境卫生整洁	5 5		
实验者着装整洁，操作规范 课前预习，积极参与课堂活动 团队合作默契，共同解决难题	5 5 5		
总分	100		
得分			

（张　霞）

实验 3-13　局部血液循环障碍

［实验目的］

1. 掌握淤血、血栓形成、栓塞、梗死的大体及镜下形态特点。

2. 熟悉动脉性充血的病变特点及出血的病理变化。

3. 能够找出大体标本和切片标本的病变部位，并进行描述及做出病理诊断，加强理论与实践的联系。

4. 通过病例讨论，培养学生临床逻辑思维能力。

5. 通过观察标本，培养学生实事求是的工作态度。

［实验资源］

局部血液循环障碍标本见表 3-13-1。

表 3-13-1　局部血液循环障碍标本

标本名称	大体标本	切片标本
淤血	图 3-13-1　肺淤血	图 3-13-2　肺淤血（HE 染色 40×）

标本名称	大体标本	切片标本
淤血	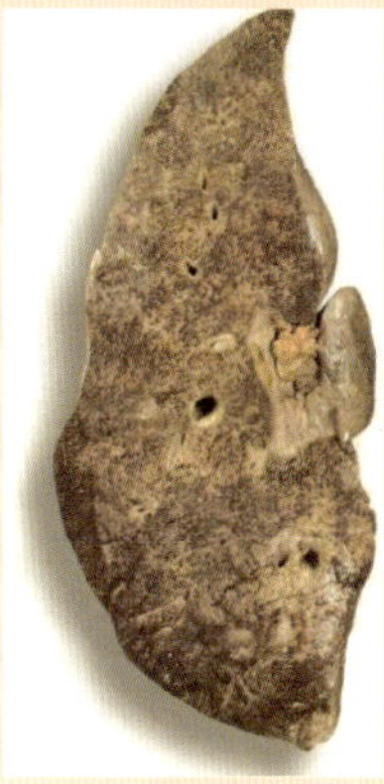 图 3-13-3　肝淤血	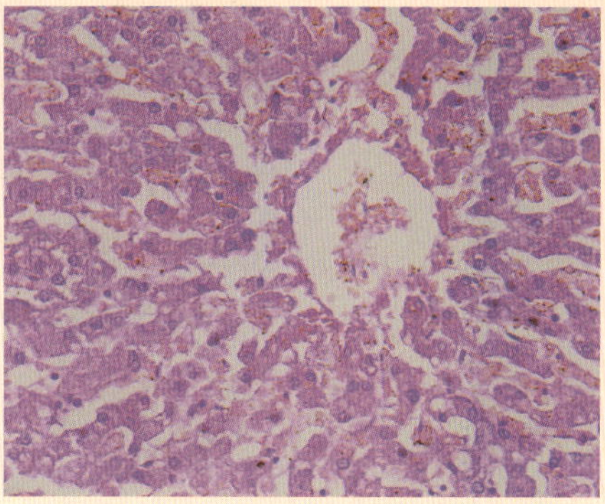 图 3-13-4　肝淤血（HE 染色 40×）
出血	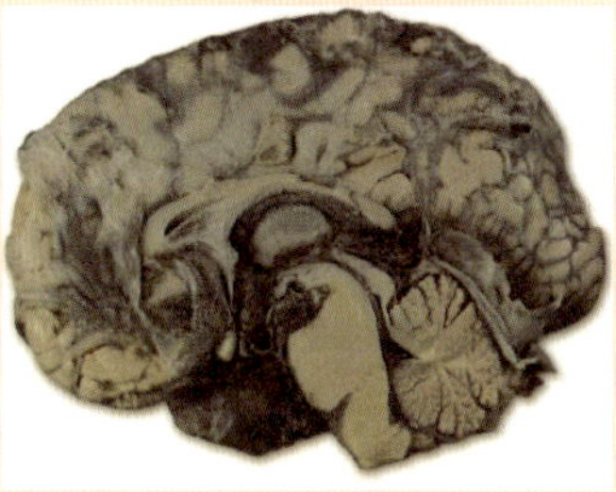 图 3-13-5　蛛网膜下腔出血	
血栓形成	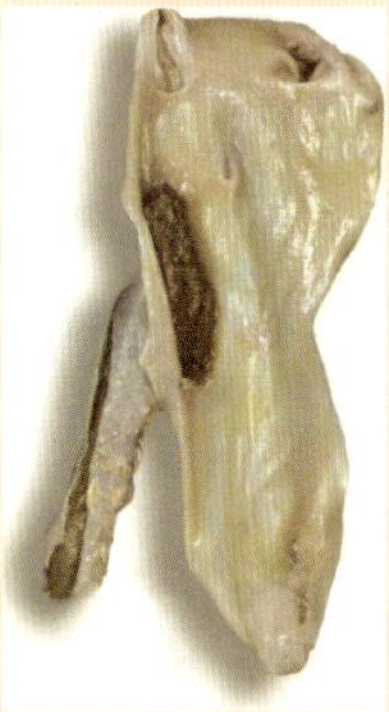 图 3-13-6　静脉血栓	
梗死	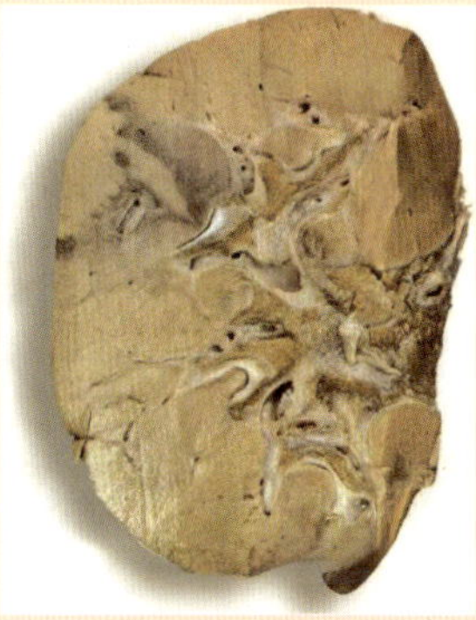 图 3-13-7　肾贫血性梗死	

续表

标本名称	大体标本	切片标本
梗死	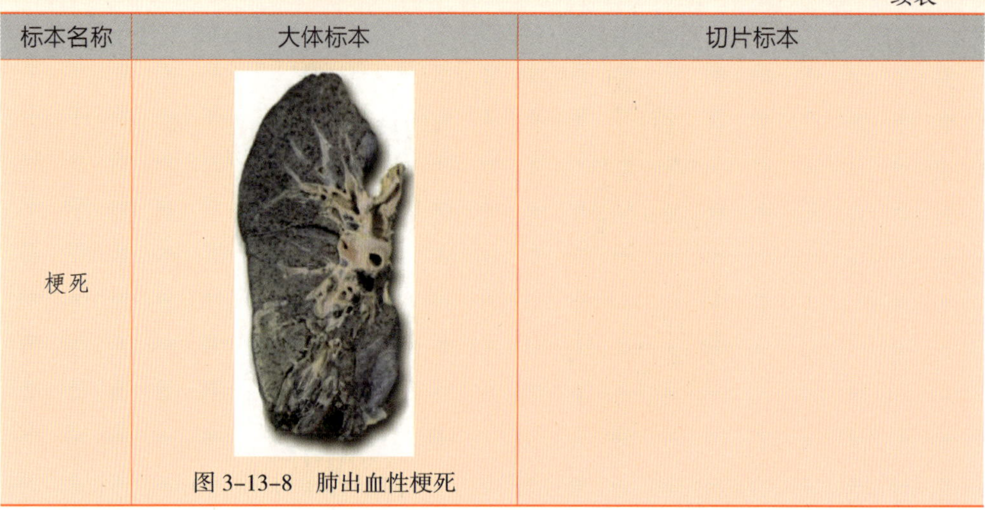 图 3-13-8　肺出血性梗死	

［实验方法］

局部血液循环障碍标本观察见表 3-13-2。

表 3-13-2　局部血液循环障碍标本观察

主要步骤	观察要点
1. 观察肺淤血	大体标本：肺体积增大，暗红色，质地变软，脏层胸膜增厚，切面可见散在的铁锈色斑点。长期慢性肺淤血，使肺泡上皮萎缩变性甚至坏死，同时间质纤维组织增生，肺质地变硬，肉眼呈棕褐色，称为肺褐色硬化（图 3-13-1） 切片标本：肺泡壁毛细血管及小静脉高度扩张充血，肺泡腔内可见粉红色水肿液，漏出的红细胞及心力衰竭细胞（图 3-13-2）
2. 观察肝淤血	大体标本：肝脏体积增大，重量增加，被膜紧张，质软，表面及切面呈红黄相间花纹，状似槟榔（图 3-13-3） 切片标本：中央静脉及周围的肝窦明显扩张，充满红细胞；肝细胞索萎缩、断裂，小叶周边肝细胞可见水变性或脂肪变性（图 3-13-4）
3. 观察蛛网膜下腔出血	大体标本：蛛网膜下腔脑膜血管扩张充血，脑组织水肿（图 3-13-5）
4. 观察静脉血栓	大体标本：股静脉内血栓暗红色，阻塞管腔，与血管壁连接紧密。静脉内血栓形成可引起局部淤血（图 3-13-6）
5. 观察肾贫血性梗死	大体标本：肾脏切面被膜下三角形灰白色梗死灶，尖端指向肾门，底部朝向被膜，微隆起，边界清楚，周边暗红色为充血出血带，晚期梗死灶机化，最终被瘢痕组织取代（图 3-13-7）
6. 观察肺出血性梗死	大体标本：肺切面多处暗红色梗死灶，略呈三角形，周围为炎性反应带，晚期梗死灶机化，由瘢痕组织取代（图 3-13-8）

［实验 PPT］

局部血液循环障碍

[注意事项]

1. 进入实验室,提前穿好工作服。

2. 正确规范地使用显微镜,避免打碎切片,如有打碎,及时向老师汇报。

3. 观察大体标本,不能放倒或倒置,观察完毕,将标本放回原处。

[实验评价]

实验评价见表 3-13-3。

表 3-13-3 局部血液循环障碍实验评价

评价内容	分值	扣分及说明	备注
大体标本观察仔细,能指出病变部位	20		
正确地使用显微镜进行切片标本观察 能辨认出重要的组织和细胞结构	5 20		
简答题:简述肺淤血的病理变化与临床病理联系	10		
病例讨论: 患者,女性,35 岁。十年前患有风湿性心内膜炎,近来心悸加重,口唇紫绀,双下肢水肿,夜间端坐呼吸,咳铁锈色痰,听诊双肺散在水泡音。根据所学的病理学知识,解释该患者的临床表现及其产生机制	20		
实验用品摆放整齐 实验环境卫生整洁	5 5		
实验者着装整洁,操作规范 课前预习,积极参与课堂活动 团队合作默契,共同解决难题	5 5 5		
总分	100		
得分			

(张 霞)

实验 3-14 炎症

[实验目的]

1. 掌握炎症基本病理变化(变质、渗出和增生)和各类型的形态特征。

2. 熟悉急、慢性炎症形成的过程与结局,各种炎症细胞的形态结构特点与功能。

3. 能够熟练运用大体标本和镜下切片观察炎症病变部位,并能进行正确描述和做出初步病理诊断。

4. 通过病例讨论,培养临床病理逻辑思维能力。

5. 培养学生严谨求实的学习态度、精益求精和关爱患者的职业素养。

[实验资源]

炎症标本见表 3-14-1。

表 3-14-1　炎 症 标 本

标本名称	大体标本	切片标本
急性炎症	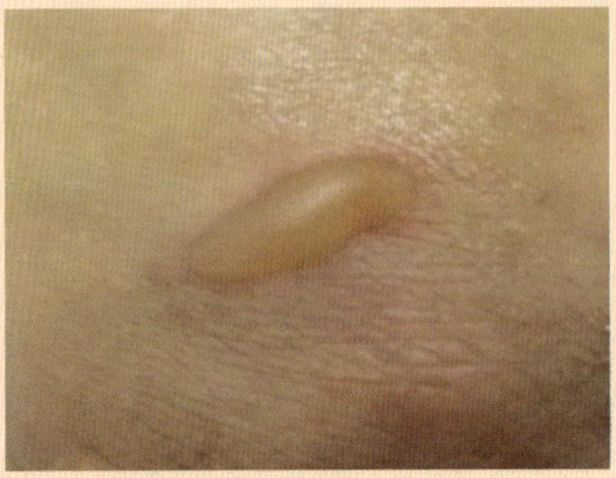 图 3-14-1　皮肤水疱	
	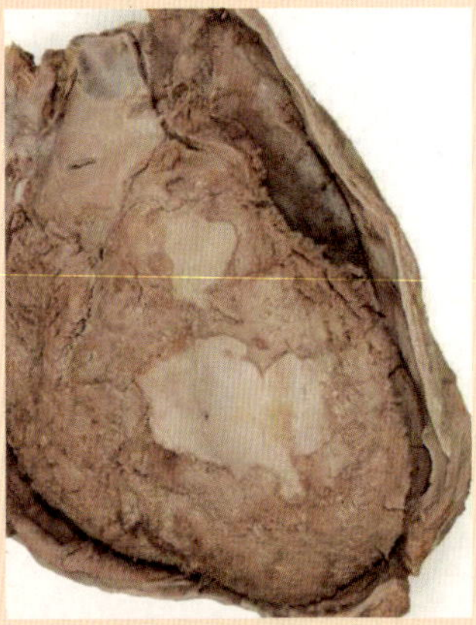 图 3-14-2　绒毛心	
	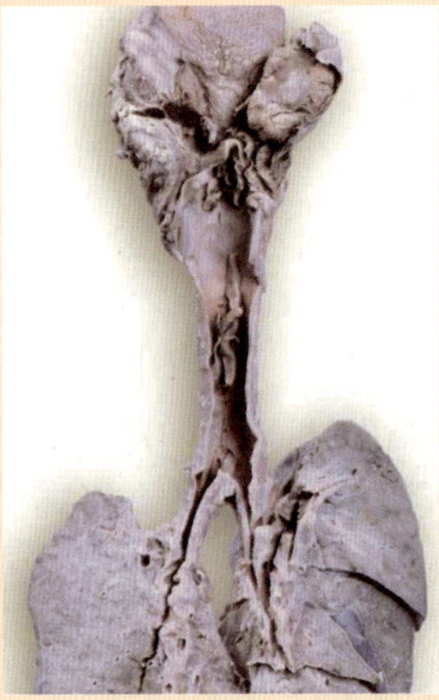 图 3-14-3　白喉	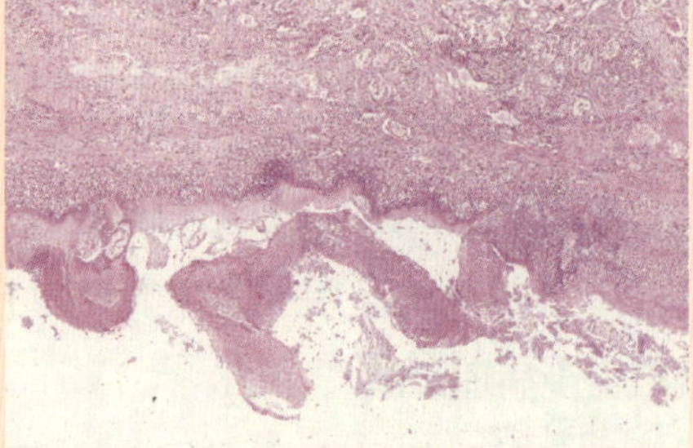 图 3-14-4　气管纤维素性炎（HE 染色 40×）

续表

标本名称	大体标本	切片标本
急性炎症	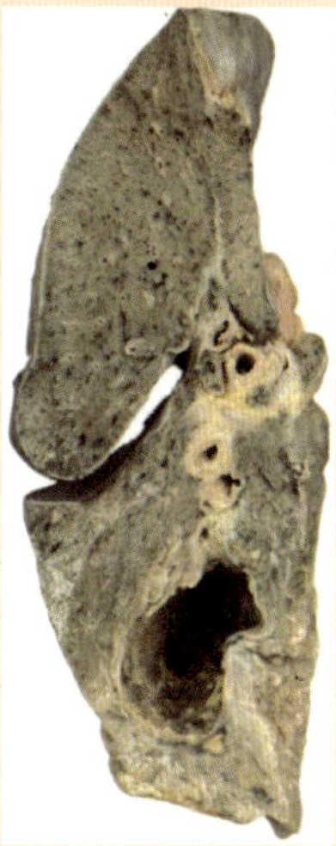 图 3-14-5　左肺下叶脓肿	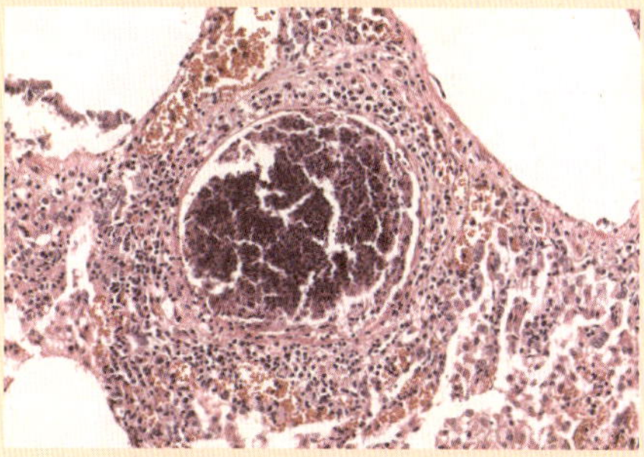 图 3-14-6　化脓性肺炎（HE 染色 400×）
	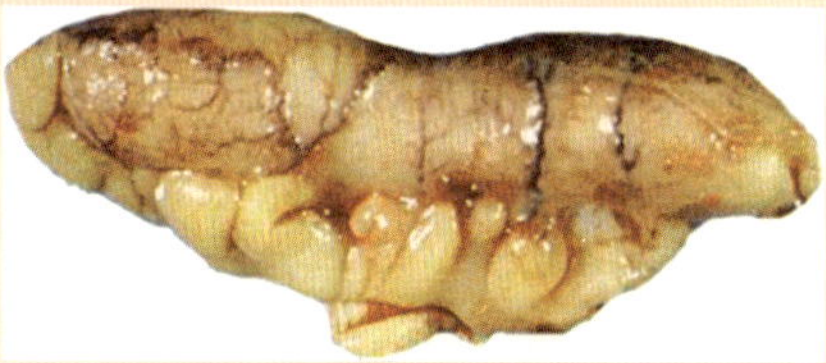 图 3-14-7　急性阑尾炎	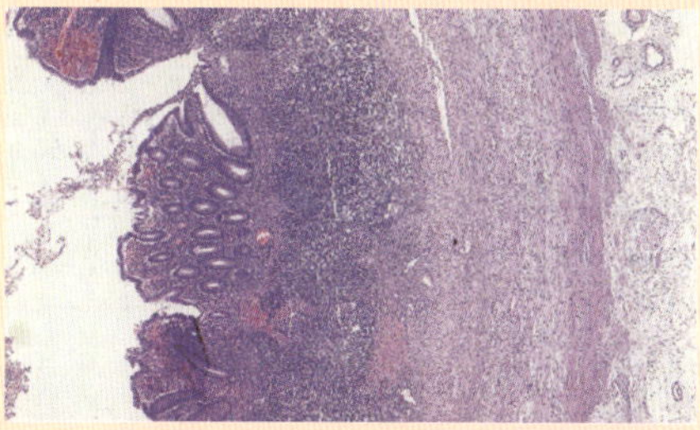 图 3-14-8　急性化脓性阑尾炎（HE 染色 40×）
慢性炎症		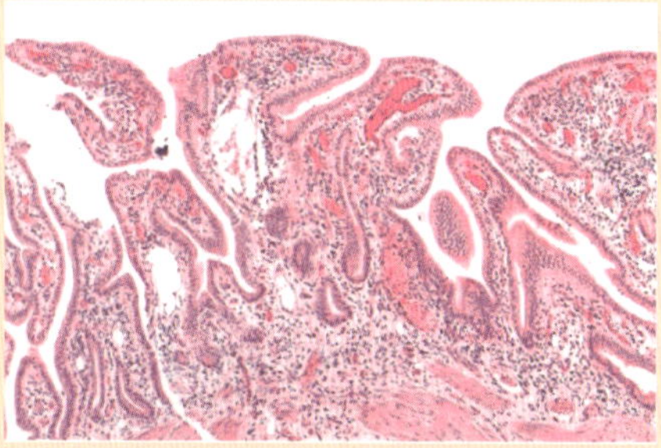 图 3-14-9　慢性胆囊炎（HE 染色 100×）

续表

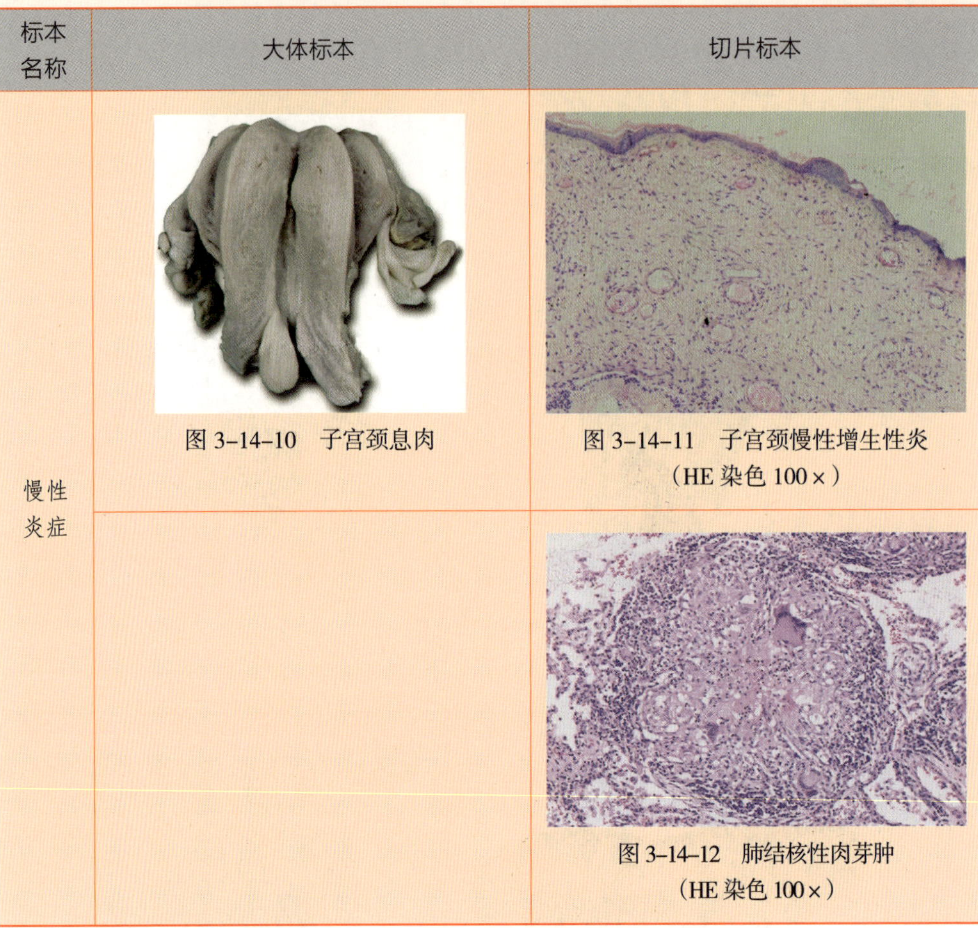

标本名称	大体标本	切片标本
慢性炎症	图 3-14-10　子宫颈息肉	图 3-14-11　子宫颈慢性增生性炎（HE 染色 100×）
		图 3-14-12　肺结核性肉芽肿（HE 染色 100×）

[实验方法]

炎症病理标本观察见表 3-14-2。

表 3-14-2　炎症病理标本观察

主要步骤	观察要点
1. 观察皮肤的浆液性炎（水疱）	皮肤的浆液性渗出物积聚于表皮内和皮下，呈半透明状（图 3-14-1）
2. 观察绒毛心	为纤维素性心包炎，大体标本可见绒毛状物质覆盖于心包膜脏层（图 3-14-2）
3. 观察白喉	大体标本：咽部及气管、支气管黏膜表面有灰白色膜状物（假膜），部分假膜卷曲、剥离（图 3-14-3） 切片标本：气管上皮已坏死脱落，被覆一层以纤维素为主的炎性渗出物，形成假膜。渗出的纤维素呈网状，内混合了许多坏死细胞及中性粒细胞，黏膜下层血管扩张充血（图 3-14-4）
4. 观察肺脓肿	大体标本：左肺下叶有较大的椭圆形坏死灶，坏死组织排出后形成脓腔，周围有较厚的脓肿壁形成（图 3-14-5） 切片标本：脓肿内有大量脓液聚集，其周围可见肉芽组织和纤维组织包绕，形成脓肿壁（图 3-14-6）

续表

主要步骤	观察要点
5. 观察急性阑尾炎	大体标本：阑尾肿胀、充血、无界限（图 3–14–7） 切片标本：阑尾腔内积聚大量炎细胞，阑尾黏膜大部分坏死脱落，仅残存少量黏膜和腺体。在黏膜下层、肌层及浆膜层，有明显充血水肿，并有大量中性粒细胞弥漫浸润（图 3–14–8）
6. 观察慢性胆囊炎	低倍镜下见胆囊壁明显增厚，以固有膜及浆膜层之间的结缔组织增生较明显，尚可见血管充血 高倍镜下见各层有少量淋巴细胞及嗜酸粒细胞浸润（图 3–14–9）
7. 观察子宫颈息肉	大体标本：子宫体积增大，子宫颈内口黏膜处有一带蒂的约 5 cm 大小的息肉，椭圆形，呈灰白色（图 3–14–10） 切片标本：低倍镜下见息肉表面被覆单层柱状上皮，间质充血水肿并伴有腺体增生及炎细胞浸润。高倍镜下见各种炎症细胞：中性粒细胞、嗜酸粒细胞、浆细胞、淋巴细胞、单核细胞（图 3–14–11）
8. 观察结核性肉芽肿	低倍镜下见肺组织中散在分布大量的结核结节，也可见数个结节融合在一起形成较大的结节。高倍镜下见结节中央可有或无干酪样坏死，多数结节内可见一个或数个大小不一的郎汉斯巨细胞，结核结节周边部为类上皮细胞、淋巴细胞和单核细胞，肺间质血管扩张充血（图 3–14–12）

［实验 PPT］

炎症

［注意事项］

1. 进入实验室，提前穿好工作服。
2. 正确规范地使用显微镜，避免打碎切片，如有打碎，及时向老师汇报。
3. 观察大体标本，不能放倒或倒置，观察完毕，将标本放回原处。

［实验评价］

实验评价见表 3–14–3。

表 3–14–3　炎症实验评价

评价内容	分值	扣分及说明	备注
仔细观察大体标本，能指认炎症发生部位及辨别炎症类型	20		
正确地使用显微镜进行切片标本观察	5		
能辨认出发生炎症重要的组织和细胞结构	20		
简答题：炎症局部的临床表现和全身反应有哪些？发生的机制是什么？	10		

续表

评价内容	分值	扣分及说明	备注
病例讨论： 患者，男，56岁。间断性腹痛伴呕吐，发热5天入院。发病以来精神、食欲差，尿常规检查正常，近日无大便。体格检查：体温38.6℃，脉搏108次/分，呼吸28次/分，血压110/75 mmHg，腹部膨隆，腹肌紧张，明显压痛、反跳痛，呈板状腹，未触及明显包块。实验室检查：白细胞计数（WBC）18.85×10^9/L，中性粒细胞百分比（N%）81.0%，红细胞沉降率（ESR）48 mm/h，C反应蛋白（CRP）108 mg/L。腹部B型超声：肠管增宽，肠壁增厚，肠管大量积气，腹腔积液。入院后行剖腹探查术，见腹腔内有约240 ml黄白色、稍稠、浑浊、恶臭之脓液溢出，阑尾位于盲肠内侧位，充血水肿明显，表面覆有脓苔，距根部0.5 cm有穿孔。病理检查报告：蜂窝织炎性阑尾炎伴穿孔，阑尾周围炎。经抗感染对症治疗，3周后患者痊愈出院。 1. 化脓性炎症的类型及各型的形态学特点是什么？ 2. 分析该患者腹痛的病理学基础有哪些？	20		
实验用品摆放整齐	5		
实验环境卫生整洁	5		
实验者着装整洁，操作规范；	5		
课前预习，积极参与课堂活动；	5		
团队合作默契，共同解决难题	5		
总分	100		
得分			

（伍倩倩）

实验 3-15　肿瘤

［实验目的］

1. 掌握良性肿瘤和恶性肿瘤的区别，癌和肉瘤的组织学结构特点。

2. 熟悉肿瘤的一般形态结构，肿瘤的生长方式和恶性肿瘤的转移途径。

3. 了解常见肿瘤的好发部位及形态特点。

4. 能够找出肿瘤的大体标本和切片标本的病变部位，具有对病变进行正确描述并给出初步诊断的能力，具有辨别原发瘤与转移瘤的能力。

5. 通过病例讨论，培养学生临床病理联系的能力。

6. 培养认真严谨的工作态度和救死扶伤的职业素养，养成良好的生活习惯和卫生习惯。

[**实验资源**]

肿瘤标本见表 3-15-1。

表 3-15-1 肿 瘤 标 本

标本名称		大体标本	切片标本
上皮内瘤变			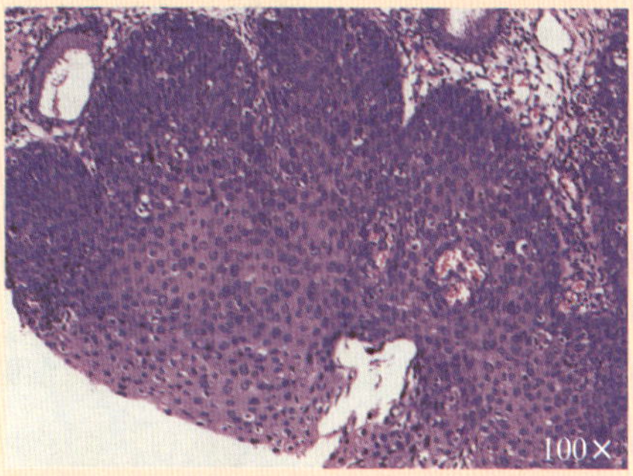 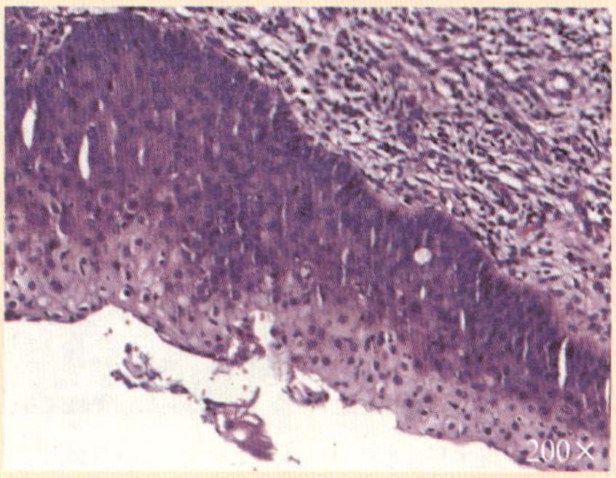 100× 200× 图 3-15-1 子宫颈上皮内瘤变
上皮性肿瘤	良性	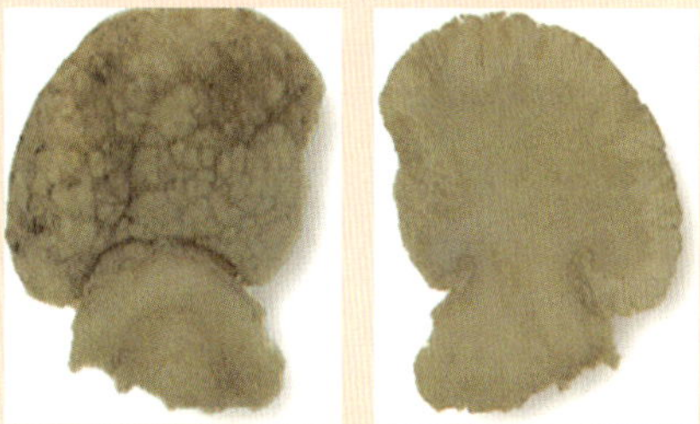 **外面观** **切面观** 图 3-15-2 皮肤乳头瘤	
		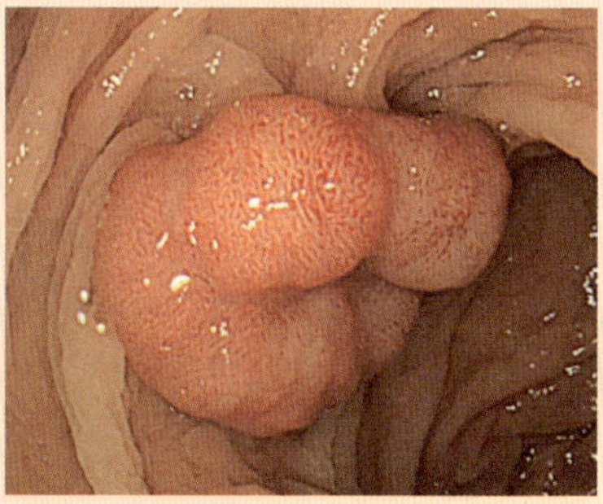 图 3-15-3 结肠腺瘤	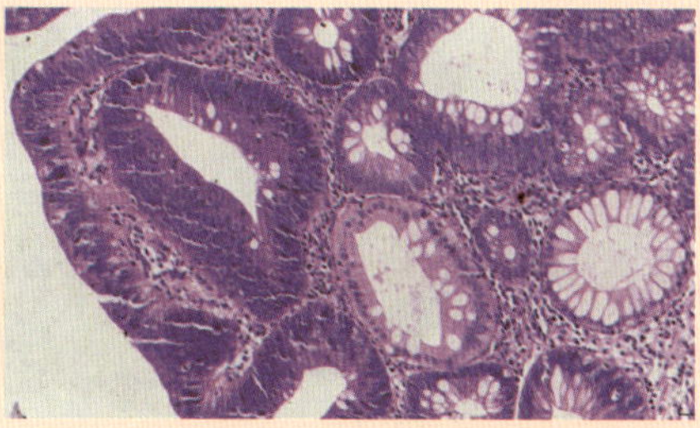 图 3-15-4 结肠息肉状腺瘤（HE 染色 200×）

续表

标本名称		大体标本	切片标本
上皮性肿瘤	恶性	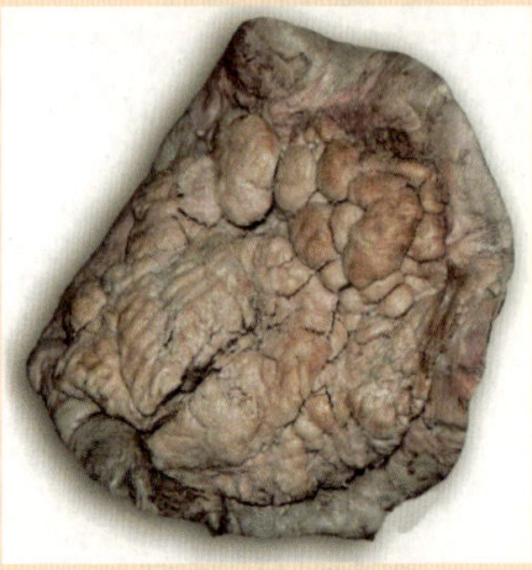 图 3-15-5　皮肤鳞状细胞癌	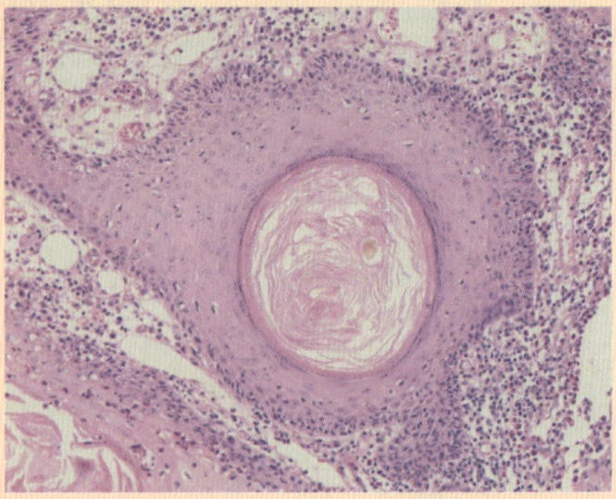 图 3-15-6　皮肤高分化鳞状细胞癌 （HE 染色 200×）
		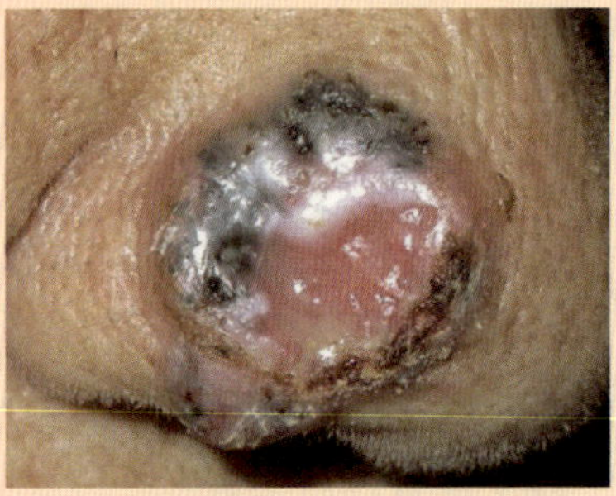 图 3-15-7　基底细胞癌	
			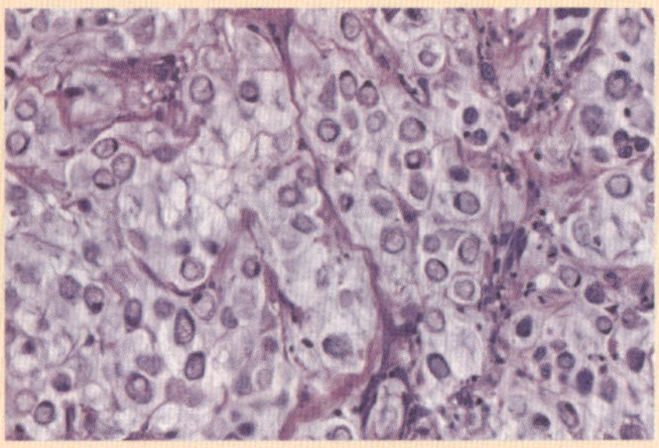 图 3-15-8　胃印戒细胞癌 （HE 染色 400×）
		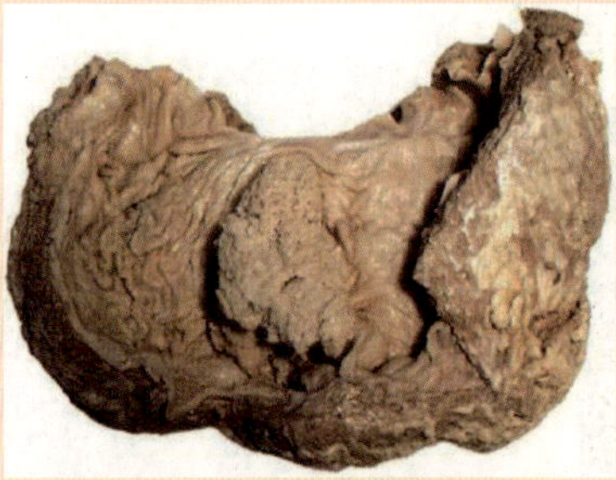 图 3-15-9　膀胱癌	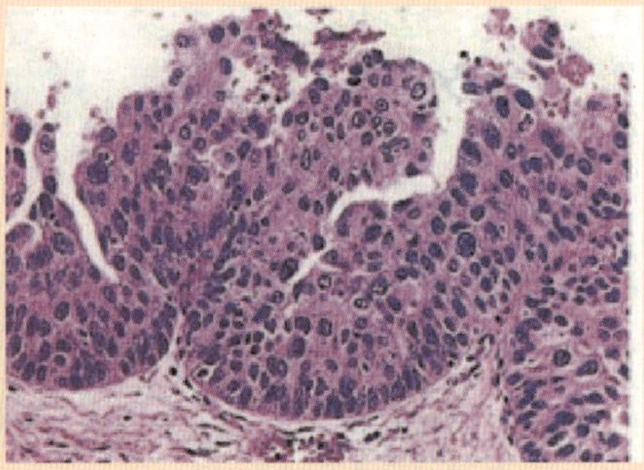 图 3-15-10　膀胱尿路上皮癌 （HE 染色 200×）

标本名称		大体标本	切片标本
间叶肿瘤	良性	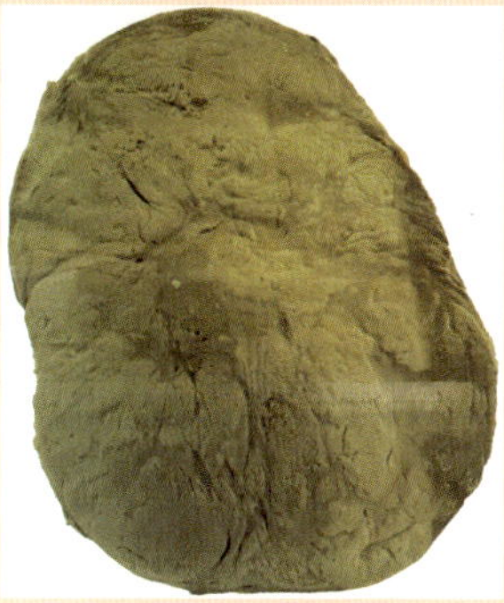 图 3-15-11　皮下脂肪瘤	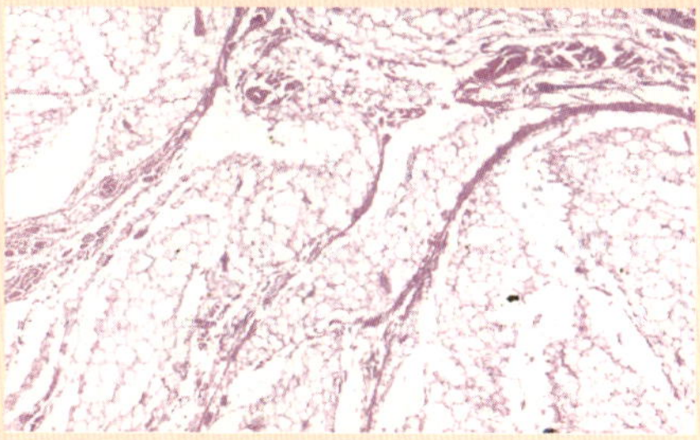 图 3-15-12　脂肪瘤（HE 染色 40×）
		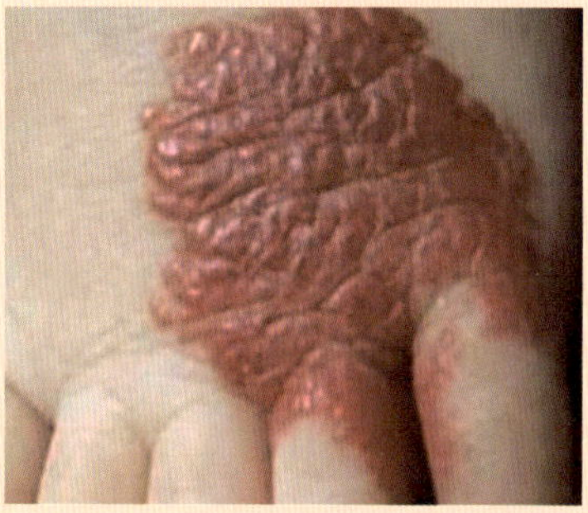 图 3-15-13　皮肤毛细血管瘤	
	恶性		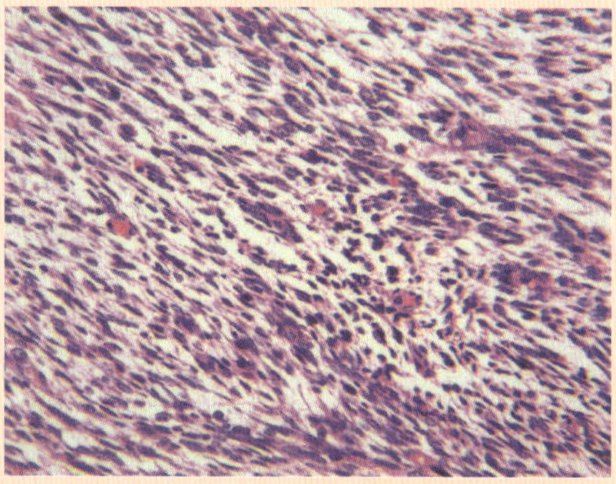 图 3-15-14　纤维肉瘤（HE 染色 400×）
		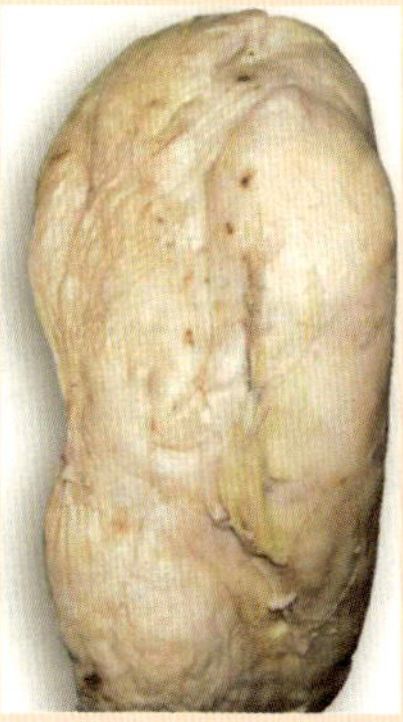 图 3-15-15　腹膜后脂肪肉瘤	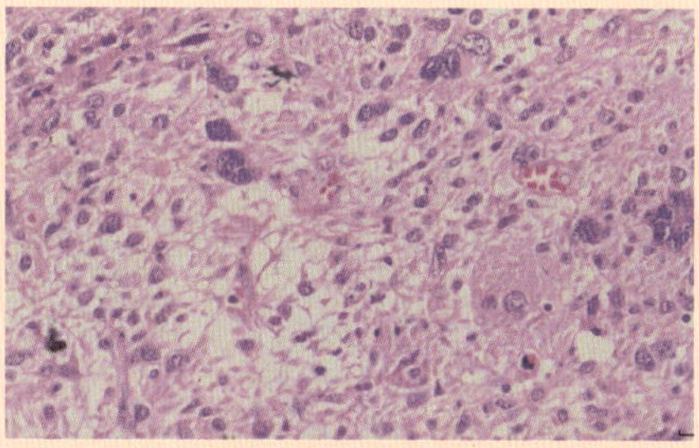 图 3-15-16　脂肪肉瘤（HE 染色 400×）

续表

标本名称		大体标本	切片标本
间叶肿瘤	恶性	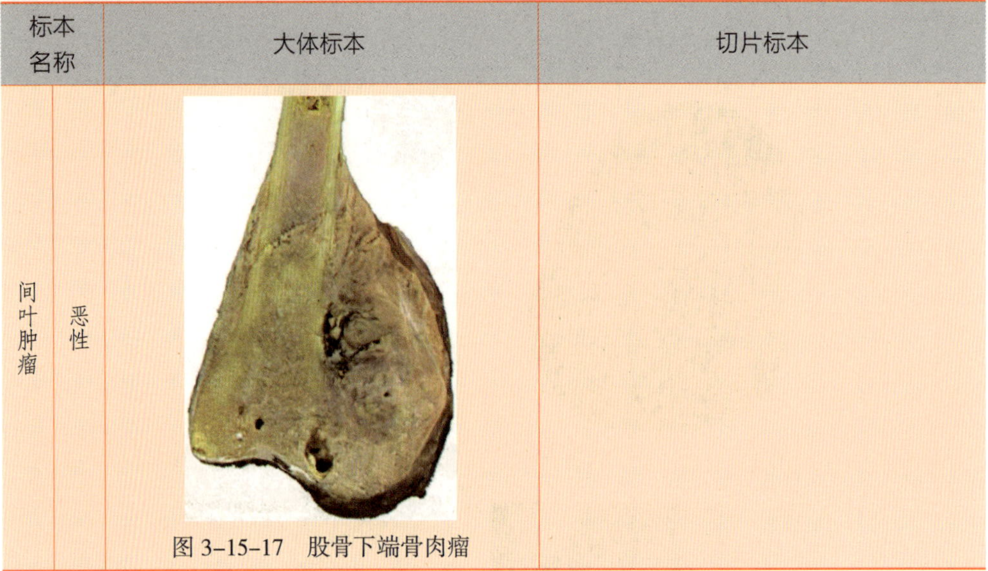 图 3-15-17　股骨下端骨肉瘤	

［实验方法］

肿瘤标本观察见表 3-15-2。

表 3-15-2　肿瘤标本观察

主要步骤	观察要点
1. 观察子宫颈上皮内瘤变	子宫颈上皮细胞呈程度不等的异型性，表现为细胞大小形态不一，核增大深染，核浆比例增大，核分裂象增多，但多属正常核分裂象，细胞极性紊乱，但这种改变未累及全层（图 3-15-1）
2. 观察皮肤乳头状瘤	皮肤表面向外突起，带蒂的乳头状瘤组织，切面呈树枝状，灰黄色（图 3-15-2）
3. 观察结肠腺瘤	大体标本：结肠黏膜向腔面突起一息肉状肿块，有蒂与黏膜相连（图 3-15-3） 切片标本：结肠黏膜部分腺体增生突起，腺体上皮细胞及腺体结构与正常肠腺相似。增生的腺体排列紧密，部分腺体扩张，排列紊乱，细胞核染色较深，间质血管充血，有炎细胞浸润（图 3-15-4）
4. 观察皮肤鳞状细胞癌	大体标本：皮肤表面菜花状瘤组织，灰白色，表面干燥，瘤体向表面呈外生性生长，同时向深部组织浸润生长，边界不清，无包膜（图 3-15-5） 切片标本：低倍镜下癌变的鳞状上皮层数增加，排列紊乱，极性消失。癌细胞突破基底膜向深层组织呈浸润性生长，呈片状或条索状，与间质分界清楚，癌细胞形成大小不等的癌巢。高倍镜下高分化鳞癌中可见层状红染的圆形或不规则形角化珠，细胞分化好，体积较大，多边形，核大深染，可见分裂象和细胞间桥，癌巢中心为红染层状角化物，即“癌珠”。低分化鳞癌则不见或少见角化物质，癌细胞分化差，癌巢内癌细胞极性、层次不分明，癌细胞大小不等，排列紊乱，呈多边形或圆形，核大，病理性核分裂象常见，癌巢中无角化珠与细胞间桥（图 3-15-6）
5. 观察基底细胞癌	癌组织在面部鼻翼处皮肤表面形成溃疡，并浸润破坏深层组织（图 3-15-7）
6. 观察胃印戒细胞癌	在癌组织内癌细胞排列不规则，可见部分癌细胞胞质内充满黏液，将细胞核挤向一侧，该细胞称为印戒细胞，其成小堆或散在分布（图 3-15-8）

续表

主要步骤	观察要点
7. 观察膀胱癌	大体标本：膀胱三角区近输尿管开口处可见黏膜处有菜花状肿块，边界不清，呈灰白色（图 3-15-9） 切片标本：癌细胞呈多层排列，似异型上皮，组织和细胞异型性明显（图 3-15-10）
8. 观察脂肪瘤	大体标本：瘤组织为淡黄色不规则团块状，包膜完整，有分叶（图 3-15-11） 切片标本：低倍镜下瘤细胞排列紊乱，间质将瘤组织分隔为大小不一、形状不规则的小叶状结构。高倍镜下肿瘤细胞分化好，与成熟的脂肪细胞很相似（图 3-15-12）
9. 观察毛细血管瘤	瘤体呈突起的鲜红色肿块，压之褪色，与周围组织分界不清（图 3-15-13）
10. 观察纤维肉瘤	肿瘤细胞弥散分布，瘤细胞多呈梭形，大小不一致，胞浆较少。核大而形状不一，多圆形或梭形，染色质丰富，可见病理性核分裂象及少数的瘤巨细胞。间质少，血管丰富（图 3-15-14）
11. 观察脂肪肉瘤	大体标本：肿瘤呈结节状或分叶状，黄红色有油腻感（图 3-15-15） 切片标本：瘤组织异型性明显，瘤细胞大小不等，形态多样，细胞核大小不一，染色深，多见病理性核分裂象，部分肿瘤细胞内可见脂质空泡（图 3-15-16）
12. 观察骨肉瘤	股骨下端可见直径约 6 cm 大小瘤体，呈灰白色，与周围组织分界不清，呈浸润性成长。骨质被破坏，部分区域有出血、坏死（图 3-15-17）

［实验 PPT］

肿瘤

［注意事项］

1. 进入实验室，提前穿好工作服。
2. 正确规范地使用显微镜，避免打碎切片，如有打碎，及时向老师汇报。
3. 观察大体标本，不能放倒或倒置，观察完毕，将标本放回原处。

［实验评价］

实验评价见表 3-15-3。

表 3-15-3　肿瘤实验评价

评价内容	分值	扣分及说明	备注
仔细观察大体标本，能指认肿瘤部位及区分良恶性	20		
正确地使用显微镜进行切片标本观察	5		
能辨认出重要的肿瘤细胞和肿瘤性质	20		

续表

评价内容	分值	扣分及说明	备注
简答题: 1. 良性肿瘤和恶性肿瘤的区别有哪些? 2. 癌和肉瘤如何进行鉴别?	 5 5		
病例讨论: 患者,女性,51 岁。发现左侧乳房无痛性肿块 1 年,近 2 个月渐大伴疼痛入院。外科检查:左侧乳房外上象限扪及 2.5 cm 左右肿块,质硬,与周围组织边界不清,活动度差,皮肤呈橘皮样外观,乳头内陷,可挤出黄褐色浑浊液体。左腋窝淋巴结肿大融合,约 4 cm×3 cm,质硬固定,无压痛。左乳块空心针穿刺组织活检:左侧乳腺浸润性导管癌。 1. 患者为何出现腋窝淋巴结肿大? 2. 乳腺癌的转移途径是怎样的?	20		
实验用品摆放整齐	5		
实验环境卫生整洁	5		
实验者着装整洁,操作规范	5		
课前预习,积极参与课堂活动	5		
团队合作默契,共同解决难题	5		
总分	100		
得分			

（伍倩倩）

实验 3-16 心血管系统疾病

［实验目的］

1. 掌握动脉粥样硬化的基本病理特点,高血压病引起的器官病变的特点。

2. 熟悉风湿性心内膜炎和风湿性心肌炎病变的基本特点。

3. 了解风湿性心瓣膜病的形态学特点及结局,区分亚急性细菌性心内膜炎、风湿性心脏病、冠心病、高血压心脏病的发病病因、机制、病理变化及结局。

4. 能熟练地观察大体标本和病理切片,具有辨识病变部位的能力,并对病变进行正确描述及做出初步病理诊断,提升理论与实践相结合的能力。

5. 通过病例讨论,培养学生临床病理联系的能力。

6. 培养学生工作规范化和服务优质化,提高对疾病诊断和相关问题的洞察能力。

[**实验资源**]

心血管系统疾病病理标本见表 3–16–1。

表 3–16–1　心血管系统疾病病理标本展示

标本名称	大体标本	切片标本
动脉粥样硬化		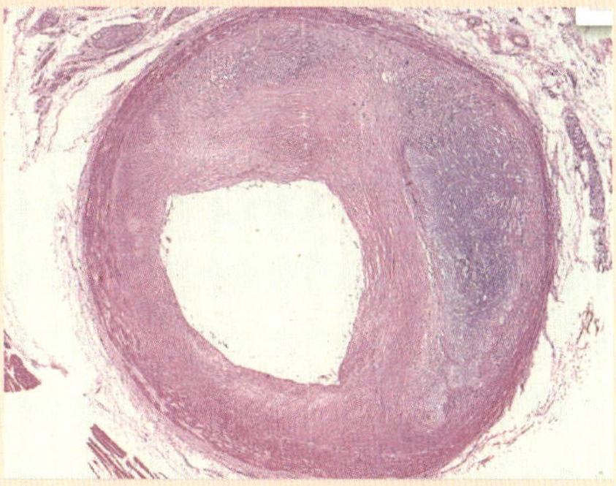 图 3–16–1　冠状动脉粥样硬化（HE 染色 40×）
	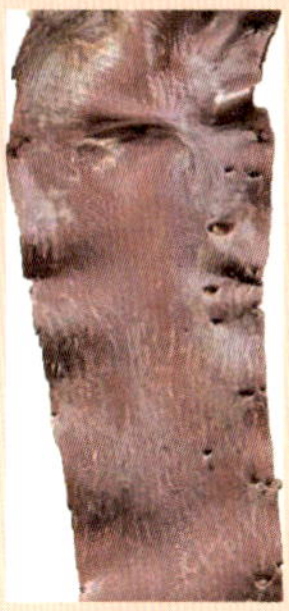 脂纹期 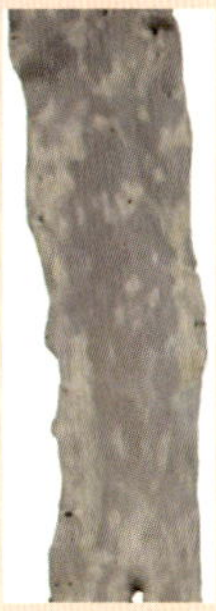 纤维斑块期 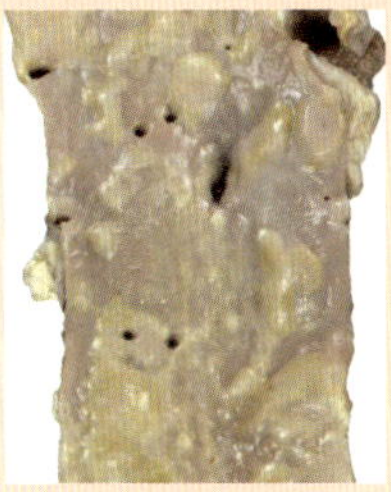 粥样斑块期 图 3–16–2　主动脉粥样硬化	
	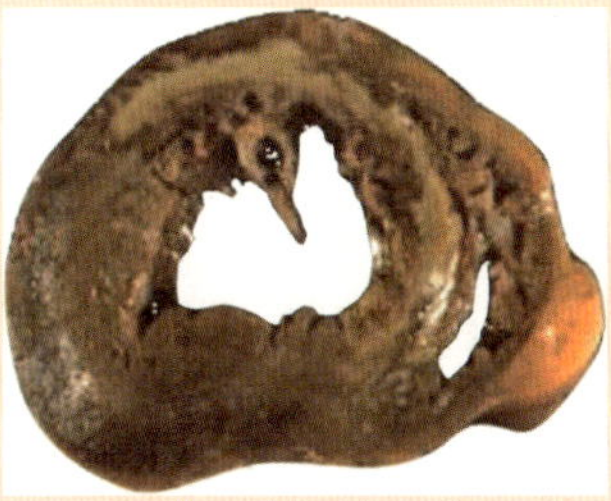 图 3–16–3　陈旧性心肌梗死	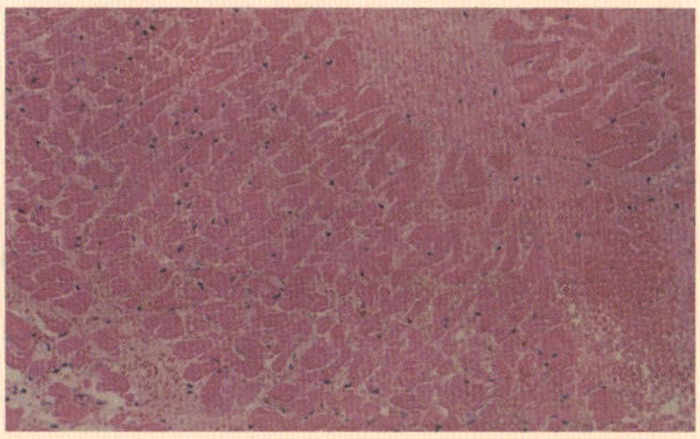 图 3–16–4　心肌梗死（HE 染色 400×）

续表

标本名称	大体标本	切片标本
高血压病		肾小动脉病变 肾小球病变 图 3-16-5　恶性高血压（HE 染色 400×）
	图 3-16-6　向心性肥大 图 3-16-7　离心性肥大	

标本名称	大体标本	切片标本
高血压病	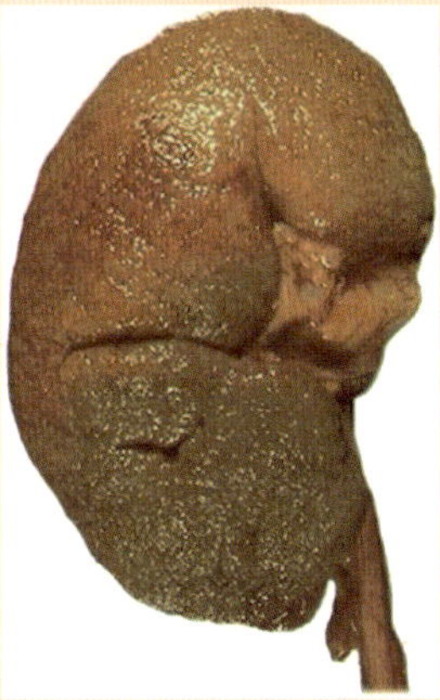 图 3-16-8　原发性颗粒性固缩肾	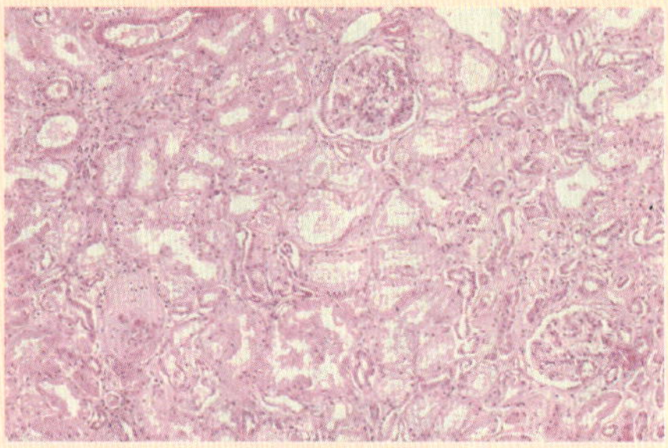 图 3-16-9　高血压肾病（HE 染色 100×）
	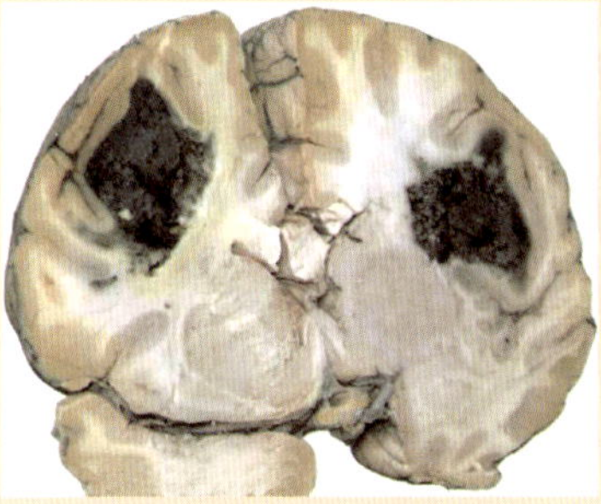 图 3-16-10　脑出血	
风湿病	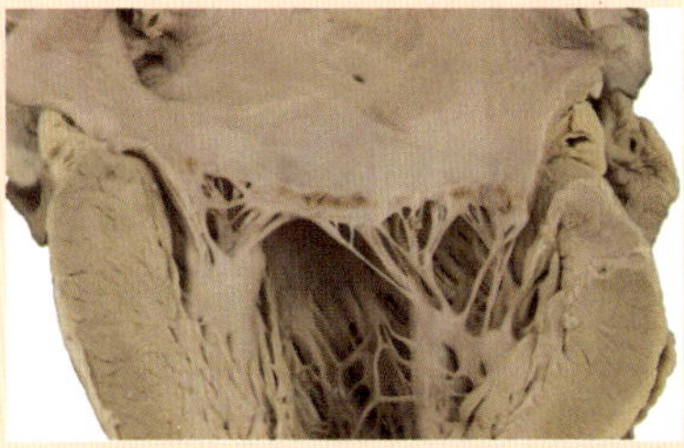 图 3-16-11　风湿性心内膜炎	
		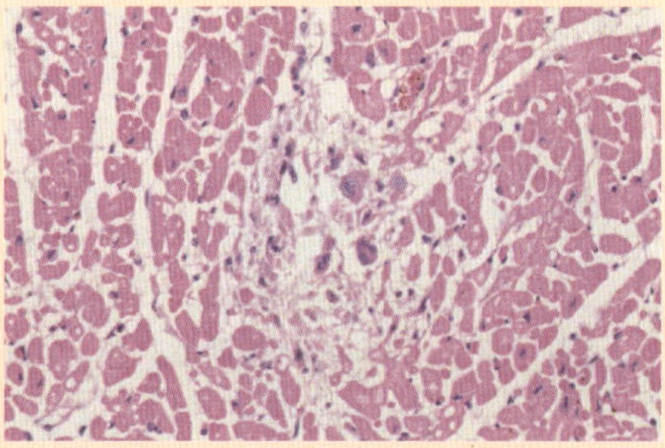 图 3-16-12　风湿性心肌炎 （HE 染色 400×）

标本名称	大体标本	切片标本
风湿病	图 3-16-13　风湿性心外膜炎	
感染性心内膜炎	图 3-16-14　亚急性感染性心内膜炎	

［实验方法］

心血管系统疾病病理标本观察见表 3-16-2。

表 3-16-2　心血管系统疾病病理标本观察

主要步骤	观察要点
1. 观察冠状动脉粥样硬化	低倍镜下主动脉内膜增厚，内膜表层纤维结缔组织增生并发生玻璃样变（均质红染的伊红色），内膜深层见一片淡红染色的无结构的坏死物（粥样斑块）。粥样斑块中有许多呈斜方形、菱形及针形的裂隙，为胆固醇结晶沉积所致（图 3-16-1）；高倍镜下粥样病灶边缘可见许多胞体较大，胞质呈泡沫状的泡沫细胞，病灶周边可见许多新生的毛细血管，还可见少量的淋巴细胞浸润
2. 观察主动脉粥样硬化	脂纹期肉眼可见黄色长短不一的条纹，平坦或微隆起；纤维斑块期内膜表面散在不规则隆起的斑块，呈灰黄或瓷白色；粥样斑块期可见内膜面有灰黄色斑块，明显隆起，切开有大量黄色粥糜样物质（图 3-16-2）
3. 观察心肌梗死	大体标本：左室前臂及室间隔前 2/3 的心肌组织梗死，被灰白色瘢痕组织替代（图 3-16-3） 切片标本：低倍镜下梗死灶呈现凝固性坏死，染色深，梗死灶形状不规则；高倍镜下梗死的心肌纤维肿胀、断裂，肌质伊红深染，横纹模糊不清，核固缩、碎裂或消失，心肌间质水肿，梗死灶内及边缘大量中性粒细胞浸润（图 3-16-4）
4. 观察恶性高血压肾脏病变	光镜下可见入球动脉的中膜和内膜发生纤维素样坏死，血管壁及其周围可见核碎片及单核细胞和中性粒细胞等浸润。小叶间动脉、弓形动脉等发生增生性小动脉硬化，内膜明显增厚，内弹力膜分裂，平滑肌增生肥大，胶原等基质增多，血管壁呈同心圆状增厚，如洋葱皮样，血管腔狭窄（图 3-16-5）

续表

主要步骤	观察要点
5. 观察高血压心脏病	向心性肥大：心脏重量增加，左心室壁增厚，可达 1.5~2 cm，乳头肌和肉柱增粗变圆，但心腔不扩张，反而缩小（图 3-16-6） 离心性肥大：左心室负荷超过代偿范围，肥大的左心室壁的心肌因血供不足而收缩降低，心腔扩张，室壁变薄，肉柱、乳头肌变平（图 3-16-7）
6. 观察原发性颗粒性固缩肾	大体标本：双肾体积变小，重量减少，质地变硬，表面呈均匀弥漫的细颗粒状，被膜不易剥离（图 3-16-8） 切片标本：低倍镜肾入球小动脉发生玻璃样变，管壁增厚，呈均匀红染，管腔严重狭窄，其旁的肾小球发生纤维化、玻璃样变，相应的肾小管萎缩、消失，部分肾小球体积增大，肾小管腔扩张；高倍镜间质纤维组织增生及淋巴细胞浸润（图 3-16-9）
7. 观察脑出血	左右两侧顶叶内脑组织被完全破坏，形成囊腔状，内充满坏死的脑组织和血凝块（图 3-16-10）
8. 观察风湿性心内膜炎	二尖瓣瓣膜表面有数个红褐色赘生物，呈串珠状单行排列于闭锁缘，与瓣膜紧密粘连，不易脱落（图 3-16-11）
9. 观察风湿性心肌炎	低倍镜：在心肌间质中尤其是小血管周围可见到梭形的风湿小体 高倍镜：风湿小体中央为红色絮状无结构的物质（纤维素样坏死），纤维素样坏死外周为形态特殊的细胞（风湿细胞或 Aschoff 细胞），此种细胞体积大，呈梭形或多边形，胞质丰富呈淡蓝色或紫色。核大，核染色质集中，并向外延伸成细丝，核膜清楚，似猫头鹰的眼睛（枭眼细胞），纵切面核内的染色质呈毛虫样。病灶的周边可有少量的淋巴细胞、单核细胞浸润（图 3-16-12）
10. 观察风湿性心外膜炎	心脏体积增大，心包膜脏层及壁层表面粗糙，覆一层灰黄色渗出物，分布均匀，呈绒毛状，又称为“绒毛心”（图 3-16-13）
11. 观察亚急性感染性心内膜炎	心脏体积增大，在主动脉瓣及二尖瓣的瓣膜上附着大小不规则的红褐色赘生物，表面粗糙、质脆，部分赘生物坏死脱落形成溃疡（图 3-16-14）

［实验 PPT］

心血管系统疾病

［注意事项］

1. 进入实验室，提前穿好工作服。
2. 正确规范地使用显微镜，避免打碎切片，如有打碎，及时向老师汇报。
3. 观察大体标本，不能放倒或倒置，观察完毕，将标本放回原处。

［实验评价］

实验评价见表 3-16-3。

表 3-16-3 心血管系统疾病病理实验评价

评价内容	分值	扣分及说明	备注
仔细观察大体标本,能指认心血管系统疾病相关病变部位	20		
正确地使用显微镜进行切片标本观察	5		
能辨认出心血管疾病主要的病理改变	20		
简答题: 1. 简述动脉粥样硬化的基本病变和继发改变 2. 心肌梗死常见的原因有哪些?好发部位及并发症是什么	10 10		
病例讨论: 患者,男性,66岁。一年前提重物时突感心前区疼痛,并伴有左肩和左上臂疼痛,同时气短、四肢冷、面色苍白、出冷汗,休息后缓解。10天前因劳累感冒而出现发热、心悸、气短,心前区剧烈疼痛,随后呼吸困难,咳粉红色泡沫痰,今早意识不清,经抢救无效死亡。尸检:左心室肥大,左冠状动脉前降支粥样硬化,内有血栓形成,血管腔闭塞,左室内壁有附壁血栓,心室壁有梗死病灶。左侧大脑内囊见坏死灶伴出血。双肺体积增大,切面有粉红色泡沫状液体溢出。 患者的死亡原因是什么?有哪些诊断依据?	10		
实验用品摆放整齐	5		
实验环境卫生整洁	5		
实验者着装整洁,操作规范	5		
课前预习,积极参与课堂活动	5		
团队合作默契,共同解决难题	5		
总分	100		
得分			

(伍倩倩)

实验 3-17 呼吸系统疾病

[实验目的]

1. 掌握大叶性肺炎、小叶性肺炎、间质性肺炎的病理特点和不同。

2. 熟悉慢性阻塞性肺气肿、支气管扩张的病理改变及并发症。

3. 了解肺源性心脏病、肺癌的病理特点及预后。

4. 能在呼吸系统常见疾病的大体标本和切片标本中找到病变部位,并能进行正确描述及做出初步的病理诊断,加强病理分析能力。

5. 通过病例讨论,培养学生临床病理联系的能力。

6. 培养学生大爱无疆、无畏风险的情怀，提升专业技能，夯实专业理论。

[**实验资源**]

呼吸系统疾病病理标本见表 3–17–1。

表 3–17–1　呼吸系统疾病病理标本

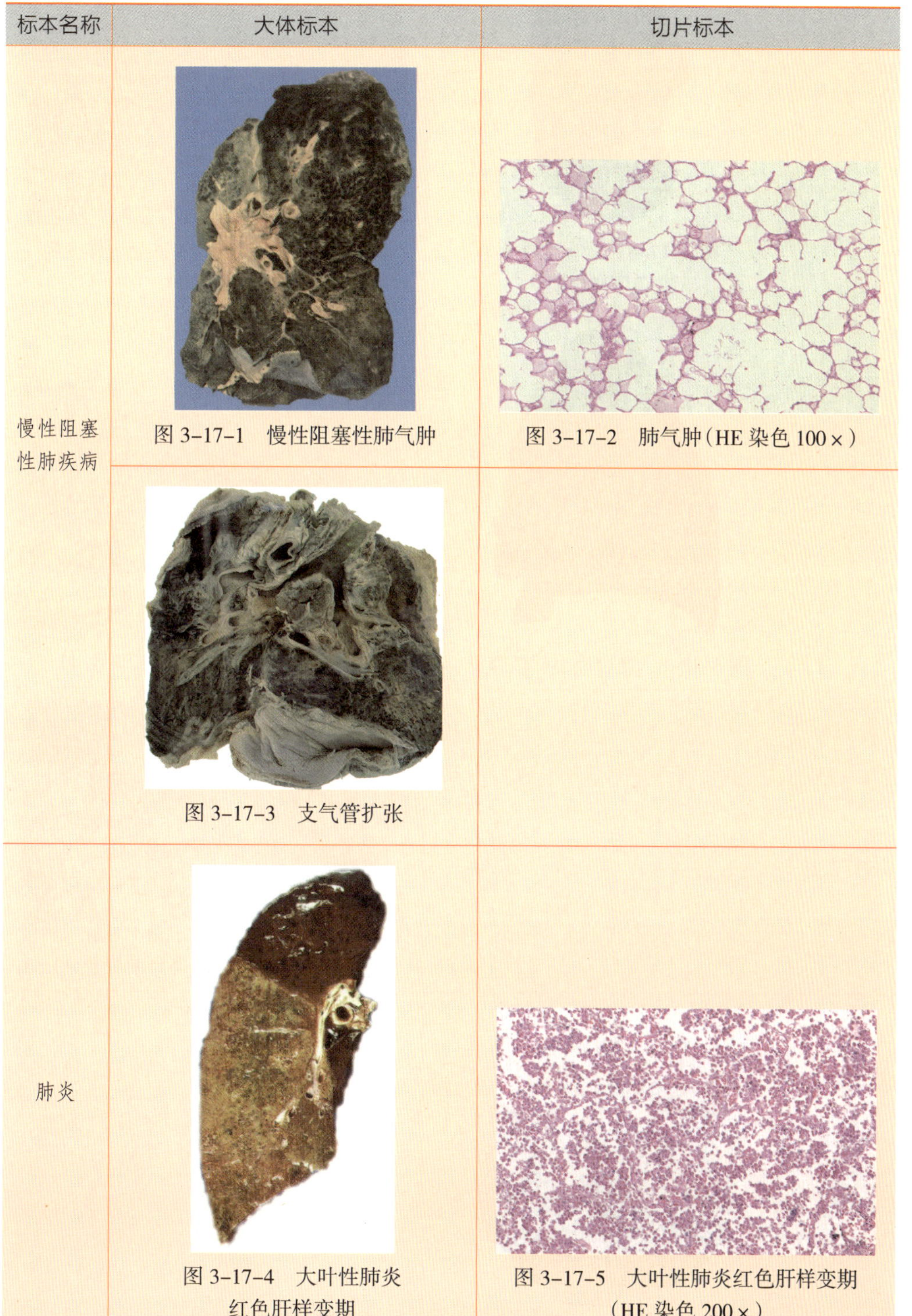

标本名称	大体标本	切片标本
慢性阻塞性肺疾病	图 3–17–1　慢性阻塞性肺气肿	图 3–17–2　肺气肿（HE 染色 100 ×）
	图 3–17–3　支气管扩张	
肺炎	图 3–17–4　大叶性肺炎红色肝样变期	图 3–17–5　大叶性肺炎红色肝样变期（HE 染色 200 ×）

续表

标本名称	大体标本	切片标本
肺炎	图 3-17-6　大叶性肺炎灰色肝样变期	图 3-17-7　大叶性肺炎灰色肝样变期（HE 染色 200×）
	图 3-17-8　融合性小叶性肺炎	图 3-17-9　小叶性肺炎（HE 染色 40×）
		图 3-17-10　间质性肺炎（HE 染色 40×）
肺源性心脏病（肺心病）	图 3-17-11　肺源性心脏病	

标本名称	大体标本	切片标本
肺间质疾病		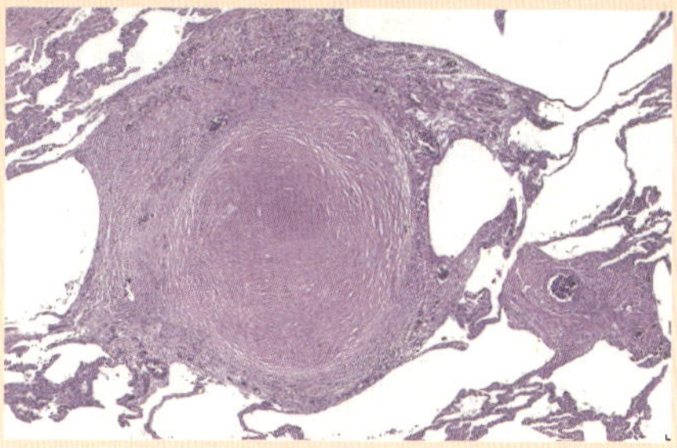 图 3-17-12　肺尘埃沉着症（HE 染色 40×）
肺癌	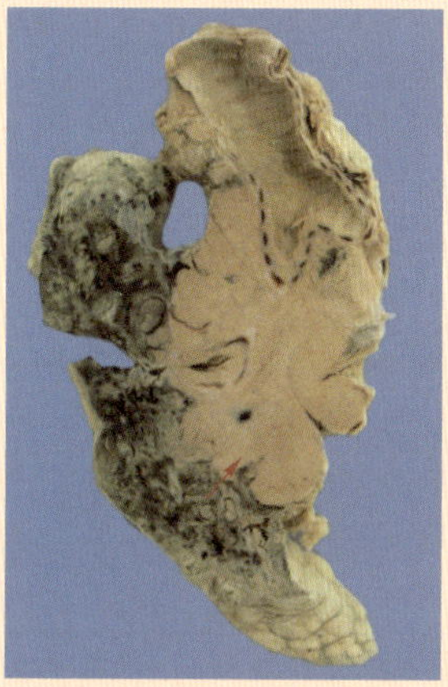 图 3-17-13　中央型肺癌	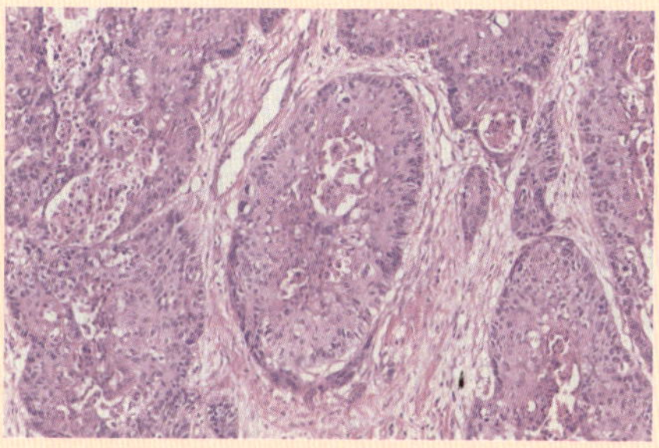 图 3-17-14　肺鳞状细胞癌
	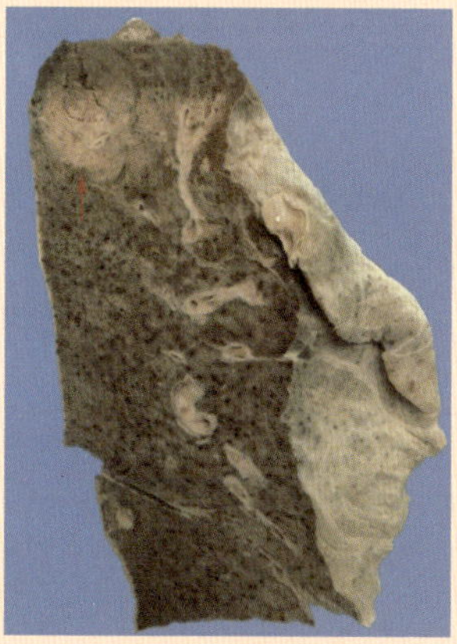 图 3-17-15　周围型肺癌	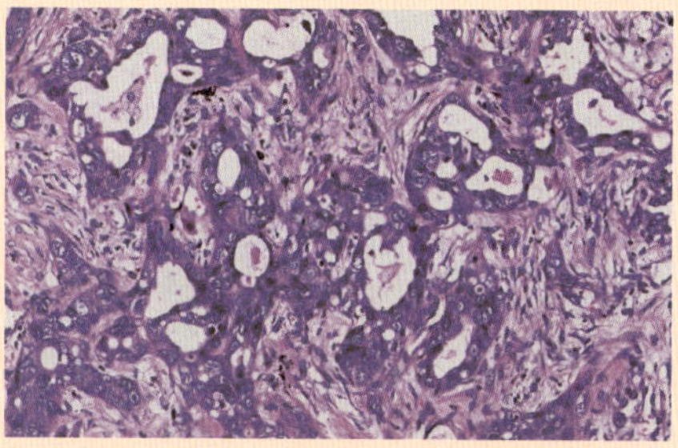 图 3-17-16　肺腺癌（HE 染色 200×）
		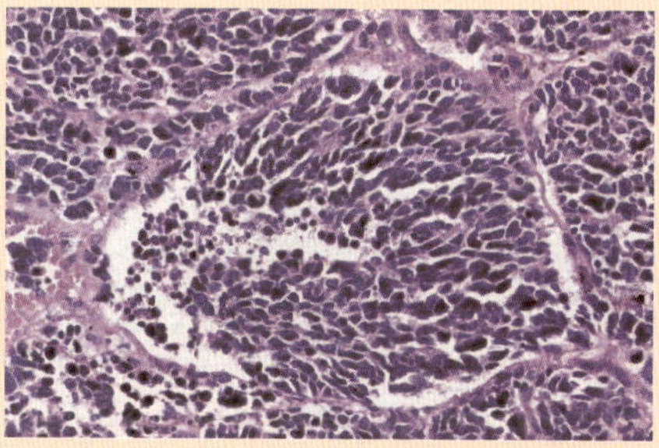 图 3-17-17　肺小细胞癌（HE 染色 200×）

［实验方法］

呼吸系统疾病病理标本观察见表 3-17-2。

表 3-17-2 呼吸系统疾病病理标本观察

主要步骤	观察要点
1. 观察阻塞性肺气肿	大体标本：肺显著膨大，颜色苍白，边缘变钝，肺表面可见明显扩大的肺泡，肺组织弹性降低（图 3-17-1）； 切片标本：低倍镜下部分肺泡管、肺泡囊及肺泡明显扩张呈囊状，肺泡间隔变薄，有的肺泡间隔断裂，肺泡互相融合成囊泡，支气管腔内有分泌物潴留；高倍镜下肺泡壁毛细血管受压变窄，数量减少，细小支气管壁增厚，有大量的慢性炎细胞浸润（图 3-17-2）
2. 观察支气管扩张	左肺下叶可见支气管呈管状及囊状扩张，延伸至胸膜下，呈阶段性扩张，腔内含有黏液脓性渗出物（图 3-17-3）
3. 观察大叶性肺炎（红色肝样变期）	大体标本：右肺上叶因肺泡腔中充满渗出物和红细胞，质实如肝，肺叶肿胀呈暗红色（图 3-17-4）； 切片标本：肺泡壁毛细血管扩张充血，肺泡腔内充满大量浆液、红细胞、纤维素和少量中性粒细胞（图 3-17-5）
4. 观察大叶性肺炎（灰色肝样变期）	大体标本：左肺上叶呈灰白色，肿胀明显，质实如肝（图 3-17-6） 切片标本：低倍镜下可见肺泡壁明显变薄，多数肺泡腔内充满渗出物，部分肺泡腔中空透亮。高倍镜下肺泡壁变薄，肺泡壁毛细血管受压闭塞，肺泡腔内可见大量的纤维蛋白网，网眼中充满大量的中性粒细胞及单核细胞。有的肺泡腔内可见少许变性的红细胞（图 3-17-7）
5. 观察小叶性肺炎	大体标本：左肺背侧可见许多散在的病灶，直径 0.5~1 cm，呈暗红或黄色，质实，病灶可融合（图 3-17-8） 切片标本：细支气管黏膜充血、水肿，纤毛柱状上皮变性、坏死脱落，管腔内充满中性粒细胞、脓细胞、崩解的上皮细胞及渗出的浆液。周围肺组织充血，肺泡腔扩张表现为代偿性肺气肿（图 3-17-9）
6. 观察病毒性肺炎	肺泡壁增宽，毛细血管扩张、充血，有大量淋巴细胞、单核细胞浸润，部分肺泡腔内有成堆的含铁血黄素细胞（图 3-17-10）
7. 观察肺源性心脏病	心脏体积明显增大，肺动脉圆锥明显膨隆，心尖钝圆，右心室明显肥厚，伴心腔扩张（图 3-17-11）
8. 观察肺尘埃沉着症	低倍镜下肺组织结构破坏，可见弥漫性的纤维组织增生及矽结节的形成（图 3-17-12） 高倍镜下可见矽结节主要由大量玻璃样变的胶原纤维组成，胶原纤维呈同心圆状或旋涡状排列，结节内偶尔见到内膜增厚的血管，结节周围可见到成纤维细胞、单核细胞及淋巴细胞
9. 观察中央型肺癌	大体标本：右肺中下部见一直径约 6 cm 的灰白色分叶状肿块，靠近肺门，与周围组织边界不清（图 3-17-13） 切片标本：肺内癌细胞组织呈巢状或团块状分部，部分癌巢中央有角化珠，间质血管充血，纤维组织增生，炎细胞浸润（图 3-17-14）
10. 观察周围型肺癌	大体标本：左肺上叶周边部可见一直径约 2.5 cm 的结节状肿块，边界不清，呈灰白色（图 3-17-15） 切片标本：癌细胞呈不规则腺管状或小腺泡样排列分布，异型性明显，癌细胞大小不等，可见瘤巨细胞和病理性核分裂象（图 3-17-16）
11. 观察肺小细胞癌	光镜下可见肺泡腔内充满瘤细胞，细胞呈圆形或椭圆形，核深染，胞质少，病理性核分裂象多见（图 3-17-17）

[实验 PPT]

呼吸系统疾病

[注意事项]

1. 进入实验室，提前穿好工作服。
2. 正确规范地使用显微镜，避免打碎切片，如有打碎，及时向老师汇报。
3. 观察大体标本，不能放倒或倒置，观察完毕，将标本放回原处。

[实验评价]

实验评价见表 3-17-3。

表 3-17-3　呼吸系统疾病病理实验评价

评价内容	分值	扣分及说明	备注
仔细观察大体标本，能辨认出呼吸系统疾病病变部位和特点	20		
正确地使用显微镜进行切片标本观察	5		
能正确地辨认出呼吸系统疾病的病变特点	20		
简答题： 1. 慢性支气管炎为何会出现咳嗽、咳痰、喘息，这与哪些病理变化相关？ 2. 试述大叶性肺炎与小叶性肺炎的区别。	10 10		
病例讨论： 患者，男性，26 岁，咳嗽、高热 3 天入院。患者因 3 天前醉酒受凉后，出现感冒症状，畏寒高热。今日感觉右胸痛，咳嗽时加剧，咳铁锈色痰。体格检查：体温 39.5℃，脉搏 112 次 / 分，呼吸 36 次 / 分，精神萎靡，四肢湿冷，右胸式呼吸减弱，右下肺叩诊浊音，有支气管呼吸音，WBC 12.2×10^9/L，X 线显示右下肺有大片致密阴影。经住院治疗 7 天后痊愈出院 1. 患者所得何病？依据是什么？ 2. 请根据病理变化解释临床症状。	10		
实验用品摆放整齐	5		
实验环境卫生整洁	5		
实验者着装整洁，操作规范	5		
课前预习，积极参与课堂活动	5		
团队合作默契，共同解决难题	5		
总分	100		
得分			

（伍倩倩）

实验 3-18　消化系统疾病

［实验目的］

1. 掌握溃疡病的好发部位、形态特点和并发症，病毒性肝炎的基本病变，肝硬化的病变特点及临床病理联系。

2. 熟悉慢性胃炎的类型和病理变化，病毒性肝炎的类型。

3. 了解常见消化系统肿瘤的病理特点及好发类型。

4. 能在消化系统常见疾病的标本中找到病变部位，并进行准确的描述及做出初步的病理诊断，提升对标本的辨识能力。

5. 通过病例讨论，培养学生临床病理联系的能力。

6. 培养学生理论联系实际的能力，培养救死扶伤的职业素养，树立正确的价值观。

［实验资源］

消化系统疾病病理标本见表 3-18-1。

表 3-18-1　消化系统疾病病理标本

标本名称	大体标本	切片标本
胃炎		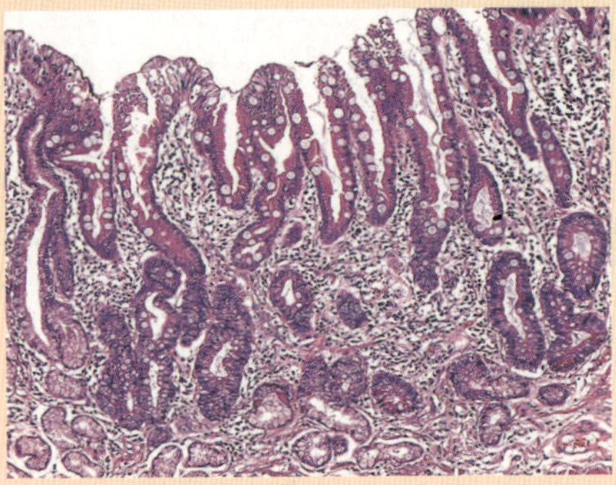 图 3-18-1　慢性萎缩性胃炎（HE 染色 200×）
消化性溃疡病	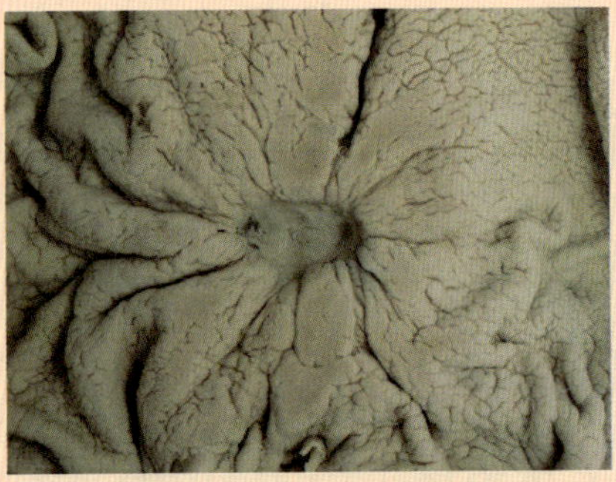 图 3-18-2　慢性胃溃疡	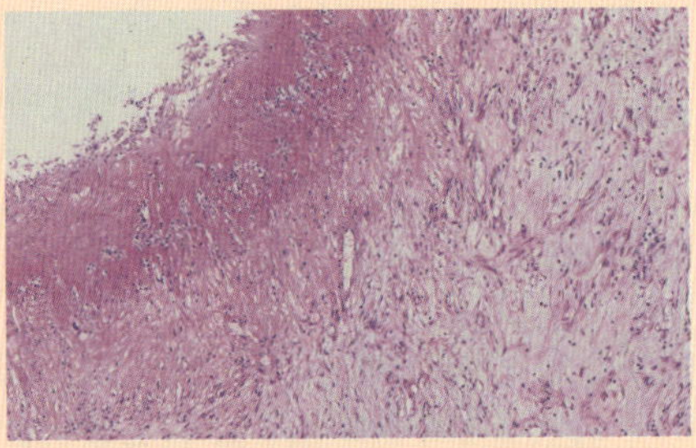 图 3-18-3　胃溃疡（HE 染色 200×）

续表

标本名称	大体标本	切片标本
消化性溃疡病	图 3–18–4　十二指肠球部溃疡	
肝炎		图 3–18–5　急性普通型肝炎（HE 染色 400×）
		图 3–18–6　慢性普通型肝炎（HE 染色 100×）
	图 3–18–7　急性重型肝炎	

续表

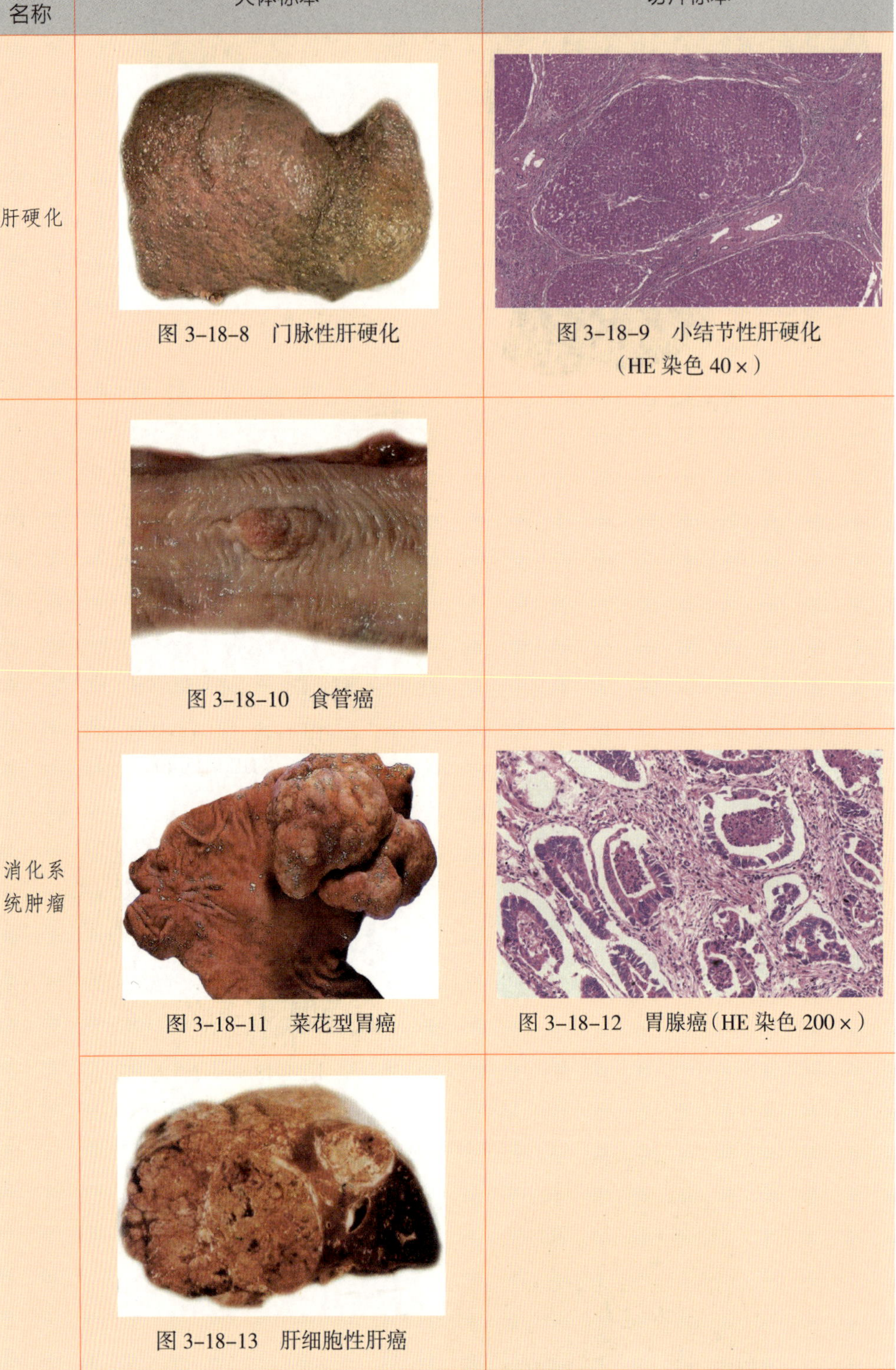

标本名称	大体标本	切片标本
肝硬化	图 3-18-8　门脉性肝硬化	图 3-18-9　小结节性肝硬化（HE 染色 40×）
消化系统肿瘤	图 3-18-10　食管癌	
	图 3-18-11　菜花型胃癌	图 3-18-12　胃腺癌（HE 染色 200×）
	图 3-18-13　肝细胞性肝癌	

［**实验方法**］

消化系统疾病病理标本观察见表 3-18-2。

表 3-18-2 消化系统疾病病理标本观察

主要步骤	观察要点
1. 观察慢性萎缩性胃炎	低倍镜下可见病变区的黏膜萎缩变薄，部分腺体变小，数目明显减少 高倍镜下主细胞及壁细胞显著减少，黏膜上皮发生明显的肠上皮化生，固有层有不同程度的淋巴细胞与浆细胞浸润（图 3-18-1）
2. 观察胃溃疡	大体标本：胃窦部有一椭圆形溃疡，直径约 2 cm，边缘整齐，底部平坦，深达肌层，周围黏膜皱襞呈放射状分布（图 3-18-2） 切片标本：低倍镜下切片中凹陷处即为溃疡所在，两侧为正常的胃壁组织。溃疡较深可达肌层。高倍镜下可见溃疡底部由里向外分为四层：① 渗出层：可见中性粒细胞与纤维素的渗出。② 坏死层：可见红染、无结构的坏死物质。③ 肉芽组织层：大量新生的毛细血管和成纤维细胞构成，少量的炎细胞浸润。④ 瘢痕组织层：大量纤维组织增生，部分发生玻璃样变性，其间可见有的小动脉内膜增厚，管腔狭窄。瘢痕深达浆膜（图 3-18-3）
3. 观察十二指肠溃疡	十二指肠球部后壁可见一直径约 1 cm 的溃疡，呈椭圆形，边缘整齐，底部平坦，深达肌层（图 3-18-4）
4. 观察急性普通型肝炎	低倍镜下：肝细胞体广泛发生细胞水肿，坏死轻微 高倍镜下：肝细胞体积普遍增大，胞质疏松呈网状（胞质疏松化），部分肝细胞体积增大达正常肝细胞的 2~3 倍，呈圆球形，胞质透亮（气球样变）。可见小灶状的肝细胞坏死（点状坏死），个别肝细胞嗜酸性变，肝窦内星形细胞增生，汇管区主要有淋巴细胞和单核细胞浸润（图 3-18-5）
5. 观察慢性普通型肝炎	低倍镜下：肝细胞变性、坏死较广泛，可见片状及束带状坏死灶 高倍镜下：肝小叶周边的肝细胞坏死，崩解成碎片状（碎片状坏死），界板破坏；两个肝小叶的中央静脉之间或中央静脉与汇管区之间出现互相连接的坏死带，为桥接坏死（图 3-18-6）
6. 观察急性重型肝炎	肝体积缩小、包膜皱缩、质地柔软，切面黄红色，故称为急性黄色肝萎缩（图 3-18-7）
7. 观察门脉性肝硬化	大体标本：肝体积缩小，重量减轻，质地变硬，表面弥漫性分布着大小相近的小结节，结节呈黄褐色（图 3-18-8） 切片标本：低倍镜下正常的肝小叶结构破坏，肝组织被增生的纤维结缔组织分隔成大小不等的圆形或椭圆形肝细胞团，形成假小叶，假小叶周边围绕着纤维结缔组织隔（图 3-18-9）；高倍镜下可见假小叶内肝细胞排列紊乱，中央静脉缺如、偏位或有两个以上的中央静脉，肝细胞可有一种或多种变性。假小叶周围包绕着纤维结缔组织隔，其内有增生的小胆管和淋巴细胞浸润，肝细胞及胆管内可有淤胆或胆栓形成
8. 观察食管癌	食管中段黏膜可见一直径约 2.5 cm 蕈伞状肿块突入管腔，底部与周围组织边界不清（图 3-18-10）
9. 观察胃腺癌	大体标本：胃壁见一巨大肿块，呈结节状突向胃腔，与周围组织分界不清（图 3-18-11） 切片标本：瘤组织呈腺管样不规则排列，癌细胞大小不等，核染色深，可见病理性核分裂象，腺腔内可见坏死物，间质增生，炎细胞浸润（图 3-18-12）
10. 观察肝细胞性肝癌	肝内见多发结节状肿块，质地柔软，伴有出血坏死（图 3-18-13）

［实验 PPT］

消化系统疾病

［注意事项］

1. 进入实验室，提前穿好工作服。

2. 正确规范地使用显微镜，避免打碎切片，如有打碎，及时向老师汇报。

3. 观察大体标本，不能放倒或倒置，观察完毕，将标本放回原处。

［实验评价］

实验评价见表 3-18-3。

表 3-18-3　消化系统疾病病理实验评价

评价内容	分值	扣分及说明	备注
仔细观察大体标本观察仔细，能指认消化系统疾病病变部位及结构特点	20		
正确地使用显微镜进行切片标本观察	5		
能辨认出常见消化系统疾病的病变	20		
简答题： 1. 试述慢性胃溃疡的病变特点及其合并症。 2. 肝硬化腹水形成的机制有哪些？	 10 10		
病例讨论： 患者，男性，62 岁，已婚，务农。因反复右上腹疼痛，伴有皮肤黄染 20 年，加剧 1 个月入院。患者自 20 年前起反复右上腹痛，伴皮肤发黄。食欲下降，乏力等表现，多年服用中药，时好时坏。近 1 个月来症状加重并出现腹胀感。体格检查：血清总胆红素 28 μmol/L（正常<1.71 μmol/L），HBV 表面抗原阳性［HbsAg（+）］；B 型超声示：肝脏弥漫小结节，个别结节大小约 6 cm×6 cm，脾大。 1. 诊断可能是什么疾病？并列出主要诊断依据？ 2. 病变是如何发展的？患者后期会出现哪些症状？	10		
实验用品摆放整齐	5		
实验环境卫生整洁	5		
实验者着装整洁，操作规范	5		
课前预习，积极参与课堂活动	5		
团队合作默契，共同解决难题	5		
总分	100		
得分			

（伍倩倩）

实验 3-19　泌尿系统疾病

［实验目的］

1. 掌握原发性肾小球肾炎的常见类型及病变特点。

2. 熟悉原发性肾小球肾炎的临床病理联系，肾盂肾炎的病变特点及临床表现。

3. 了解常见泌尿系统肿瘤好发部位及形态特点。

4. 能在泌尿系统常见疾病的标本中找到病变部位，并进行准确描述及做出初步的病理诊断，加强理论联系实际的能力。

5. 通过病例讨论，培养学生临床病理联系的能力。

6. 培养学生大医精诚、医者仁心的职业精神，培养团结互助的团队精神。

［实验资源］

泌尿系统疾病病理标本见表 3-19-1。

表 3-19-1　泌尿系统疾病病理标本

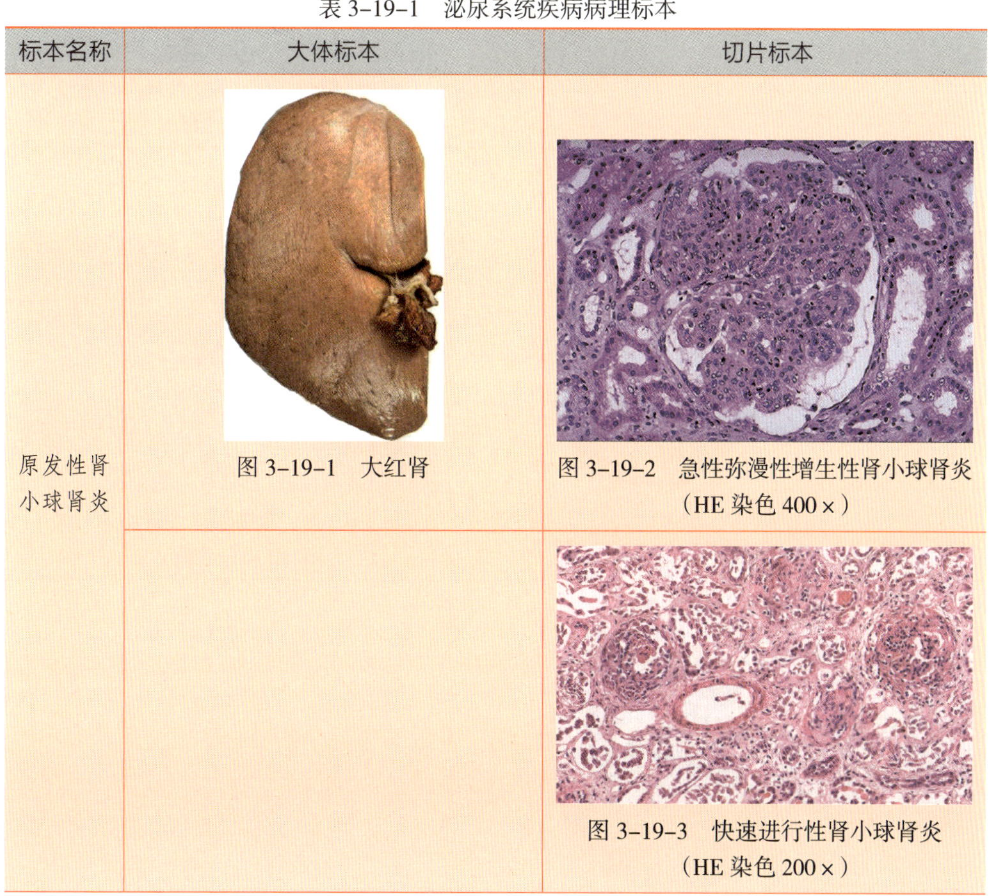

标本名称	大体标本	切片标本
原发性肾小球肾炎	图 3-19-1　大红肾	图 3-19-2　急性弥漫性增生性肾小球肾炎（HE 染色 400×）
		图 3-19-3　快速进行性肾小球肾炎（HE 染色 200×）

标本名称	大体标本	切片标本
原发性肾小球肾炎	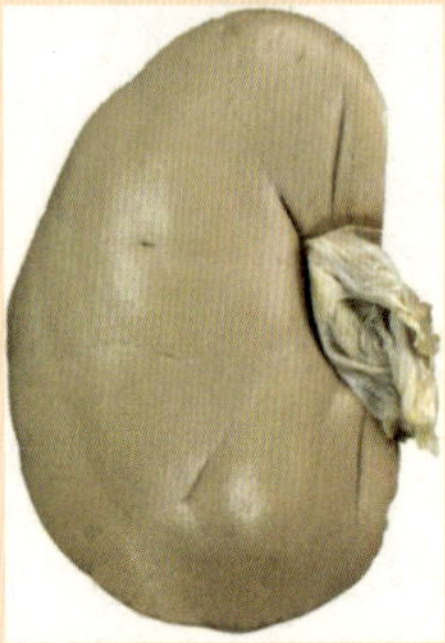 图 3-19-4　大白肾	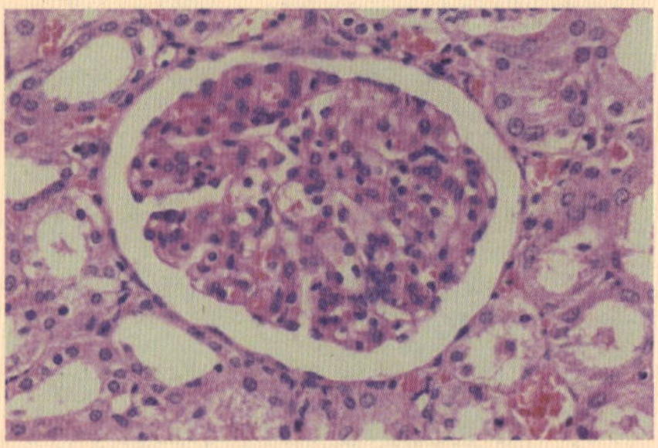 图 3-19-5　膜性肾小球肾炎（HE 染色 400×）
		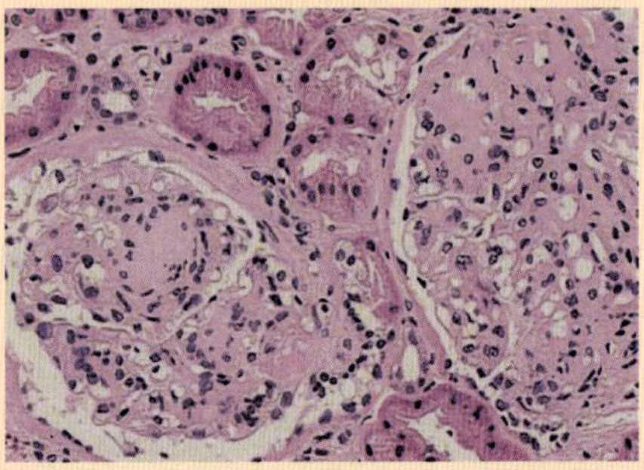 图 3-19-6　微小病变性肾小球肾炎（HE 染色 200×）
	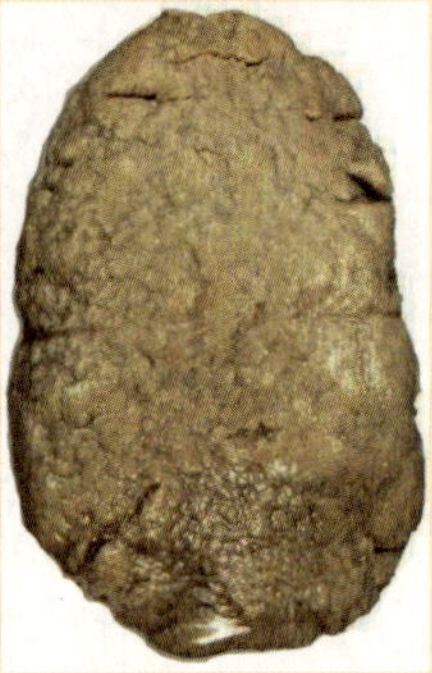 图 3-19-7　继发性颗粒性固缩肾	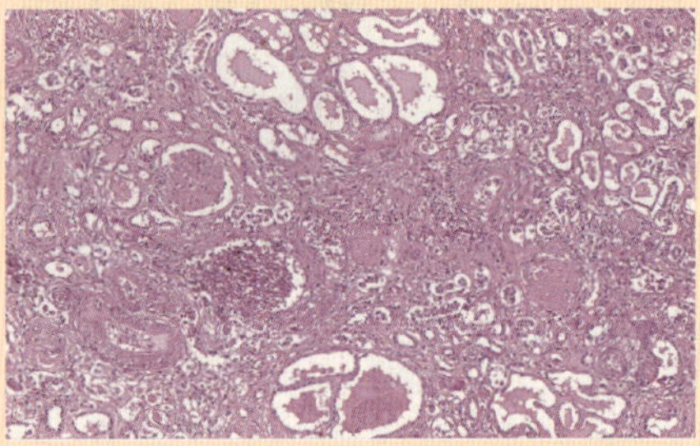 图 3-19-8　慢性硬化性肾小球肾炎（HE 染色 100×）
肾盂肾炎	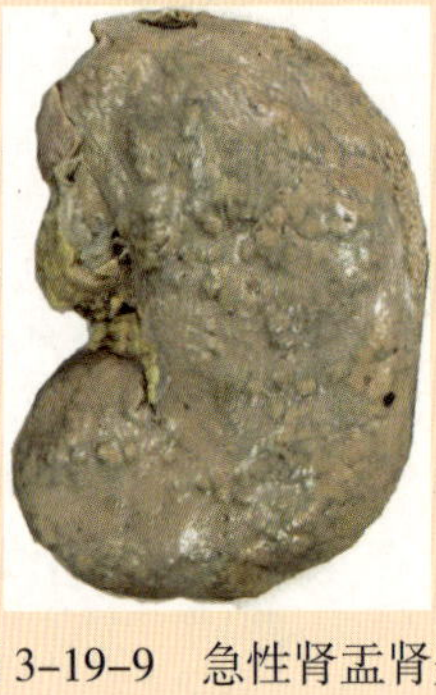 图 3-19-9　急性肾盂肾炎	

续表

标本名称	大体标本	切片标本
肾盂肾炎	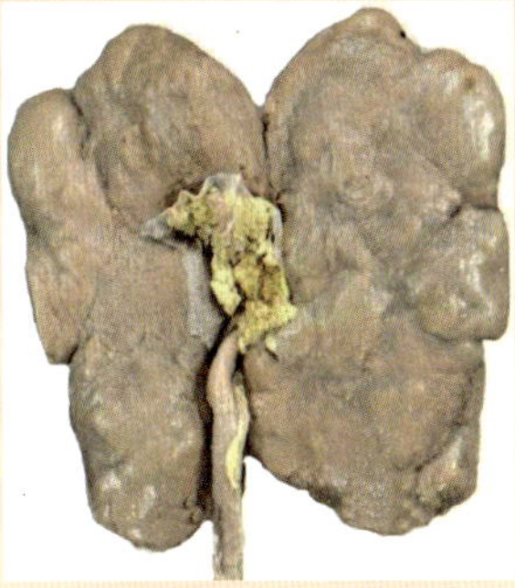 图 3-19-10　瘢痕肾	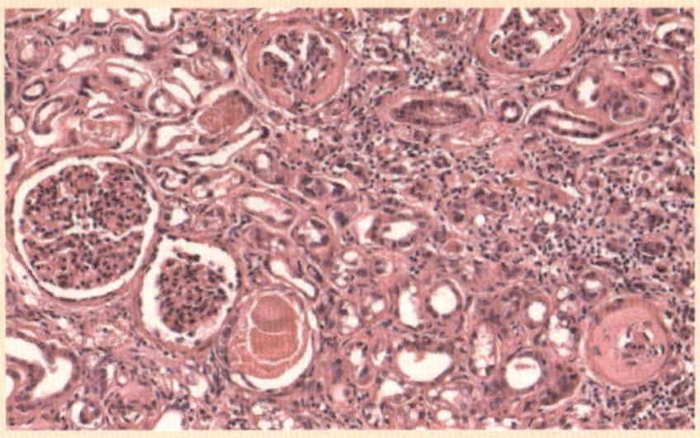 图 3-19-11　慢性肾盂肾炎（HE 染色 200×）
泌尿系统肿瘤	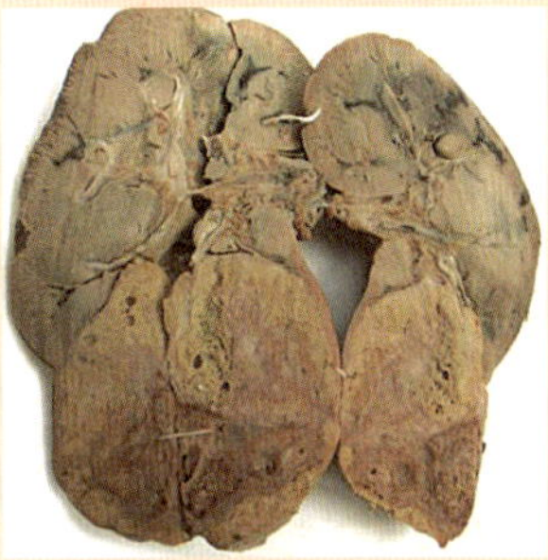 图 3-19-12　肾细胞癌	
	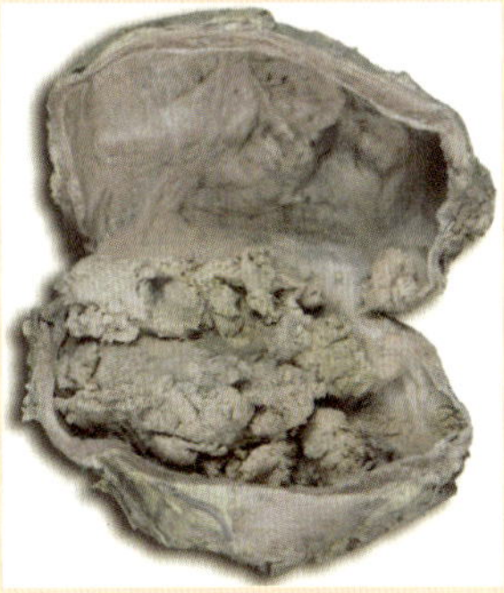 图 3-19-13　膀胱癌	

［**实验方法**］

泌尿系统疾病病理标本观察见表 3-19-2。

表 3-19-2　泌尿系统疾病病理标本观察

主要步骤	观察要点
1. 观察急性弥漫性增生性肾小球肾炎	大体标本：双侧肾中度肿大，被膜紧张，肾脏表面有散在粟粒大小的出血点，称为蚤咬肾（图 3-19-1） 切片标本：低倍镜下可见病变累及大多数肾小球，肾小球体积增大，肾小球内细胞数目增多，肾间质充血及炎细胞浸润。高倍镜下肾小球内主要是毛细血管内皮细胞及系膜细胞增生，毛细血管腔狭窄，甚至闭塞，有少量的中性粒细胞及单核细胞浸润；肾小管上皮细胞肿胀，发生颗粒样变性，部分肾小管腔内可见蛋白及白细胞管型。肾间质毛细血管扩张充血及炎细胞浸润（图 3-19-2）

续表

主要步骤	观察要点
2. 观察快速进行性肾小球肾炎	低倍镜下：多数肾小球内有新月体或环层小体形成 高倍镜下：新月体主要是由层状增生的肾小囊壁层上皮细胞和渗出的单核细胞组成，状如新月；部分新月体与毛细血管丛粘连，致使球囊腔闭塞；部分毛细血管丛受新月体或环层小体的挤压而闭塞并发生纤维化或玻璃样变，其所属的肾小管发生萎缩。部分肾小球正常或发生代偿性肥大，所属的肾小管亦扩张，间质有少量的淋巴细胞浸润（图 3–19–3）
3. 观察膜性肾小球肾炎	大体标本：双肾肿大，被膜紧张，颜色苍白，称为大白肾（图 3–19–4） 切片标本：肾小球毛细血管壁弥漫性增厚（图 3–19–5）
4. 观察微小病变性肾小球肾炎	肾小球无明显改变，近曲小管上皮细胞内有大量脂滴和蛋白小滴（图 3–19–6）
5. 观察慢性肾小球肾炎	大体标本：肾体积明显缩小，表面呈均匀分布的细颗粒状，切面肾皮质明显变薄（图 3–19–7） 切片标本：低倍镜下大多数肾小球发生纤维化与玻璃样变，病变的肾小球相对集中，部分肾小球发生代偿性肥大，所属的肾小管也发生扩张。高倍镜下病变的肾小球发生纤维化与玻璃样变，所属的肾小管萎缩、纤维化或消失；部分肾小球发生代偿性肥大，所属的肾小管扩张，腔内可见各种管型；肾间质内纤维组织增生伴大量的淋巴细胞浸润，间质内细动脉的管壁增厚，玻璃样变，管腔狭窄（图 3–19–8）
6. 观察急性肾盂肾炎	肾体积肿大，表面充血，切面见大小不等的脓肿病灶，肾盂、肾盏内见脓性渗出物（图 3–19–9）
7. 观察慢性肾盂肾炎	大体标本：双侧肾大小不对称，表面凹凸不平，见大小不等的瘢痕。切面肾实质萎缩，肾盂、肾盏扩张（图 3–19–10） 切片标本：低倍镜下病变呈灶状分布，肾间质有大量的纤维组织增生和炎细胞浸润；高倍镜下可见肾盂黏膜增厚，有大量的纤维组织增生，部分肾小球囊壁增厚、周围纤维化，有的肾小球发生纤维化与玻璃样变；有些肾小管纤维化和萎缩，部分肾小管扩张，腔内有均匀红染的胶样蛋白管型，似甲状腺滤泡；肾间质内有淋巴细胞和浆细胞浸润，纤维组织增生（图 3–19–11）
8. 观察肾细胞癌	肾体积增大，肾的下极见一直径约 5.5 cm 的多彩状肿物，有坏死（图 3–19–12）
9. 观察膀胱癌	膀胱底部可见数个大小不等，菜花状肿物，向膀胱腔内突出（图 3–19–13）

［实验 PPT］

泌尿系统疾病

［注意事项］

1. 进入实验室，提前穿好工作服。
2. 正确规范地使用显微镜，避免打碎切片，如有打碎，及时向老师汇报。
3. 观察大体标本，不能放倒或倒置，观察完毕，将标本放回原处。

［实验评价］

实验评价见表 3-19-3。

表 3-19-3　泌尿系统疾病病理实验评价

评价内容	分值	扣分及说明	备注
仔细观察大体标本观察仔细，能辨认出泌尿系统疾病的病变类型	20		
正确地使用显微镜进行切片标本观察	5		
能指出泌尿系统疾病的病理改变	20		
简答题： 1. 试述急性弥漫性毛细血管内增生性肾小球肾炎的病变及临床病理联系。 2. 试述慢性硬化性肾小球肾炎的主要病变及临床病理联系。	10 10		
病例讨论： 患儿，男性，7 岁。因眼睑水肿、尿少 3 天入院。1 周前曾发生上呼吸道感染。体格检查：眼睑水肿，咽红肿，心肺(–)，血压 126/90 mmHg。实验室检查：尿常规示，红细胞(++)，尿蛋白(++)，红细胞管型 0~3/HP；24 小时尿量 350 ml，尿素氮 11.4 mmol/L，血肌酐 173 μmol/L。B 超示：双肾对称性增大。 1. 患儿的临床诊断是什么？ 2. 根据病理变化解释患儿表现的临床症状。	10		
实验用品摆放整齐	5		
实验环境卫生整洁	5		
实验者着装整洁，操作规范	5		
课前预习，积极参与课堂活动	5		
团队合作默契，共同解决难题	5		
总分	100		
得分			

（伍倩倩）

实验 3-20　细菌的染色技术与形态观察

［工作情景］

微生物学检验科需要对临床送检标本进行细菌的革兰氏染色检查，请为其细菌培养物进行革兰氏染色检查。

［实验目的］

1. 掌握细菌的基本形态，革兰氏染色的基本原理。

2. 熟悉显微镜的构造、油镜的使用方法及保养。

3. 能熟练进行革兰氏染色操作，并将染色后的标本片通过显微镜的油镜进行观察实验结果，具备对实验结果进行准确判定的能力。

4. 培养学生严谨务实的学习态度，体现操作实践的求真精神。

[实验资源]

主要实验资源如图 3–20–1 所示。

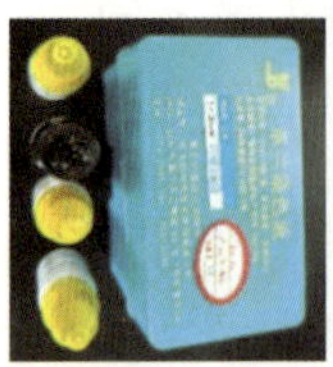
革兰氏染色试剂盒

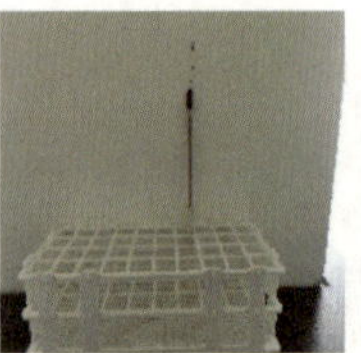
接种环

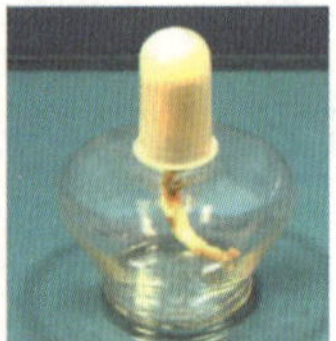
酒精灯

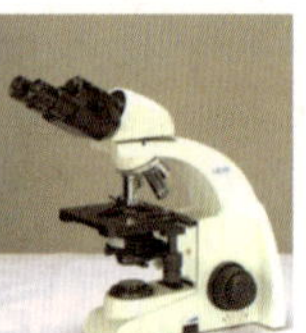
显微镜

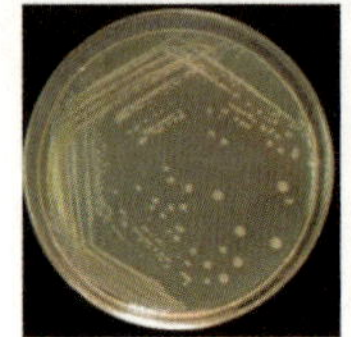
大肠杆菌培养物

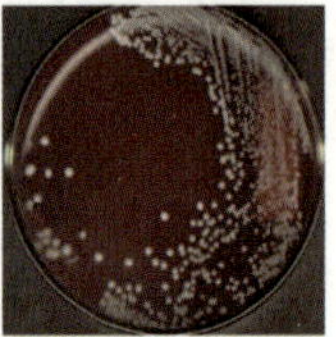
葡萄球菌培养物

图 3–20–1　主要实验资源

[实验方法]

细菌的染色技术与形态观察实验方法见表 3–20–1。

表 3–20–1　细菌的染色技术与形态观察实验方法

主要步骤	技术要点
1. 涂片　取一张清洁干净的载玻片，后用接种环取 1~2 环生理盐水置于载玻片上。使用酒精灯外焰对接种环进行灭菌，灭菌结束后待冷却，取少许大肠杆菌和葡萄球菌培养物的菌苔涂布于生理盐水中并涂布成直径为 1 cm 的圆形乳浊液菌膜。涂布结束后接种环灭菌并插在试管架上	灭菌后的接种环挑取的菌苔一定要少量，不宜多。涂片要薄而均匀
2. 干燥　将标本片放置于室温中自然干燥，若需要快干，可将涂片置火焰上方，以不烫手的高处烘干	在干燥时切忌将标本片紧靠火焰，以免标本烤焦，损害菌体结构，影响观察效果
3. 固定　手执载玻片一端，标本面向上，在酒精灯火焰的外焰上水平地迅速来回通过 3 次，注意温度不宜太高，以玻片反面触及手背部皮肤热而不烫为宜。酒精灯使用结束后盖灭	固定标本时，切勿在火焰停留时间过长，以免过热使细菌变性
4. 初染　在制好的标本片菌膜处，滴加 1~2 滴结晶紫染液，染色 1 分钟后，倾斜标本片水洗，再将标本片上积水甩干	水洗时，切记不要对着菌膜处冲洗，水流自上而下冲洗
5. 媒染　在菌膜处滴加 1~2 滴鲁氏碘液（卢戈碘液），染色 1 分钟后水洗，再将标本片上的积水尽量甩干（但不要求完全干燥）	滴加的碘液要将菌膜完全覆盖

续表

主要步骤	技术要点
6. 脱色　在菌膜处滴加95%乙醇2~3滴，将涂片轻轻晃动，使其脱色，脱色时间约30秒，然后水洗，再将标本片上的积水尽量甩干	注意控制脱色时间
7. 复染　在菌膜处滴加1~3滴石炭酸复红稀释液溶液，复染1分钟，水洗，甩去标本片上的积水，用吸水纸吸干玻片上的水分或将标本片自然干燥	复染结束后，一定要将水洗后的载玻片干燥
8. 镜检　向标本片的菌膜处滴加1滴香柏油，将标本片置于载物台上，压片夹固定好标本片 先在低倍镜下观察，找出标本片染色菌膜所在大致范围，然后旋转物镜回旋器使物镜转换至油镜，将油镜镜头垂直对于标本位置 用双眼从侧面观察，并旋动粗螺旋，慢慢使镜头浸于香柏油中，注意尽量不要与玻片接触 双眼注视目镜，旋动粗螺旋，将镜头缓慢升高（或使载物台缓缓下降）至有模糊物像时，再转动微调螺旋，使物像清晰。如镜头已离开油面，则需重新操作	注意在使用油镜时，油镜镜头一定浸没于香柏油中
9. 通过油镜观察标本片，大肠杆菌染成红色，是革兰氏阴性菌，菌体呈两端钝圆的杆形，排列无一定规律（图3-20-2）；葡萄球菌染成紫色，是革兰氏阳性菌，菌体呈球形，呈葡萄串状排列（图3-20-3）	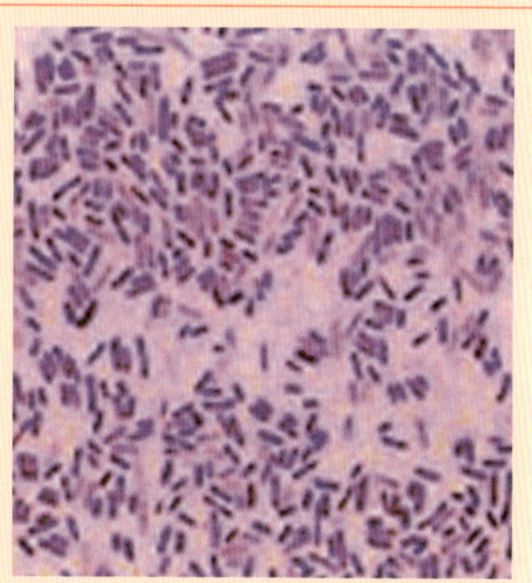 图3-20-2　革兰氏阴性菌 （放大倍数：1 000×） 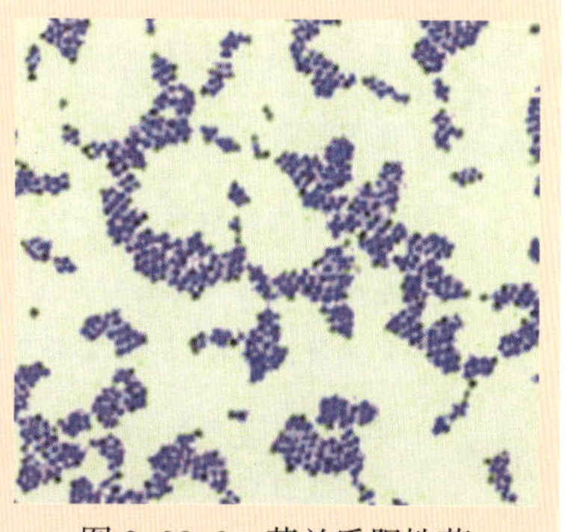 图3-20-3　革兰氏阳性菌 （放大倍数：1 000×）

主要步骤	技术要点
10. 观察结束后，转动物镜回旋器，移去标本片，用粗螺旋将载物台下降，用擦镜纸将油镜上的香柏油轻轻拭去。如镜头上的油已干，可用蘸少许二甲苯的擦镜纸擦拭，然后再用干净的擦镜纸将残留的二甲苯擦拭干净	注意油镜镜头的保养方法

［实验 PPT］

细菌的染色技术与形态观察

［注意事项］

1. 在涂片时，生理盐水要少，接种环挑取的菌苔一定要少，不宜多，并且涂布时菌膜要薄而均匀。

2. 固定标本时，切勿在火焰停留时间过长，以免过热使细菌变性。

3. 水洗时，切记不要对着菌膜处冲洗，水流自上而下冲洗。

4. 要掌握好染色时间，尤其是要注意控制脱色时间，脱色时间不宜过长或过短。

［实验评价］

实验评价见表 3–20–2。

表 3–20–2　细菌的染色技术与形态观察实验评价

项目名称	操作流程	分值	扣分及说明	备注
操作过程（70 分）	标本片的制作：涂片、干燥、固定	10		
	革兰氏染色过程：初染、媒染、脱色、复染	40		
	使用显微镜油镜对染色后的标本片镜检	10		
	通过油镜判断标本中的革兰氏阳性菌和革兰氏阴性菌	10		
实验后（10 分）	实验用品分类处理 显微镜油镜的保养，实验环境卫生	5 5		
综合评价（20 分）	实验者着装整洁，口罩、帽子佩戴规范 小组成员课前预习充分 实验中全员动手情况 整个实验操作标准、规范	3 3 4 10		

续表

项目名称	操作流程	分值	扣分及说明	备注
操作时间	____ 分钟			
总分		100		
得分				

（王　楠）

实验 3-21　细菌的分布及外界因素对细菌的影响

［工作情景］

患者，男性，28 岁。伤口化脓感染，经医院检查患者感染了金黄色葡萄球菌，在使用青霉素治疗时发现临床治疗效果欠佳，现需要进行药物敏感试验。

［实验目的］

1. 掌握微生物外环境与人体的分布情况，药物敏感试验的临床意义。

2. 熟悉消毒、灭菌的概念，常用的物理和化学消毒灭菌方法。

3. 能合理选择物理和化学消毒灭菌法进行消毒灭菌试验，学会药物敏感试验的操作方法，具备正确判断药物敏感试验结果的能力。

4. 培养学生合理用药的意识、实验操作中的生物安全观念，养成良好的生物安全意识，树立牢固的无菌观念。

［实验资源］

主要实验资源如图 3-21-1 所示。

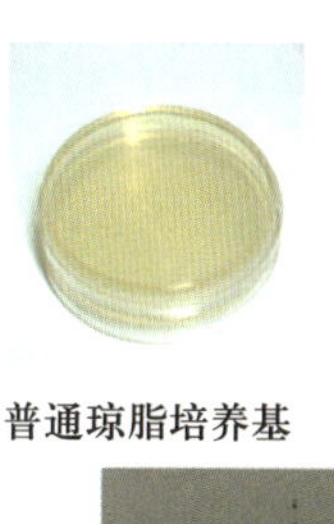
普通琼脂培养基

恒温培养箱

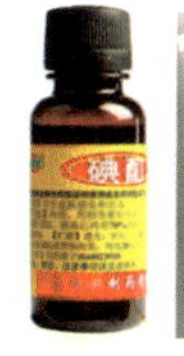
碘酊

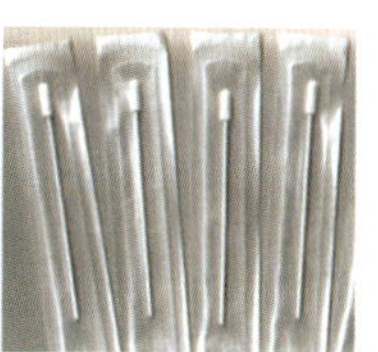
棉签

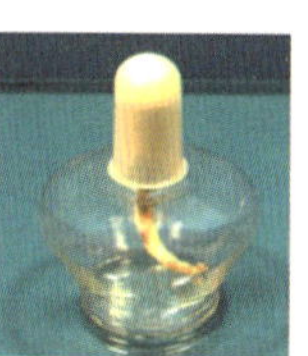
酒精灯

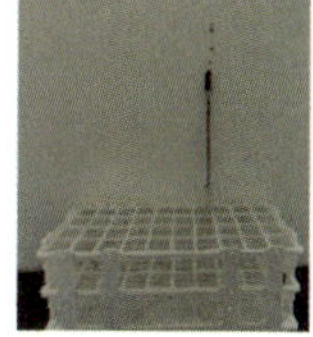
接种环

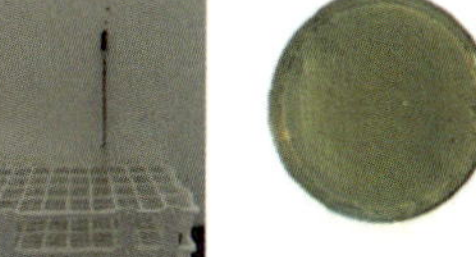
金黄色葡萄球菌

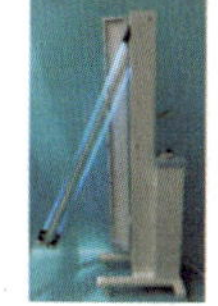
紫外灯

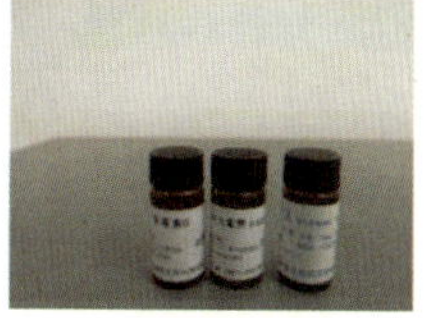
药敏纸片

图 3-21-1　主要实验资源

一、微生物的分布检查实验

1. 空气中微生物的检查　见表 3-21-1。

表 3-21-1　空气中微生物的检查实验方法

主要步骤	技术要点
1. 取无菌的普通琼脂平板 1 个，将盖打开，暴露于空气中 10 分钟	使用普通琼脂平板前一定先灭菌处理
2. 盖上，做好标记，置 37℃恒温培养箱，培养 18~24 小时后观察结果	注意培养时间，培养 18~24 小时后观察结果

2. 咽喉部微生物的检查（咳碟法）　见表 3-21-2。

表 3-21-2　咽喉部微生物的检查实验方法

主要步骤	技术要点
取无菌的普通琼脂培养基 1 个，将盖打开，置于距口腔 10 cm 处，用力咳嗽数次，然后盖好，置 37℃恒温培养箱，培养 18~24 小时后观察结果	掌握好口腔与普通琼脂培养基的距离

二、消毒灭菌试验

1. 皮肤的消毒试验　见表 3-21-3。

表 3-21-3　皮肤的消毒试验方法

主要步骤	技术要点
1. 取一个无菌的普通琼脂平板，用记号笔在普通琼脂平板底部平均划分为 3 格，并在普通琼脂平板注上 1、2、3	使用的普通琼脂平板前一定先灭菌处理
2. 可用未洗的手指先在普通琼脂平板底部标注的 1 号格表面轻轻按一个指印	在用手指按压平板时注意指甲不要划破普通琼脂表面
3. 用肥皂、流水洗手，用洗净的手指在普通琼脂平板底部标注的 2 号格表面轻轻按一个指印。普通琼脂平板底部标注的 3 号格区域作为对照，不做任何处理	注意手指要按压于平板标注的 2 号表面
4. 盖好培养皿盖，置 37℃温箱中培养 18~24 小时后观察结果	平板倒扣放置于培养箱中

2. 紫外线杀菌试验　见表 3-21-4。

表 3-21-4　紫外线杀菌试验方法

主要步骤	技术要点
1. 将接种环在酒精灯外焰进行灭菌，灭菌后，用接种环取一环葡萄球菌菌液，在一个无菌的普通琼脂平板上密集划线接种葡萄球菌，随后用无菌镊子夹一张无菌长方形纸片贴于普通琼脂平板中央	注意在平板接种葡萄球菌时接种环不要划破培养基表面，并且在连续划线接种时划线要均匀而致密
2. 将普通琼脂平板置于紫外线灯下 20~30 cm 处照射 30 分钟，照射结束后除去纸片，盖上盖子，注意除去的纸片丢于消毒液中或完全焚烧	紫外线的穿透力弱，在将平板置于紫外灯时注意不能有除实验需要以外的遮挡物
3. 将普通琼脂平板放入 37℃温箱中培养 18~24 小时后观察结果	平板倒扣放置于培养箱中

三、药物敏感试验（纸片扩散法）

药物敏感试验方法见表 3-21-5。

表 3-21-5　药物敏感试验方法

主要步骤	技术要点
1. 菌液制备　本实验所有操作在超净工作台中完成。从金黄色葡萄球菌 18~24 小时的营养琼脂平板纯培养中挑取单个菌落，接种于无菌的肉汤培养基，置于 37℃温箱中培养 4~6 小时	制备的菌液需要与标准比浊管比较，若菌液浓度过高，用无菌生理盐水矫正至与标准比浊管浊度相同
2. 细菌涂布　用灭菌的接种环从菌悬液中挑取细菌，然后密集地涂划于普通平板培养基上，可重复涂布 2~3 次，每次涂布时需要旋转平板约 60° 最后再沿平板边缘涂布一周，涂布结束后盖上培养皿盖子，在室温中干燥 3~5 分钟	注意在平板接种葡萄球菌时不要划破培养基表面，并且在连续划线接种时划线要均匀而致密
3. 张贴药敏纸片　用无菌镊夹取各种药敏纸片分别贴在涂有细菌的培养基表面，用镊尖压一下，使其贴平。注意一次贴好，贴好后的药敏纸片不得再次移动。待药敏纸片贴好后，盖上培养皿盖子 将贴好的药敏纸片的培养皿放置在 37℃恒温培养箱中培养 12 小时后观察结果	药敏纸片贴在有细菌的培养基表面时，需要用镊子的镊尖轻压一下，并且一次贴好后不得移动 注意在贴药敏纸片过程中，每张纸片中心间距大于等于 24 mm，纸片中心距平板边缘距离大于等于 15 mm。直径为 90 mm 的平板最多贴 6 张
4. 结果报告　若该细菌对某种抗生素敏感，则在该药敏纸片周围有一圈无细菌生长的区域，称抑菌环或抑菌圈。测量抑菌环直径的大小，查表即可得出细菌对该药物的敏感度。一般以敏感、中度敏感、耐药这三个等级报告结果，对毒副作用较大的药物只能以敏感和耐药这两个等级报告结果	用直尺准确测量抑菌圈直径

［实验 PPT］

细菌的分布及外界因素对细菌的影响

［注意事项］

1. 接种环每次使用前和使用结束后需要通过酒精灯外焰进行灭菌。

2. 在药物敏感试验中，注意在涂布时不要划破普通琼脂平板，并且涂布细菌时要均匀而致密。

3. 在药物敏感试验中，药敏纸片贴在有细菌的培养基表面时，需要用镊子的镊尖轻压一下，并且一次贴好后不得移动。

［实验评价］

实验评价见表 3-21-6。

表 3-21-6　细菌的分布及外界因素对细菌的影响实验评价

项目名称	操作流程	分值	扣分及说明	备注
操作过程（70 分）	空气中微生物的检查 (1) 取无菌的普通琼脂平板 1 个，将盖打开，暴露于空气中 10 分钟 (2) 盖上，做好标记，置 37℃恒温培养箱，培养 18~24 小时后观察结果	5 5		
	咽喉部微生物的检查（咳碟法） 取无菌的普通琼脂培养基 1 个，将盖打开，置于距口腔 10 cm 处，用力咳嗽数次，然后盖好，置 37℃恒温培养箱，培养 18~24 小时后观察结果	5		
	皮肤消毒试验 (1) 取一个无菌的普通琼脂平板，用记号笔在普通琼脂平板底部平均划分为 3 格，并在普通琼脂平板注上 1、2、3 (2) 可用未洗的手指先在普通琼脂平板底部标注的 1 号格表面轻轻按一个指印 (3) 用肥皂、流水洗手，用洗净的手指在平板底部标注的 2 号普通琼脂平板的表面轻轻按一个指印。平板底部标注的 3 号区域作为对照，不做任何处理 (4) 盖好培养皿盖，置 37℃恒温培养箱，培养 18~24 小时后观察结果	2 2 2 4		

续表

项目名称	操作流程	分值	扣分及说明	备注
操作过程（70分）	紫外线杀菌试验			
	(1) 取一个无菌的普通琼脂平板，用接种环密集划线接种葡萄球菌，用无菌镊子夹1张长方形纸片贴于普通琼脂平板中央	5		
	(2) 将普通琼脂平板置于紫外线灯下20~30 cm处照射30分钟，除去纸片，除去的纸片丢于消毒液中或完全焚烧	5		
	(3) 将普通琼脂平板放入37℃恒温培养箱，培养18~24小时后观察结果	5		
	药物敏感试验（纸片扩散法）			
	(1) 菌液制备	5		
	(2) 细菌涂布	5		
	(3) 张贴药敏纸片	10		
	(4) 结果报告：一般以敏感、中度敏感、耐药三个等级报告结果，对毒副作用较大的药物只能以敏感和耐药两个等级报告结果	10		
实验后（10分）	实验用品分类处理，做好实验器材的灭菌工作	5		
	实验器械清洗，清洁实验环境卫生	5		
综合评价（20分）	实验者着装整洁，口罩、帽子佩戴规范	3		
	小组成员课前预习充分	3		
	实验中全员动手，团队合作默契	4		
	整个实验操作标准、规范	10		
操作时间	____分钟			
总分		100		
得分				

（王　楠）

模块四　医学机能学实验

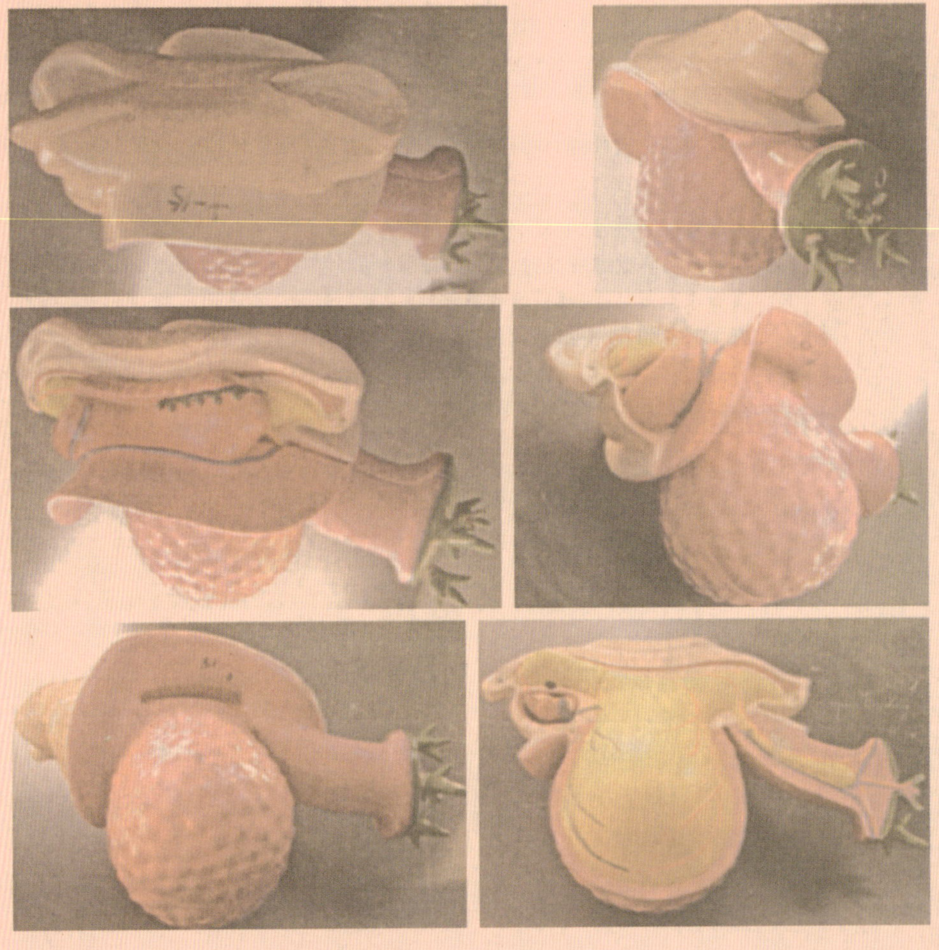

实验 4-1 用纸层析法分离、鉴定氨基酸

[实验目的]

1. 掌握纸层析法分离、鉴定氨基酸的原理。
2. 能够正确地计算比移值（*Rf*）。
3. 能够熟练运用纸层析法分离、鉴定氨基酸。
4. 培养学生的探索精神，求真求实的工作态度及严谨细致的职业素养。

[实验资源]

主要实验资源如图 4-1-1 所示。

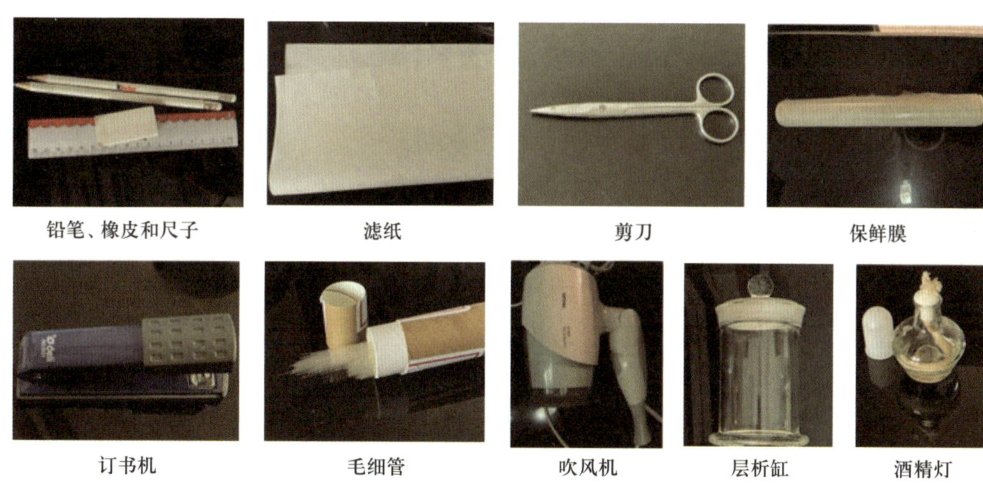

图 4-1-1 主要实验资源

[实验方法]

用纸层析法分离、鉴定氨基酸实验方法见表 4-1-1。

表 4-1-1 用纸层析法分离、鉴定氨基酸实验方法

主要步骤	技术要点
1. 量取 30 mL 层析溶剂于层析缸中，密闭，静置	
2. 戴好手套，在实验台上铺上一层保鲜膜	为使保鲜膜能与实验台面紧密贴合，可在保鲜膜下蘸少量水
3. 剪裁滤纸为 15 cm×15 cm 大小。在纸的一端距边缘 2 cm 处用铅笔轻画一条直线，在此直线上等距离分出几个点作为点样原点。在另一边，距边缘 1 cm 处用铅笔轻画一条直线，作为展层终点线	滤纸裁剪大小根据层析缸大小、点样点数量、点样点间距离等决定，并不固定此大小。 在直线上等距离分点时距离不可过近，过近会造成最后结果边缘不清，混在一起，分辨率下降

主要步骤	技术要点
4. 将毛细管的一端在酒精灯外焰上灼烧3~6秒,使毛细管变细	变细的这一端为点样端
5. 用毛细管将标准氨基酸和待测样品分别点在点样点上,每次点样后用电吹风冷风吹干,再点下一次,点样点直径不超过5 mm	点样点直径小于3 mm更佳,为保证点样半径足够小,应使毛细管内的液体高度低1 cm,迅速地点在滤纸上
6. 在标准氨基酸样下面用铅笔做好标记,标记该点的氨基酸名称	整个滤纸上的标记都应使用铅笔,避免油性笔对结果造成影响
7. 将点好样的滤纸两侧边缘对齐但不接触,卷成圆筒形,用订书钉固定	滤纸两侧一定要对齐,对齐与否会影响展层后溶剂前沿界线是否平直。也需注意滤纸边缘两侧不可接触
8. 将滤纸垂直放入盛有展层剂的层析缸中,迅速盖紧层析缸盖(点样点的一端朝下,展层剂液面需低于点样线1 cm)	滤纸垂直放入,不可与缸壁接触
9. 当溶剂前沿至展层终点线时,取出滤纸,将取出的滤纸用电吹风冷风吹干	
10. 在展层后的滤纸上用喷雾器均匀地喷上显色液,用电吹风吹干,即可显出各层析斑点	除用电吹风吹干外,也可放入100℃烘箱中烘烤5分钟,将滤纸烤干
11. 用铅笔将层析图谱上的斑点圈出,测量点样点到层析点中心的距离,计算各种标准氨基酸的*Rf*值,并根据样品分离的情况鉴定混合样品中氨基酸的组分	*Rf*=原点到层析点中心的距离/原点到终点线的距离

[实验PPT]

用纸层析法分离、鉴定氨基酸

[注意事项]

1. 要求实验全程佩戴一次性薄膜手套,实验全程在实验台上铺好的保鲜膜上进行。由于人的皮肤上含有含氮化合物,而实验台上可能未洗干净残留其他氨基酸,会沾染到滤纸上,对实验产生影响。

2. 展层开始时不要使样品浸入展层剂中。

3. 在未喷显色液前的步骤中,使用吹风机吹干时切忌用冷风吹干,以免温度过高使氨基酸变性。

[实验评价]

实验评价见表4-1-2。

表 4-1-2　用纸层析法分离、鉴定氨基酸实验评价

项目名称	操作流程	分值	扣分及说明	备注
操作过程(70分)	量取 30 mL 层析溶剂于层析缸中，密闭，静置	5		
	戴好手套，在实验台上铺上一层保鲜膜	5		
	剪裁滤纸为 15 cm×15 cm 大小 在纸的一端距边缘 2 cm 处用铅笔轻画一条直线，在此直线上等距离分出几个点作为点样原点。再在另一边，距边缘 1 cm 处铅笔轻画一条直线，作为展层终点线	5 5		
	将毛细管的一端在酒精灯外焰上灼烧 3~6 秒，使毛细管变细	5		
	用毛细管将标准氨基酸和未知样品分别点在点样点上，每次点样后用电吹风冷风吹干再点下一次，点样点直径不超过 5 mm	10		
	在标准氨基酸样下面用铅笔做好标记，标记该点的氨基酸名称	5		
	将点好样的滤纸两侧边缘对齐但不接触，卷成圆筒形，用订书钉固定	5		
	将滤纸垂直放入盛有展层剂的层析缸中，迅速盖紧层析缸盖(点样点的一端朝下，展层剂液面需低于点样线 1 cm)	5		
	当溶剂前沿至展层终点线时，取出滤纸，将取出的滤纸用电吹风冷风吹干	5		
	在展层后的滤纸上用喷雾器均匀喷上显色液，用电吹风吹干，即可显出各层析斑点	5		
	用铅笔将层析图谱上的斑点圈出，测量点样点到层析点中心的距离 计算各种标准氨基酸的 *Rf* 值，并根据样品分离的情况鉴定混合样品中氨基酸的组分	5 5		
实验后(10分)	实验用品分类处理 实验器械清洗，清洁实验环境卫生	5 5		
综合评价(20分)	实验者着装整洁 小组成员课前预习充分 实验中全员动手，团队合作默契 整个实验操作标准、规范	3 3 4 10		
操作时间	____ 分钟			
总分		100		
得分				

(任　捷)

实验 4-2　血清蛋白醋酸纤维薄膜电泳

[实验目的]

1. 掌握醋酸纤维薄膜电泳分离蛋白质的原理。

2. 了解醋酸纤维薄膜电泳分离血清蛋白的注意事项。

3. 能够熟练地运用醋酸纤维薄膜电泳法对血清蛋白质进行分离测定。

4. 提高学生在实验过程中的安全预防意识,培养学生事故发生后正确的应急处理能力,严谨细致的职业素养。

[实验资源]

主要实验资源如图 4-2-1 所示。

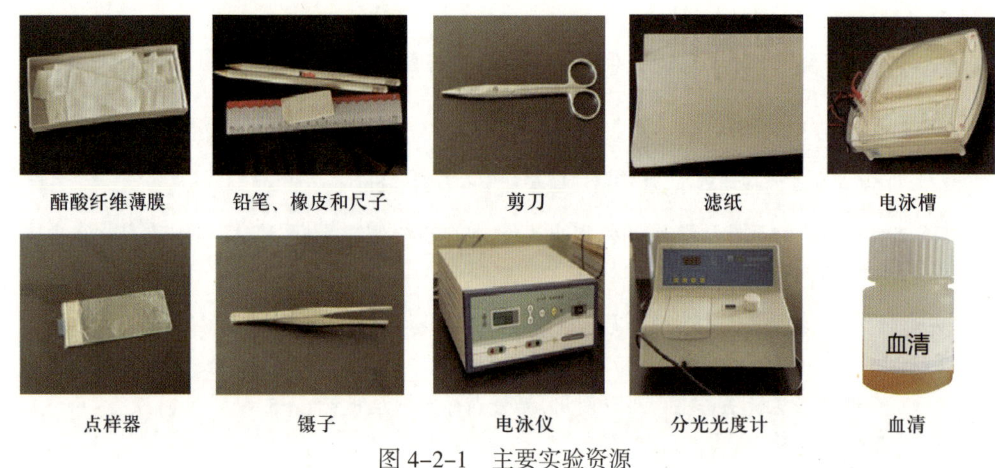

图 4-2-1　主要实验资源

[实验方法]

血清蛋白醋酸纤维薄膜电泳方法见表 4-2-1。

表 4-2-1　血清蛋白醋酸纤维薄膜电泳方法

主要步骤	技术要点
1. 在薄膜毛面一端 1.5 cm 处用铅笔画一道竖线,做点样标记,编号后将醋酸纤维薄膜浸泡在电泳缓冲液中 20~30 分钟。	浸泡应充分,膜上无白色斑点
2. 电泳槽倒入适量巴比妥 – 巴比妥钠缓冲液,剪裁滤纸,搭建 3~4 层滤纸盐桥	盐桥裁好后先放入缓冲液中充分浸泡,再搭建至电泳槽
3. 加样前取出薄膜,并用滤纸吸去表面过量液体	滤纸吸过量液体时不可过度,造成薄膜过干

续表

主要步骤	技术要点
4. 用加样器(如塑料片、盖玻片等),蘸取血清后,在画好的点样线处点样	点样应在醋酸纤维薄膜毛面
5. 将醋酸纤维薄膜光面朝上垂直放于电泳槽的支架上	放时薄膜点样线区域不可接触到盐桥或电泳槽支架,防止血清样本被沾染流失
6. 连接电泳槽和电泳仪,调节所需电压及通电时间,电泳仪开始工作	一般夏季约 45 分钟,冬季约 60 分钟
7. 待定时结束,关闭电源,取出薄膜浸泡于染液中,染色 5~10 分钟	
8. 染色结束后,将薄膜用 3% 醋酸漂洗液漂洗 3~4 遍。	漂洗至背景无色为止
9. 定量 (1) 洗脱法:将薄膜吸干,剪下各染色区带分别放入试管内,在无蛋白质的区带部分,剪一条与清蛋白区带同宽度的膜条,作为空白对照。洗脱液将分离成分洗脱下来,然后用比色法确定其相对含量 (2) 光密度计扫描法:吸去薄膜上的漂洗液,将薄膜浸入透明液 2~3 分钟,取出后以滚动方式平贴于洁净无划痕的载物玻璃上,将此玻璃片竖立片刻,除去一定量的透明液,置 90~100℃烘箱内,烘烤 10~15 分钟,取出冷却至室温。最后将已透明的薄膜放入全自动光密度计暗箱内,扫描分析	洗脱法定量时,若氨基黑 10B 染色,在清蛋白管内加 0.4 mol/L 氢氧化钠 6 mL(计算时吸光度乘以 2),其余各加 3 mL,充分振摇,置 37℃水浴 20 分钟,波长 600~620 nm,分光光度计比色,计算相对百分含量

[操作视频]

血清蛋白醋酸纤维薄膜电泳

[注意事项]

1. 从醋酸纤维薄膜泡入缓冲液开始,不可再用手直接接触醋酸纤维薄膜,可用镊子等工具进行操作,防止对薄膜造成污染。

2. 电泳仪通电工作中,不可打开电泳槽盖,不可用手或工具接触槽内薄膜等,防止触电,出现安全事故。

3. 蛋白质染色常用染液有氨基黑 10B、丽春红、考马斯亮蓝和溴酚蓝。

[实验评价]

实验评价见表 4-2-2。

表 4-2-2　血清蛋白醋酸纤维薄膜电泳实验评价

项目名称	操作流程	分值	扣分及说明	备注
操作过程(70 分)	在薄膜毛面一端 1.5 cm 处用铅笔画一道竖线，做点样标记，编号后将醋酸纤维薄膜浸泡在电泳缓冲液中 20~30 分钟	5 5		
	电泳槽倒入适量巴比妥－巴比妥钠缓冲液，剪裁滤纸，搭建 3~4 层滤纸盐桥	10		
	加样前取出薄膜，并用滤纸吸去表面过量液体	5		
	用加样器(如塑料片、盖玻片等)，吸取血清在画好的点样线处点样	5		
	将醋酸纤维薄膜光面朝上垂直放于电泳槽的支架上	5		
	连接电泳槽和电泳仪，调节所需电压及通电时间，电泳仪开始工作	5		
	待定时结束，关闭电源，取出薄膜浸泡于染液中，染色 5~10 分钟	5		
	染色结束后，将薄膜用 3% 醋酸漂洗液漂洗 3~4 遍	5		
	定量 (1) 洗脱法：洗脱分离蛋白质各组分，比色法确定蛋白质各组分相对含量。 (2) 光密度计扫描法：按照正确步骤使用光密度扫描仪对蛋白质进行定量扫描分析。	20		
实验后(10 分)	实验用品分类处理 实验器械清洗，实验环境卫生	5 5		
综合评价(20 分)	实验者着装整洁 小组成员课前预习充分 实验中全员动手，团队合作默契 整个实验操作标准、规范	3 3 4 10		
操作时间	____ 分钟			
总分		100		
得分				

（任　捷）

实验 4-3 温度对酶活性的影响

［实验目的］

1. 掌握温度对酶活性影响的原理。

2. 能够分析温度对酶活性影响的实验结果。

3. 能够熟练地操作实验步骤并得到准确结果。

4. 提高学生实验操作能力、分析能力，培养学生在小组实验中的团结协作精神，对工作负责的态度，爱岗敬业的职业素养。

［实验资源］

主要实验资源见图 4-3-1。

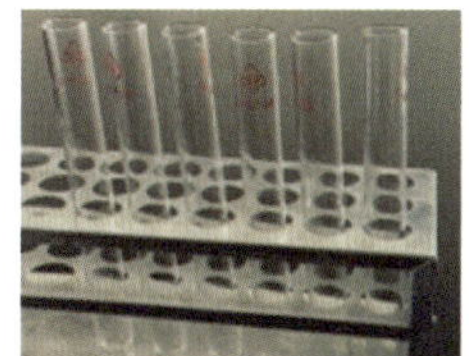

试管及试管架

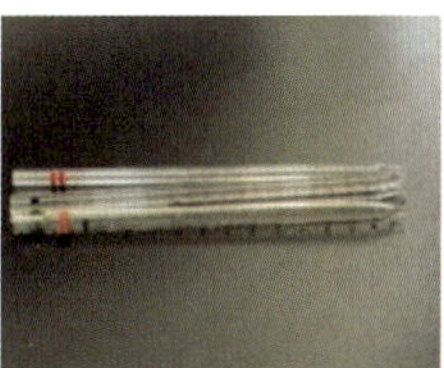

刻度吸管

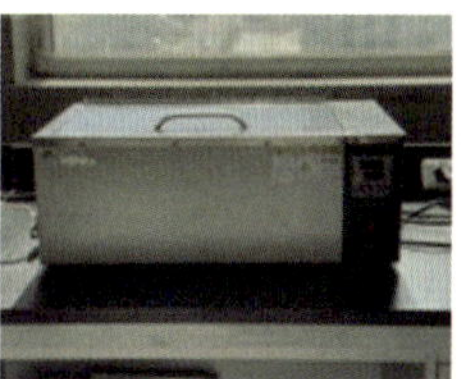

水浴箱

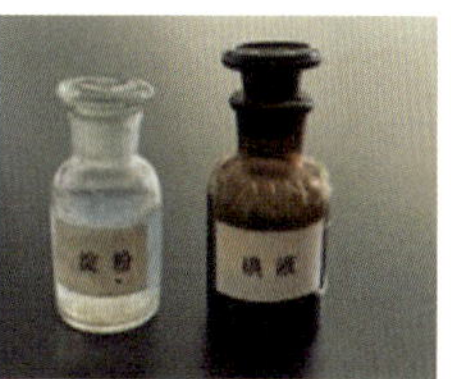

碘液及1%淀粉溶液

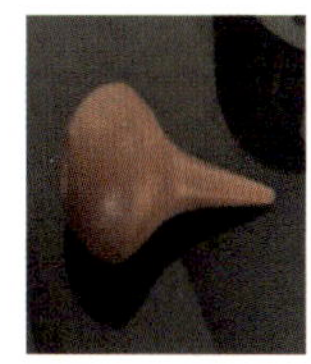

洗耳球

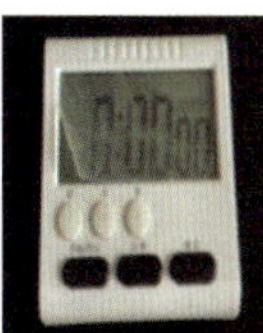

计时器

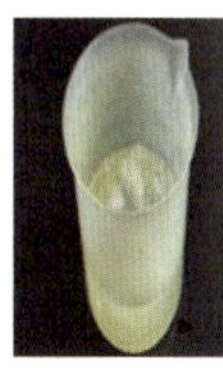

冰水混合物

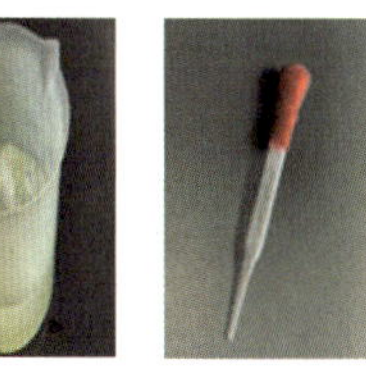

胶头滴管

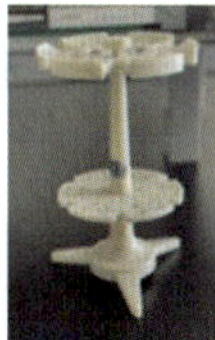

刻度吸管架

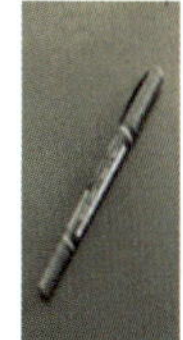

记号笔

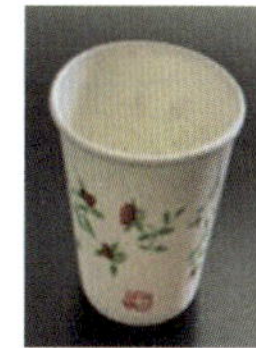

一次性纸杯

图 4-3-1 主要实验资源

［实验方法］

温度对酶活性的影响实验方法见表 4-3-1。

表 4-3-1 温度对酶活性的影响

主要步骤	技术要点
1. 制备新鲜的唾液淀粉酶：纸杯盛水漱口后，将蒸馏水含在口中 3~5 分钟，时间到后将口腔中分泌的唾液流入纸杯	制备时为保障制备人员安全健康，应用一次性新纸杯
2. 取 3 支干燥洁净试管，依次用记号笔编号为 1、2、3 号试管。	试管的洁净程度会影响实验结果，需要实验前规范清洁试管，干燥后备用
3. 使用刻度吸管各管分别加入 1% 的淀粉溶液 2 mL	需要规范使用刻度吸管，准确加入

续表

主要步骤	技术要点
4. 各管混匀后，将1号试管放入37℃恒温水浴箱保温5分钟，2号试管放入0℃冰水混合物烧杯保温5分钟，3号试管放入沸水水浴箱保温5分钟	沸水水浴箱中的水一直在蒸发，需要关注水浴时水浴箱液面应一直高于试管内液体液面
5. 水浴结束后，各管分别加入1 mL唾液淀粉酶溶液，混匀后，再次将1号试管放入37℃恒温水浴箱，2号试管放入0℃冰水混合物烧杯，3号试管放入沸水水浴箱，均保温8分钟	各管加唾液淀粉酶时要迅速，试管在室温下暴露时间过长会影响实验结果
6. 保温8分钟后取出，使用胶头滴管于各试管分别滴加1滴碘液，混匀后观察记录结果	碘液滴加时若附着在管壁上无法流下，可再补加1滴

［操作视频］

温度对酶活性的影响

［注意事项］

1. 要求0℃保温，可将冰水混合物放入烧杯，为0℃保温环境。
2. 此实验用到沸水水浴，在实验过程中要注意安全，小心沸水和水蒸气烫伤。

［实验评价］

实验评价见表4-3-2。

表4-3-2　温度对酶活性的影响实验评价

项目名称	操作流程	分值	扣分及说明	备注
操作过程（70分）	制备新鲜的唾液淀粉酶：纸杯盛水漱口后，将蒸馏水含在口中3~5分钟，时间到后将口腔中分泌唾液流入纸杯	10		
	取3支干燥洁净试管，依次用记号笔编号为1、2、3号试管	5		
	使用刻度吸管各管分别加入1%的淀粉溶液2 mL	13		
	各管混匀后 将1号试管放入37℃恒温水浴箱保温5分钟 2号试管放入0℃烧杯保温5分钟 3号试管放入沸水水浴箱保温5分钟	3 3 3 3		
	水浴结束后，各管再分别加入1 mL唾液淀粉酶溶液 混匀后，将各管再置原温度下再次保温8分钟	13 12		
	各管分别滴加1滴碘液，混匀后观察记录结果	5		

续表

项目名称	操作流程	分值	扣分及说明	备注
实验后（10 分）	实验用品分类处理 实验器械清洗，清洁实验环境卫生	5 5		
综合评价（20 分）	实验者着装整洁 小组成员课前预习充分 实验中全员动手，团队合作默契 整个实验操作标准、规范	3 3 4 10		
操作时间	____ 分钟			
总分		100		
得分				

（任　捷）

实验 4-4　反射弧分析

［实验目的］

1. 掌握脊蛙的概念，反射弧的组成，反射弧的完整性与反射活动的关系。

2. 能够独立制备脊蛙，观察并分析屈肌反射。

3. 培养学生用整体的观点看问题，培养动手操作能力和分析解决问题的能力。

［实验资源］

主要实验资源如图 4-4-1 所示。

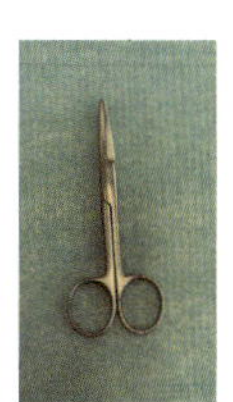
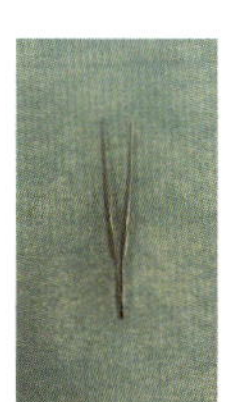
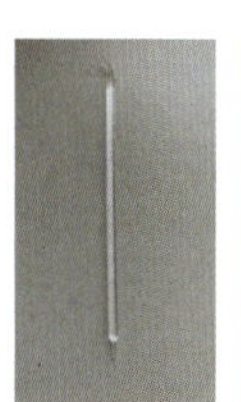
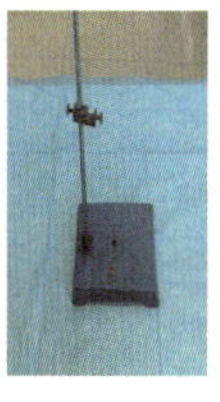
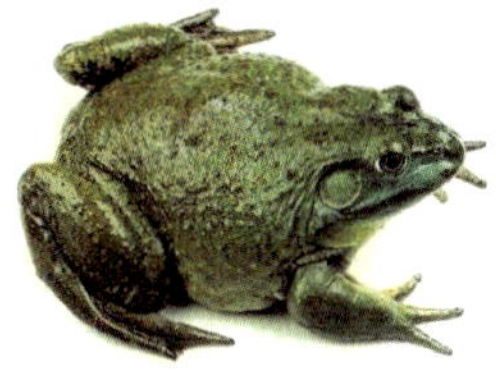

平皿　刺蛙针　手术剪　镊子　玻璃分针　铁架台　蛙

图 4-4-1　主要实验资源

［实验方法］

反射弧分析实验方法见表 4-4-1。

表 4-4-1　反射弧分析实验方法

主要步骤	技术要点
1. 脊蛙制备	取蛙一只，用刺蛙针垂直插入蛙的枕骨大孔，先左右横断脑和脊髓的联系，然后针尖从枕骨大孔进入颅腔，搅动刺蛙针，破坏脑组织
2. 实验观察	(1) 将浸有 1% 硫酸溶液的滤纸片贴于左后肢趾尖上，观察左后肢是否出现屈腿反射。待出现反应后，将右后肢浸于盛有清水的烧杯内，洗掉滤纸片和硫酸，用纱布擦干皮肤，下同 (2) 在左后肢趾关节上做一个环形皮肤切口，将切口以下的皮肤全部剥除干净，再用浸有 1% 硫酸溶液的滤纸片贴于该趾尖，观察该侧后肢的反应 (3) 将浸有 1% 硫酸溶液的滤纸片贴在蛙的右后肢皮肤上，观察右后肢有何反应 (4) 剪断右侧坐骨神经，再将浸有 1% 硫酸溶液的滤纸片贴于该趾尖，观察该侧后肢的反应 (5) 将浸有 1% 硫酸溶液的滤纸片贴在蛙的腹部观察肢体反应 (6) 以探针捣毁蛙的脊髓后再重复上一步骤，观察有何反应

［实验 PPT］

反射弧分析

［注意事项］

1. 剥脱脚趾皮肤要完全，若残留皮肤会影响实验结果。

2. 用浸有 1% 硫酸溶液的滤纸片贴于蛙的皮肤后，应迅速用自来水清洗，以清除皮肤上残存的硫酸，并用纱布擦干，以保护皮肤并防止冲淡硫酸溶液。

［实验评价］

实验评价见表 4-4-2。

表 4-4-2　反射弧分析实验评价

项目名称	操作流程	分值	扣分及说明	备注
操作过程（70 分）	制备脊蛙，将脊蛙悬挂在铁架台上	10		
	将浸有 1% 硫酸溶液的滤纸片贴于左后肢趾尖上，观察左后肢是否出现屈腿反射。清洗并擦干皮肤，下同	10		
	剥除左后肢趾关节皮肤，刺激并观察左后肢的反应	20		
	剪断右侧坐骨神经，刺激并观察该侧后肢的反应	10		
	刺激腹部并观察肢体反应	10		
	以探针捣毁脊髓后再重复上步骤，观察有何反应	10		

续表

项目名称	操作流程	分值	扣分及说明	备注
实验后 (10分)	实验用品分类处理 实验器械清洗,实验环境卫生	5 5		
综合评价 (20分)	实验者着装整洁,口罩、帽子佩戴规范 小组成员课前预习充分 实验中全员动手,团队合作默契 整个实验操作标准、规范	3 3 4 10		
操作时间	____ 分钟			
总分		100		
得分				

(李燕平　张承玉)

实验 4-5　坐骨神经 – 腓肠肌标本制备

[实验目的]

1. 熟悉坐骨神经沟的解剖位置,腓肠肌的位置和形态。

2. 学会生理学实验基本的组织分离技术;掌握制备蛙类坐骨神经 – 腓肠肌标本的方法。

3. 提高学生的动手能力,培养学生团结协作、严谨认真的职业素养。

[实验资源]

主要实验资源如图 4-5-1 所示。

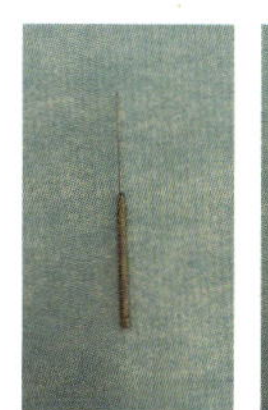
刺蛙针

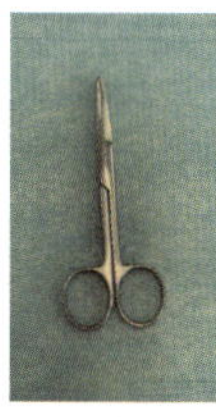
手术剪

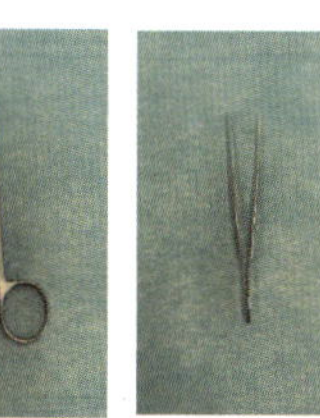
镊子

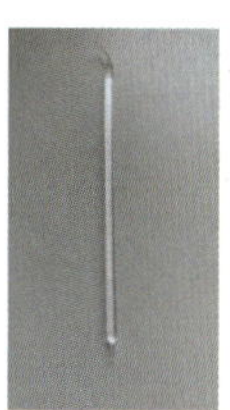
玻璃分针

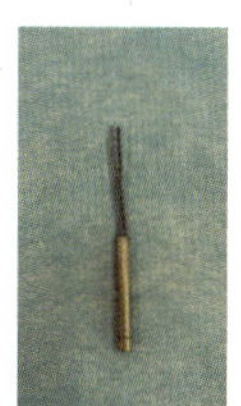
锌铜弓

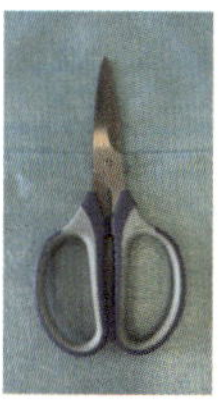
粗剪刀

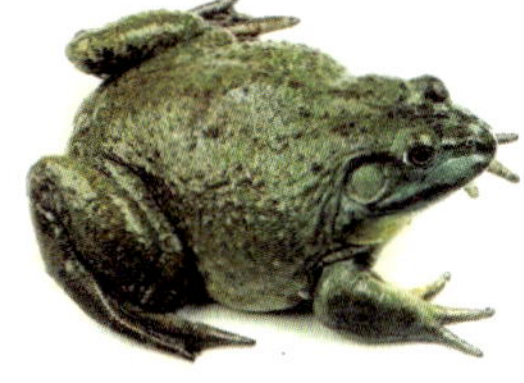
蛙

图 4-5-1　主要实验资源

[实验方法]

坐骨神经 – 腓肠肌标本制备实验方法见表 4-5-1。

表 4-5-1 坐骨神经－腓肠肌标本制备实验方法

主要步骤	技术要点
1. 破坏脑和脊髓	取蛙一只，先用清水清洗，左手握住蛙，示指压住头部前端，右手持刺蛙针从枕骨大孔垂直刺入，向前刺入颅腔，左右搅动破坏脑组织，将刺蛙针抽回，再向后刺入椎管捣毁脊髓
2. 剪除躯干上部及内脏	左手握住蛙的后肢，拇指压住骶骨，使其头、胸、内脏自然下垂，右手持粗剪刀，在骶髂关节上约 1 cm 处剪断脊柱，再用手术剪沿脊柱两侧剪开皮肤和肌肉，并将躯体前部及内脏剪除（注意不要损伤坐骨神经）
3. 剥皮	一只手握住脊柱断端，另一只手捏住皮肤向下剥掉全部后肢的皮肤，将标本放在盛有任氏液的培养皿中
4. 洗手，清洗器械	洗手，清洗剪刀等手术器械
5. 分离两腿	一手捏住髂骨，腹面向上，用粗剪刀沿脊柱正中线纵行剪开椎板，再从耻骨联合中央剪断
6. 制备坐骨神经－腓肠肌标本 (1) 分离坐骨神经 (2) 分离股骨及腓肠肌	分离坐骨神经。将标本固定，辨认坐骨神经沟及两侧的肌肉，剪掉周围的肌肉及结缔组织，分离坐骨神经，在近脊柱端坐骨神经下穿线结扎，从结扎线脊柱端将坐骨神经剪断，游离坐骨神经至腘窝 分离股骨及腓肠肌。从膝关节上剪掉大腿全部肌肉并将股骨刮净，在股骨中部剪去上段股骨。在腓肠肌远端分离肌腱并结扎，从结扎线远端剪断腓肠肌肌腱，游离腓肠肌，去掉后肢其余部分
7. 检查标本兴奋性	锌铜弓迅速接触坐骨神经，如腓肠肌发生收缩，则表示标本的兴奋性良好

[实验 PPT]

坐骨神经－腓肠肌标本制备

[注意事项]

1. 避免蛙体液和血液污染标本，避免压挤、损伤和用力牵拉标本，不可用金属器械触碰神经干。

2. 在操作过程中，应给神经和肌肉滴加任氏液，防止表面干燥，以免影响标本的兴奋性。

3. 标本制成后须放在任氏液中浸泡数分钟，使标本兴奋性稳定，再开始实验效果会较好。

[实验评价]

实验评价见表 4-5-2。

表 4-5-2　坐骨神经 - 腓肠肌标本制备实验评价

项目名称	操作流程	分值	扣分及说明	备注
操作过程（70 分）	破坏脑和脊髓	10		
	剪除躯干上部及内脏	10		
	剥皮	10		
	洗手，清洗器械	10		
	分离两腿	10		
	制备坐骨神经 - 腓肠肌标本	15		
	检查标本兴奋性	5		
实验后（10 分）	实验用品分类处理 实验器械清洗，清洁实验环境卫生	5 5		
综合评价（20 分）	实验者着装整洁，口罩、帽子佩戴规范 小组成员课前预习充分 实验中全员动手，团队合作默契 整个实验操作标准、规范	3 3 4 10		
操作时间	____ 分钟			
总分		100		
得分				

（张承玉　李燕平）

实验 4-6　刺激强度对骨骼肌收缩的影响

[实验目的]

1. 掌握刺激强度与骨骼肌收缩的关系以及阈刺激的概念。
2. 能够正确连接仪器设备，学会电刺激方法和肌肉收缩的记录方法。
3. 培养学生分析问题、解决问题的职业能力。

[实验资源]

主要实验资源如图 4-6-1 所示。

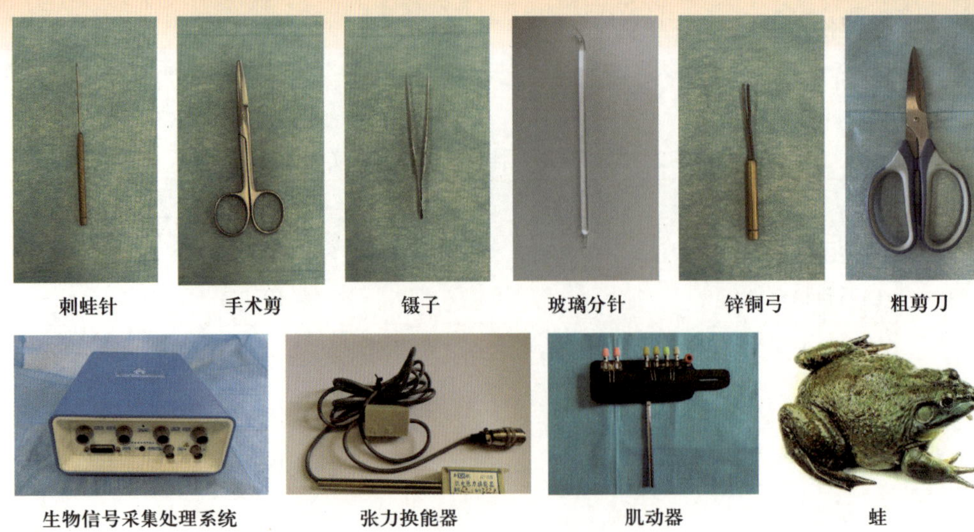

图 4-6-1　主要实验资源

[**实验方法**]

刺激强度对骨骼肌收缩的影响实验方法见表 4-6-1。

表 4-6-1　刺激强度对骨骼肌收缩的影响实验方法

主要步骤	技术要点
1. 坐骨神经－腓肠肌标本的制备（见前述）	破坏脑和脊髓 剪除躯干上部及内脏 剥皮 将手及用过的剪子、镊子等全部手术器械洗净，再进行下述步骤 分离两腿，将两腿浸入盛有任氏液的培养皿中 制备坐骨神经腓肠肌标本 用锌铜弓检查标本
2. 标本安放与实验装置连接 (1) 标本安放 (2) 实验装置连接	标本安放。将标本的股骨干插入肌动器的固定孔中，拧紧固定螺丝，将腓肠肌的牵拉线与张力换能器的悬梁臂连接，调节张力换能器和肌动器至牵拉线与水平面垂直，并使腓肠肌处于自然拉长状态，将坐骨神经干搭放于刺激电极上 实验装置连接。将张力换能器的输出插头与系统的信号输入接口相连接；电极的线路与刺激输出插孔相连接。打开计算机，启动生物信号采集处理系统，进入“刺激强度对骨骼肌收缩的影响”实验
3. 找出阈刺激及最适刺激强度 (1) 找出阈刺激强度 (2) 找出最适刺激强度	找出阈刺激强度。调整实验参数，启动刺激按钮，从 0.01 V 开始对肌肉施加刺激，观察肌肉有无反应，后将刺激强度逐渐增大，至刚能观察到肌肉收缩 找出最适刺激强度。继续增大刺激强度直至连续 3~4 个肌肉收缩曲线的幅度不再随着刺激增高而变化

[实验 PPT]

刺激与反应

[注意事项]

1. 整个实验过程中要不断地给标本滴加任氏液，防止标本干燥，保持其兴奋性。

2. 避免压挤、损伤和用力牵拉标本，不可用金属器械触碰神经干。

3. 刺激之后必须让标本休息 30 秒至 1 分钟。实验过程中标本的兴奋性会发生改变，因此还要抓紧时间进行实验。

[实验评价]

实验评价见表 4-6-2。

表 4-6-2　刺激强度对骨骼肌收缩的影响实验评价

项目名称	操作流程	分值	扣分及说明	备注
操作过程（70 分）	破坏脑脊髓 剪除躯干上部及内脏 剥皮 将手及用过的剪子、镊子等全部手术器械洗净，再进行下述步骤 分离两腿，将两腿浸入盛有任氏液的培养皿中 制备坐骨神经 - 腓肠肌标本 用锌铜弓检查标本兴奋性	5 5 5 5 5 5 5		
	标本安放 实验装置连接	10 10		
	找出阈刺激强度 找出最适刺激强度	10 5		
实验后（10 分）	实验用品分类处理 实验器械清洗，清洁实验环境卫生	5 5		
综合评价（20 分）	实验者着装整洁，口罩、帽子佩戴规范 小组成员课前预习充分 实验中全员动手，团队合作默契 整个实验操作标准、规范	3 3 4 10		
操作时间	____ 分钟			
总分		100		
得分				

（张承玉　李燕平）

试验 4-7　红细胞渗透脆性试验

［工作情景］

王某，女性，46 岁。需要做红细胞渗透脆性试验。

［试验目的］

1. 掌握红细胞渗透脆性的概念及影响因素。

2. 学会红细胞渗透脆性的测试方法，能够分析细胞外液渗透压对细胞正常形态与功能的影响。

3. 培养学生认真观察、耐心细致的工作态度。

［试验资源］

主要试验资源如图 4-7-1 所示。

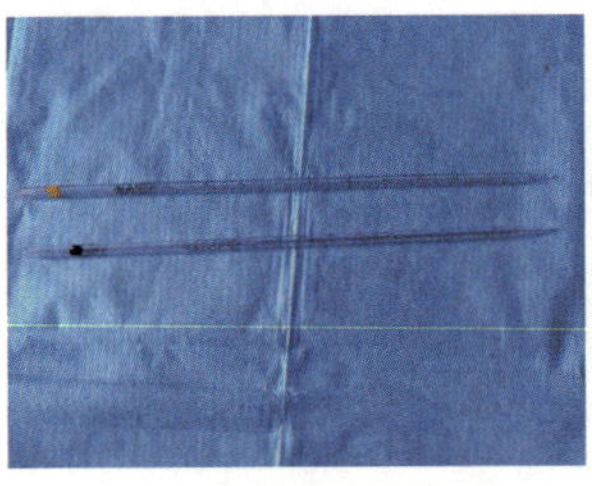
吸量管

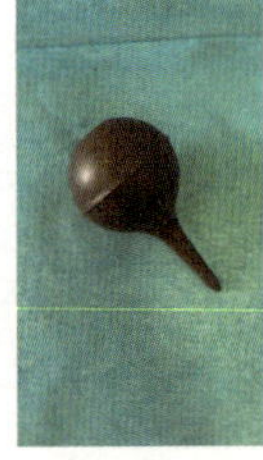
吸耳球

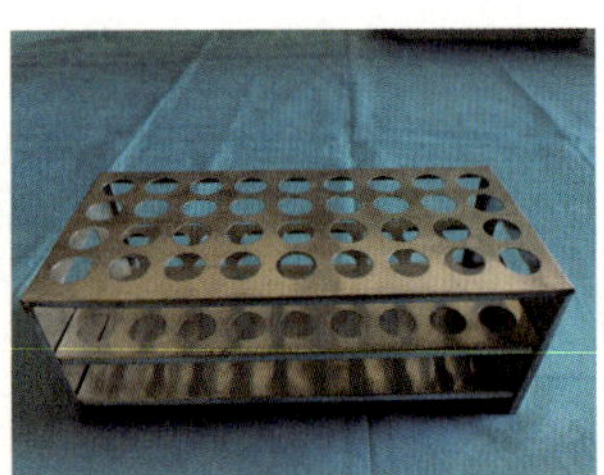
试管架

图 4-7-1　主要实验资源

［试验方法］

红细胞渗透脆性试验见表 4-7-1。

表 4-7-1　红细胞渗透脆性试验方法

<table>
<tr><th>主要步骤</th><th>技术要点</th></tr>
<tr><td>1. 制备不同浓度的氯化钠溶液
(1) 试管编号
(2) 溶液配制</td><td>(1) 试管编号：取 6 支口径相同、干净的小试管，编号排列在试管架上
(2) 溶液配制：用 1% 氯化钠溶液和蒸馏水配制成 6 种不同浓度的氯化钠溶液 2 mL，分别放置于 6 个试管中
<table>
<tr><td>试管号 / 试剂</td><td>1
0.7%</td><td>2
0.6%</td><td>3
0.5%</td><td>4
0.45%</td><td>5
0.4%</td><td>6
0.3%</td></tr>
<tr><td>1%NaCl
(mL)</td><td>1.4</td><td>1.2</td><td>1.0</td><td>0.9</td><td>0.8</td><td>0.6</td></tr>
<tr><td>蒸馏水(mL)</td><td>0.6</td><td>0.8</td><td>1.0</td><td>1.1</td><td>1.2</td><td>1.4</td></tr>
</table></td></tr>
<tr><td>2. 脆性测试</td><td>(1) 抗凝血的制备：采末梢血数滴加入盛有 1% 肝素的试管混匀，制成抗凝血备用
(2) 向 6 支试管中各滴加抗凝血一滴，轻轻摇匀，静置 1~2 小时</td></tr>
<tr><td>3. 结果观察(图 4-7-2)</td><td>未发生溶血：溶液上层无色透明，下层混浊红色
部分溶血：溶液上层透明淡红色，下层混浊红色
全部溶血：溶液呈全透明红色</td></tr>
</table>

未发生溶血：溶液上层无色透明，下层混浊红色

部分溶血：溶液上层透明淡红色，下层混浊红色

全部溶血：溶液呈全透明红色

图 4-7-2　试验结果观察

［试验 PPT］

红细胞渗透脆性试验

［注意事项］

1. 试管要干燥，加抗凝血的量要一致，只加一滴。
2. 轻轻混匀，减少机械振动，避免人为溶血。
3. 抗凝剂最好为肝素，其他抗凝剂可改变溶液的渗透性。
4. 配置不同浓度的氯化钠溶液时，应力求准确无误。

［试验评价］

试验评价见表 4-7-2。

表 4-7-2　红细胞渗透脆性试验评价

项目名称	操作流程	分值	扣分及说明	备注
操作过程（70 分）	取口径相同的干净小试管 6 支，编号排列在管架上 配制不同浓度的氯化钠溶液	10 20		
	采末梢血制备抗凝血 向 6 支试管中各滴加抗凝血一滴，轻轻摇匀，静置 1~2 小时，进行脆性测试	15 15		
	试验结果观察与判断	10		
试验后（10 分）	试验用品分类处理 试验器械清洗，清洁试验环境卫生	5 5		

续表

项目名称	操作流程	分值	扣分及说明	备注
综合评价(20分)	试验者着装整洁,口罩、帽子佩戴规范 小组成员课前预习充分 试验中全员动手,团队合作默契 整个试验操作标准、规范	3 3 4 10		
操作时间	____ 分钟			
总分		100		
得分				

(张承玉　李燕平)

试验 4-8　出血时间和凝血时间测定

[工作情景]

李某,女性,25 岁。需要做出血时间和凝血时间测定。

[试验目的]

1. 掌握出血时间和凝血时间的概念和正常值。
2. 学会测定出血时间、凝血时间的方法,能够分析结果。
3. 树立严谨的工作作风,培养关心关爱病患的职业精神。

[试验资源]

主要试验资源如图 4-8-1 所示。

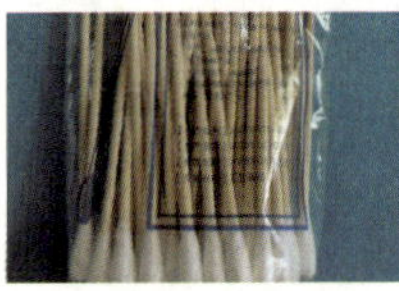
消毒棉签

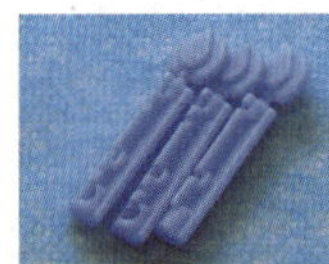
采血针

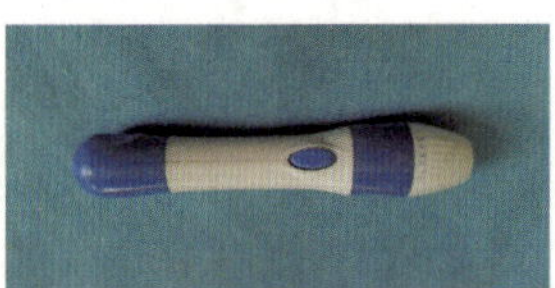
采血笔

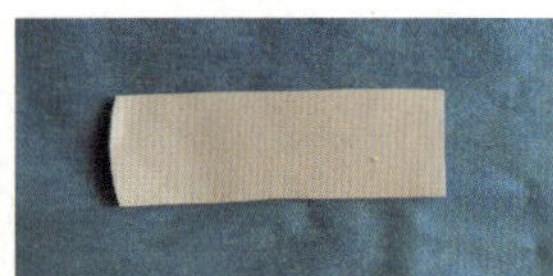
滤纸条

图 4-8-1　主要试验资源

[试验方法]

出血时间和凝血时间测定试验方法见表 4-8-1。

表 4-8-1　出血时间和凝血时间测定试验方法

主要步骤	技术要点
1. 出血时间测定	(1) 以 75% 酒精棉球消毒末节指端，酒精挥发后，用一次性采血针快速刺入皮肤 2~3 mm，让血自然流出，立即记下时间 (2) 每间隔 30 秒用滤纸条吸去流出的血液，使滤纸上的血点依次排列，直到无血液流出为止，记录时间 (3) 计算开始出血至停止出血所用时间，或以滤纸条上血点数除以 2，即为出血时间
2. 凝血时间测定	(1) 以 75% 酒精棉球消毒末节指端后，用一次性采血针快速刺入皮肤 2~3 mm，用玻璃片接下自然流出的第一滴血，立即记下时间 (2) 每隔 30 秒用针尖挑血滴一次，至能挑起纤维细丝，记下时间。从开始流血到挑起细纤维丝的时间即为凝血时间

［试验 PPT］

出血时间和凝血时间测定

［注意事项］

1. 采血针应锐利，让血自然流出，不可挤压。刺入深度要适宜，如果过深，组织受损过重，反而会使凝血时间缩短。

2. 针尖挑血时应朝一个方向横穿直挑，勿多方向挑动和挑动次数过多，以避免破坏纤维蛋白网状结构，造成不凝血假象。

［试验评价］

试验评价见表 4-8-2。

表 4-8-2　出血时间和凝血时间测定试验评价

项目名称	操作流程	分值	扣分及说明	备注
操作过程（70 分）	消毒末节指端，用采血针快速刺入皮肤 2~3 mm，让血自然流出，立即记下时间	20		
	每间隔 30 秒用滤纸条吸去流出的血液，使滤纸上的血点依次排列，直到无血液流出为止，记录时间	10		
	计算出血时间	10		
	消毒末节指端后，用采血针快速刺入皮肤 2~3 mm，自然流出的第一滴血滴在载玻片上，立即记下时间	10		
	每隔 30 秒用针尖挑血滴一次，至能挑起纤维细丝，记下时间	10		
	计算凝血时间	10		

续表

项目名称	操作流程	分值	扣分及说明	备注
试验后（10分）	试验用品分类处理 试验器械清洗，清洁试验环境卫生	5 5		
综合评价（20分）	试验者着装整洁，口罩、帽子佩戴规范 小组成员课前预习充分 试验中全员动手，团队合作默契 整个实验操作标准、规范	3 3 4 10		
操作时间	____分钟			
总分		100		
得分				

（张承玉　李燕平）

试验 4-9　ABO 血型鉴定

［工作情景］

李某，女性，25 岁。需要做 ABO 血型鉴定，请为其测定 ABO 血型。

［试验目的］

1. 掌握 ABO 血型分型及鉴定原理。
2. 学会用已知标准血清鉴定 ABO 血型的方法，理解血型检验在输血中的重要性。
3. 培养学生公益献血的意识，严格执行无菌操作规程。

［试验资源］

主要试验资源如图 4-9-1 所示。

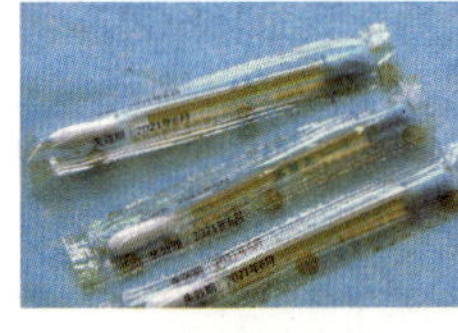
安尔典消毒棉签

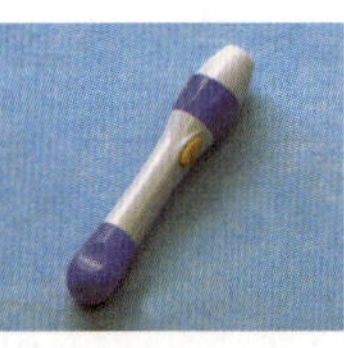
采血笔

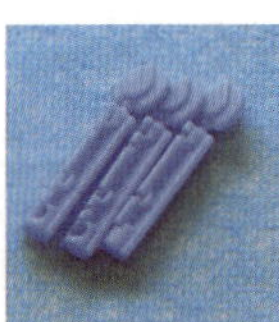
采血针

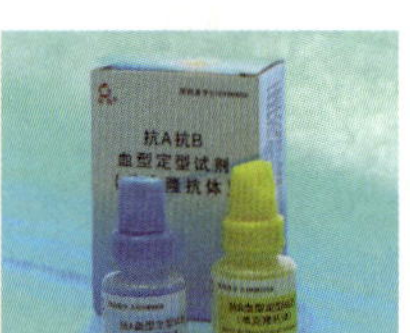

血型定型试剂

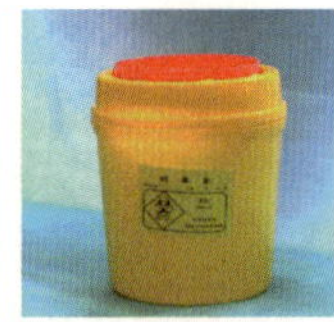
利器盒

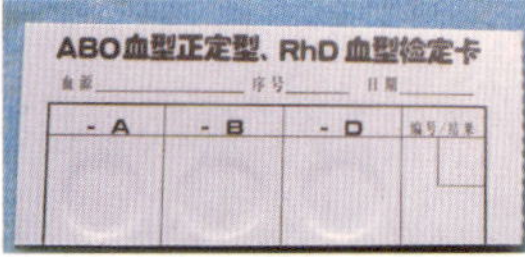

血型检定卡

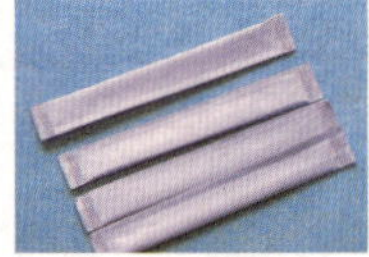
消毒牙签

图 4-9-1　主要试验资源

[试验方法]

ABO 血型鉴定试验方法见表 4-9-1。

表 4-9-1　ABO 血型鉴定试验方法

主要步骤	技术要点
1. 取双凹血型检定卡一张	凹面相上，放置于操作台上
2. 在 A 端和 B 端的凹面中分别滴上相应标准血清少许	血清量要适当，不宜过多也不宜过少
3. 采血，分别与含抗 A 和抗 B 凝集素的标准血清混合，观察有无凝集现象	(1) 用安尔碘消毒棉签消毒无名指末节指腹，注意消毒顺序，从中间开始向周边消毒 (2) 用采血针刺破指端，力度要适当，不宜过深，也不宜过浅 (3) 用消毒后的牙签的一端刮取少量血液与含抗 A 凝集素的标准血清混匀，再用另一端刮取少量血液与含抗 B 凝集素的标准血清混匀 (4) 放置 1~2 分钟后，肉眼观察有无凝集现象。如需要 30 分钟后再在显微镜下观察
4. 根据凝集现象的有无判断血型（图 4-9-2）	抗A 抗B 抗A 抗B A型 AB型 B型 O型 图 4-9-2　ABO 血型鉴定

[试验 PPT]

ABO 血型鉴定

[注意事项]

1. 指端、采血针和牙签务必做好消毒，做到一人一针，不能混用。

2. 消毒部位自然风干后再采血，血液容易聚集成滴，便于取血。取血不宜过少，以免影响观察。

3. 采血后要迅速与标准血清混匀，以防血液凝固。

[试验评价]

试验评价见表 4-9-2。

表 4-9-2　ABO 血型鉴定试验评价

项目名称	操作流程	分值	扣分及说明	备注
操作过程(70 分)	取双凹血型检定卡一张	5		
	在 A 端和 B 端的凹面中分别滴上相应标准血清少许	5		
	消毒 采血 分别与含抗 A 和抗 B 凝集素混合 观察有无凝集	15 10 15 10		
	根据凝集现象的有无判断血型	10		
试验后(10 分)	试验用品分类处理 试验器械清洗,清洁实验环境卫生	5 5		
综合评价(20 分)	试验者着装整洁,口罩、帽子佩戴规范 小组成员课前预习充分 试验中全员动手,团队合作默契 整个试验操作标准、规范	3 3 4 10		
操作时间	____ 分钟			
总分		100		
得分				

（李燕平　罗　萍）

实验 4-10　在体蛙心波动观察

［实验目的］

1. 掌握心脏起搏点及自律性。
2. 学会利用结扎方法来观察蛙心起搏点及心脏不同部位自律性的高低。
3. 培养学生珍惜生命、尊重生命、热爱生命,具有严谨的科学态度。

［实验资源］

主要实验资源如图 4-10-1 所示。

［实验方法］

在体蛙心波动观察见表 4-10-1。

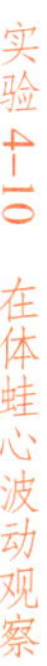

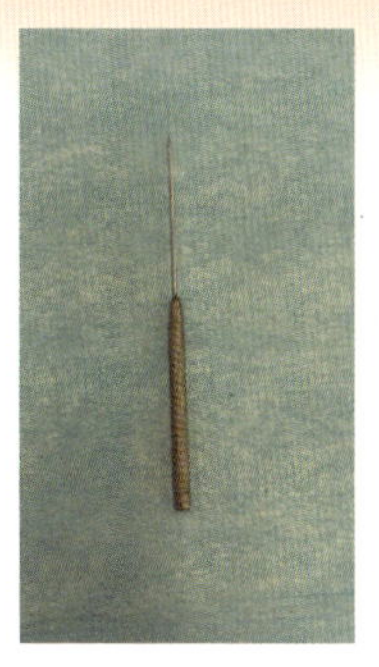
刺蛙针

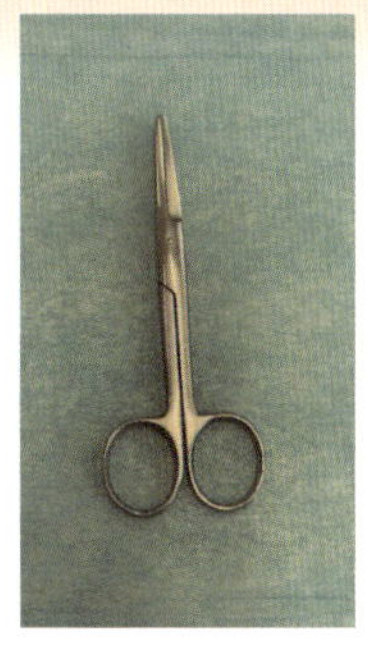
手术剪

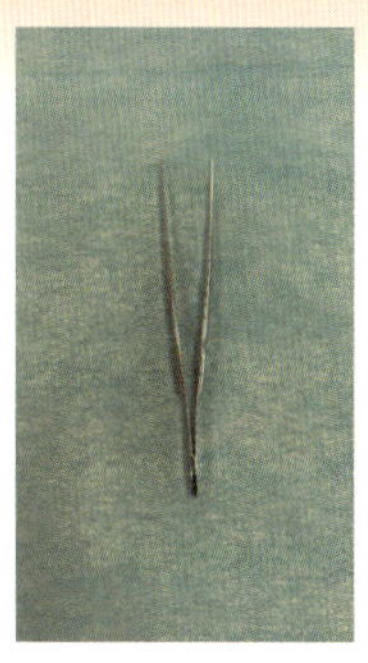
镊子

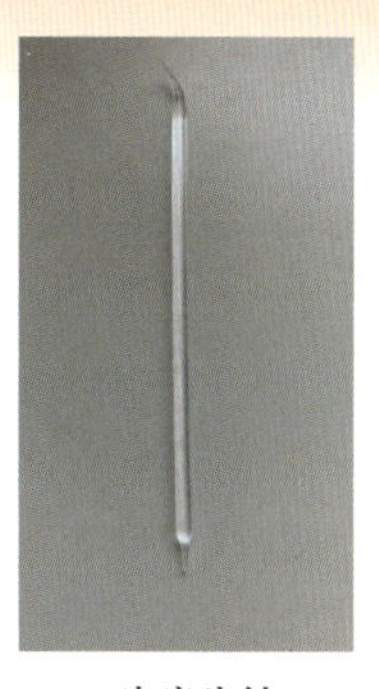
玻璃分针

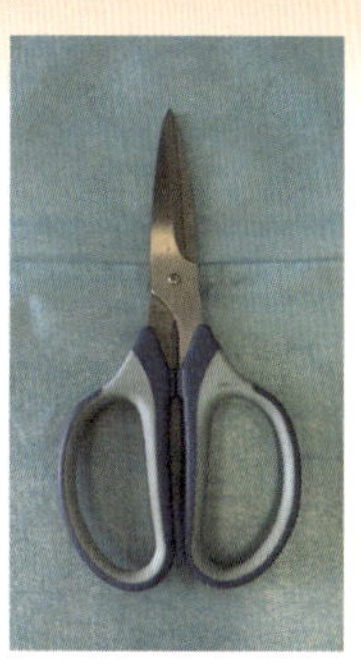
粗剪刀

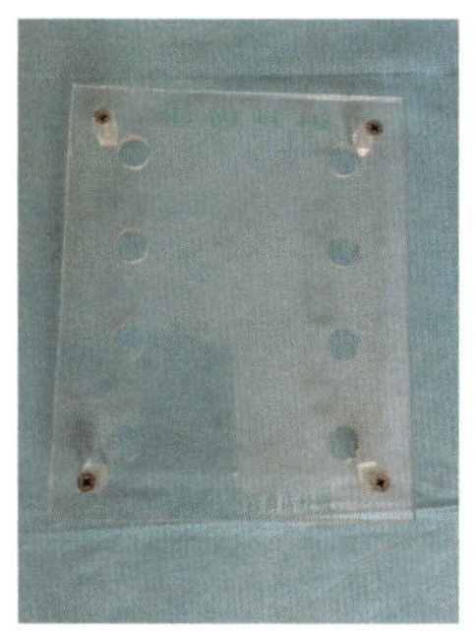
蛙板

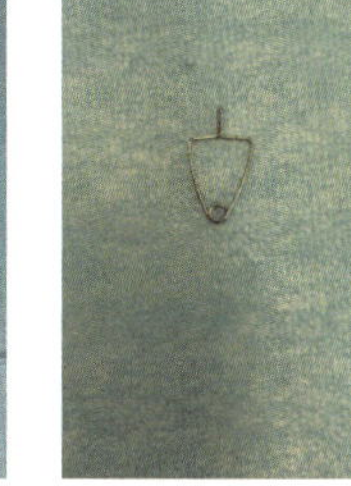
蛙心夹

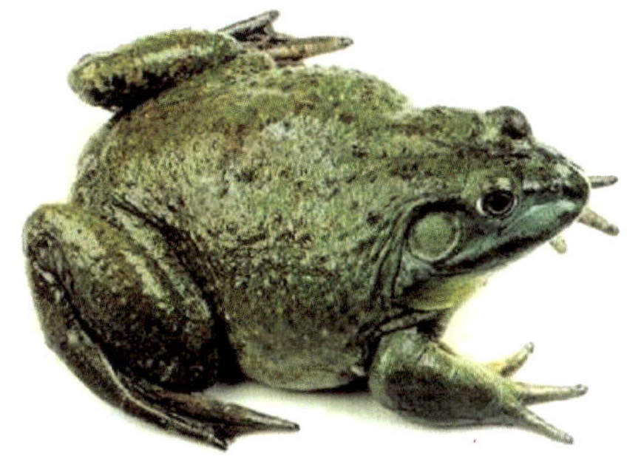
蛙

图 4–10–1　主要实验资源

表 4–10–1　在体蛙心波动观察实验方法

主要步骤	技术要点
1. 取蛙 1 只，暴露心脏	取蛙 1 只，破坏脑和脊髓，将蟾蜍仰卧固定于蛙板上 从剑突下将皮肤向左右锁骨外侧方向剪开，并向头端掀开皮肤。用镊子提起剑突，在胸骨下端的腹肌上剪一小口，剪刀紧贴胸壁沿皮肤切口方向剪开肌肉，使创口呈倒三角形，剪去胸壁 小心剪开心包，暴露心脏
2. 识别静脉窦、心房和心室	仔细观察、识别静脉窦、心房和心室，记录其跳动的顺序和各自跳动的频率
3. 观察窦房沟结扎后，心脏各部分跳动节律变化	在主动脉干与上下腔静脉之间穿线备用，在静脉窦和心房交界处找到窦房沟，并结扎 观察心脏各部分跳动节律变化，并计数每分钟跳动次数
4. 比较结扎前后改变	待心房和心室跳动恢复后，再分别计数其跳动次数。比较结扎前后的改变情况
5. 在心房和心室交界处结扎，观察心脏各部分跳动节律变化	在心房和心室交界处（房室沟）结扎，观察心脏各部分跳动节律变化，并计数跳动次数

［实验 PPT］

在体蛙心波动观察

［注意事项］

1. 结扎窦房沟时，结扎线应尽量靠近心房端，以免伤及静脉窦；结扎要紧，以完全阻断静脉窦与心房间的传导；同时，注意心房侧无静脉窦组织残留。

2. 结扎后，注意观察心脏各部分节律性活动情况及先后顺序。

3. 应经常用任氏液湿润心脏。

4. 蛙心夹夹住心尖部肌肉不宜过多，次数尽量少，防止心室出血。

［实验评价］

实验评价见表 4–10–2。

表 4–10–2　在体蛙心波动观察实验评价

项目名称	操作流程	分值	扣分及说明	备注
操作过程（70 分）	取蛙 1 只，破坏脑和脊髓，将蛙仰卧固定于蛙板上	10		
	剪开皮肤，剪开胸壁，剪去倒三角形胸壁	10		
	剪开心包，暴露心脏	10		
	观察、识别静脉窦、心房和心室，记录其跳动频率	10		
	找到窦房沟，并结扎	10		
	观察各部位跳动节律，并计数每分钟跳动次数	5		
	待心房和心室跳动恢复后，再分别计数其跳动次数。比较结扎前后改变情况	5		
	找到房室沟并结扎，观察心脏各部分跳动节律，并计数跳动次数	10		
实验后（10 分）	实验用品分类处理	5		
	实验器械清洗，清洁实验环境卫生	5		
综合评价（20 分）	实验者着装整洁，口罩、帽子佩戴规范	3		
	小组成员课前预习充分，实验中全员动手，团队合作默契	3		
	善待医学实验动物，尊重生命	4		
	整个实验操作标准、规范	10		

续表

项目名称	操作流程	分值	扣分及说明	备注
操作时间	____ 分钟			
总分		100		
得分				

（蔡凤英　李燕平）

实验 4-11　期前收缩和代偿间歇

［实验目的］

1. 熟悉心肌兴奋性周期性变化的特征。

2. 通过观察在心脏活动的不同时期给予刺激后的反应，了解期前收缩和代偿间歇。

3. 提高学生科学推理和判断能力，培养学生的观察能力、分析能力和解决问题的能力。

［实验资源］

主要实验资源如图 4-11-1 所示。

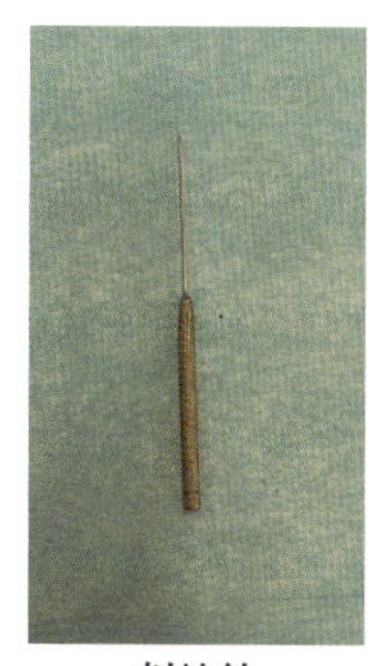
刺蛙针

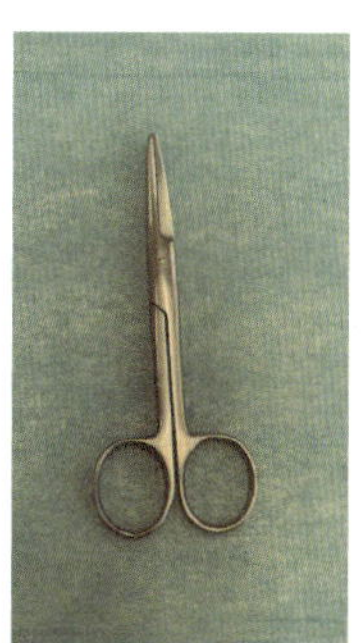
手术剪

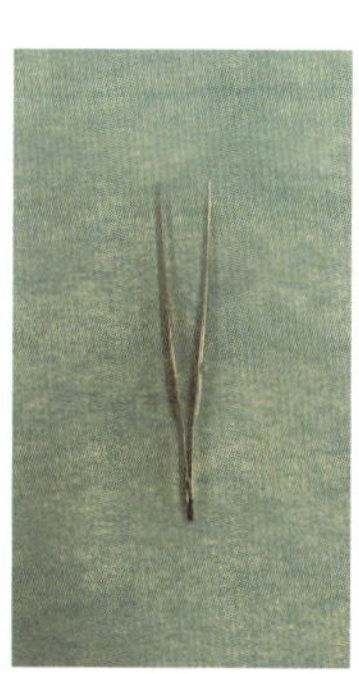
镊子

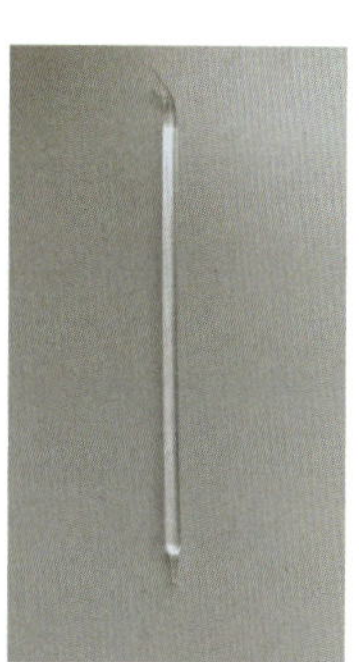
玻璃分针

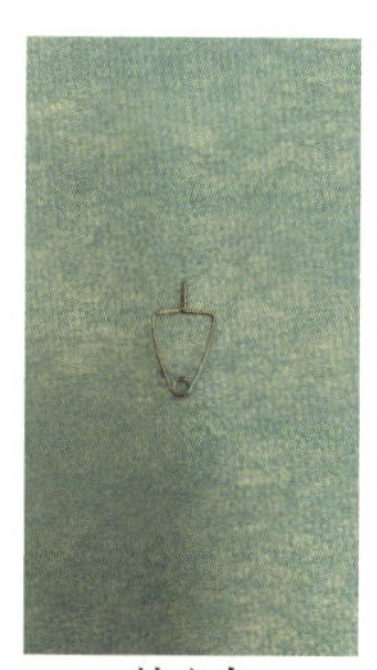
蛙心夹

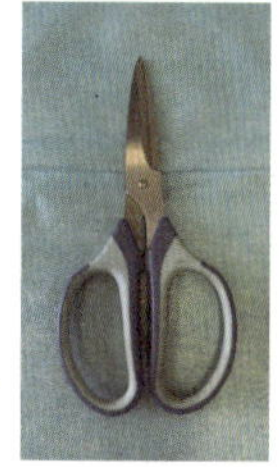
粗剪刀

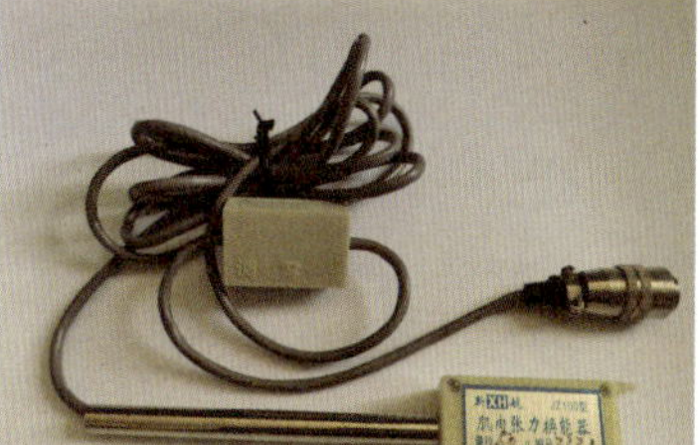
张力换能器

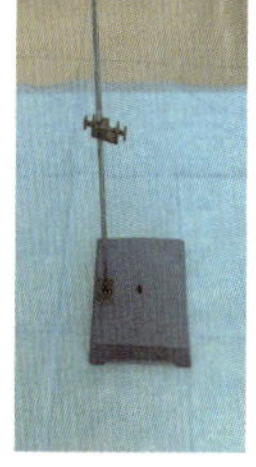
铁架台

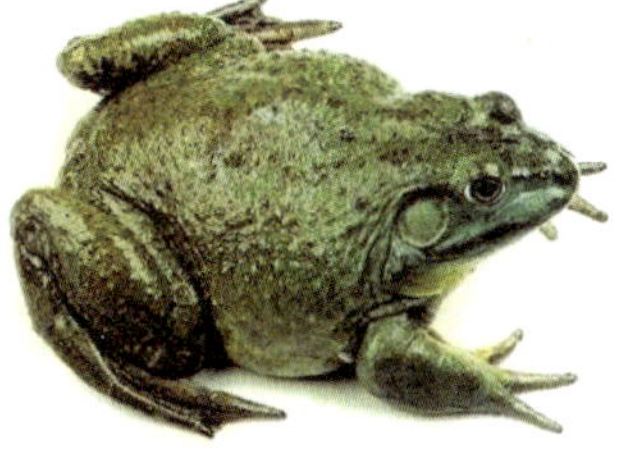
蛙

图 4-11-1　主要实验资源

［实验方法］

期前收缩和代偿间歇实验方法见表 4-11-1。

表 4-11-1 期前收缩和代偿间歇实验方法

主要步骤	技术要点
1. 取 1 只蛙，暴露心脏	取蛙 1 只，破坏脑和脊髓，将蛙仰卧固定于蛙板上 从剑突下将皮肤向左右锁骨外侧方向上剪开，并向头端掀开皮肤。用镊子提起剑突，在胸骨下端的腹肌上剪一小口，剪刀紧贴胸壁，沿皮肤切口方向剪开肌肉，使创口呈倒三角形 小心剪开心包，暴露心脏
2. 仪器连接	在心室舒张期用蛙心夹夹住心尖，将线连于机械电换能器的着力孔上，换能器与生物信号记录分析系统的输入接口相连 用连接计算机的刺激电极接触心室，观察记录并描记蛙心搏曲线
3. 观察项目	描记正常蛙心的搏动曲线，识别曲线的收缩期和舒张期 用中等强度的单个阈上刺激在心室收缩期和舒张期刺激心室，观察有无期前收缩 观察期前收缩后是否出现代偿间歇

［实验 PPT］

期前收缩和代偿间歇

［注意事项］

1. 蛙的脑和脊髓破坏要完全。
2. 心脏与张力换能器间的连线松紧要适当，保持一定的紧张度。
3. 为保持蛙心适宜环境，应适时滴加任氏液。
4. 蛙心夹夹住心尖时，不能过多或过少，避免造成心脏活动障碍

［实验评价］

期前收缩和代偿间歇评价见表 4-11-2。

表 4-11-2 期前收缩和代偿间歇实验评价

项目名称	操作流程	分值	扣分及说明	备注
操作过程（70 分）	取蛙 1 只，破坏脑和脊髓后固定。剪开皮肤，剪开胸壁，剪去倒三角形胸壁	20		

项目名称	操作流程	分值	扣分及说明	备注
操作过程（70 分）	在心室舒张期用蛙心夹夹住心尖，将线连于换能器并连接换能器与生物信号记录分析系统接口相连	10		
	用刺激电极接触心室，观察记录并描记蛙心搏曲线	10		
	识别曲线的收缩期和舒张期	10		
	在心室收缩期和舒张期刺激心室，观察有无期前收缩	10		
	观察期前收缩后是否出现代偿间歇	5		
实验后（10 分）	实验用品分类处理	5		
	实验器械清洗，清洁实验环境卫生	5		
综合评价（20 分）	实验者着装整洁，口罩、帽子佩戴规范	3		
	小组成员课前预习充分，实验中全员动手，团队合作默契	3		
	善待医学实验动物，尊重生命	4		
	整个实验操作标准、规范	10		
操作时间	____ 分钟			
总分		100		
得分				

（蔡凤英　李燕平）

实训 4-12　人体心音听诊

［工作情景］

李某，男性，25 岁。查体时需要进行心音听诊。

［实训目的］

1. 掌握心音听诊方法。

2. 了解正常心音特点及产生原理。

3. 培养学生沟通与倾听的能力，以及在心音听诊过程中尊重患者隐私和权益的职业道德。

［实训资源］

主要实训资源如图 4-12-1 所示。

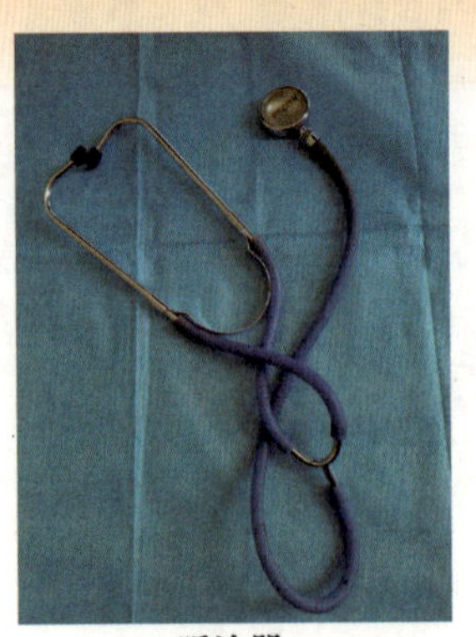
听诊器

图 4-12-1　主要实训资源

［实训方法］

人体心音听诊实训方法见表 4-12-1。

表 4-12-1　人体心音听诊实验方法

主要步骤	技术要点
1. 明确听诊部位	二尖瓣听诊区：胸骨左缘第 5 肋间与左锁骨中线交点稍内侧 肺动脉瓣听诊区：胸骨左缘第 2 肋间 主动脉瓣听诊区：胸骨右缘第 2 肋间 主动脉瓣第二听诊区：胸骨左缘第 3 肋间 三尖瓣听诊区：胸骨左缘第 4、5 肋间或剑突下
2. 心音听诊	检查者戴好听诊器，受试者静坐暴露胸部，检查者以右手拇指、示指和中指持听诊器的胸件，按上述听诊区位置，贴于受试者皮肤听诊 左手触诊颈动脉搏动或心尖搏动，与此搏动同时出现的心音即第一心音 根据音调、响度、持续时间和时间间隔的不同，仔细区分第一心音和第二心音，比较不同部位两个心音的强弱

［实训 PPT］

人体心音听诊

［注意事项］

1. 室内应保持安静。

2. 听诊器耳端弯曲方向与外耳道方向一致。胶管应避免与其他物体摩擦，以免影响听诊。

3. 如果呼吸音影响听诊，可令受试者屏住呼吸。

［实训评价］

实训评价见表 4-12-2。

表 4-12-2　人体心音听诊实训评价

项目名称	操作流程	分值	扣分及说明	备注
操作过程（70 分）	检查者戴好听诊器，右手拇指、示指和中指持听诊器的胸件，贴于受检者皮肤听诊	10		
	二尖瓣听诊区：胸骨左缘第 5 肋间与左锁骨中线交点稍内侧	10		
	肺动脉瓣听诊区：胸骨左缘第 2 肋间	10		
	主动脉瓣听诊区：胸骨右缘第 2 肋间	10		
	主动肠瓣第二听诊区：胸骨左缘第 3 肋间	10		
	三尖瓣听诊区：胸骨左缘第 4、5 肋间或剑突下	10		
	按上述顺序听诊并区分第一心音和第二心音	10		
实训后（10 分）	整理实训用品	5		
	清洁实训环境卫生	5		
综合评价（20 分）	实训者着装整洁，口罩、帽子佩戴规范	3		
	小组成员课前预习充分	3		
	与受检者沟通，消除其紧张情绪，体现人文关怀	4		
	整个实验操作标准、规范	10		
操作时间	____ 分钟			
总分		100		
得分				

（蔡凤英　李燕平）

实训 4-13　人体动脉血压测量

［工作情景］

李某，男性，25 岁。查体时需要进行动脉血压的测量。

［实训目的］

1. 掌握人体动脉血压形成的原理和测量方法。

2. 培养学生沟通技巧和人际交往能力，提升学生的医学思维和临床决策能力。

[实训资源]

主要实训资源如图 4–13–1 所示。

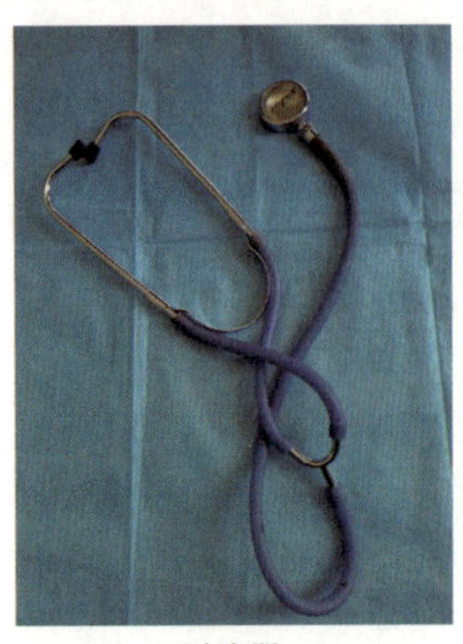

听诊器

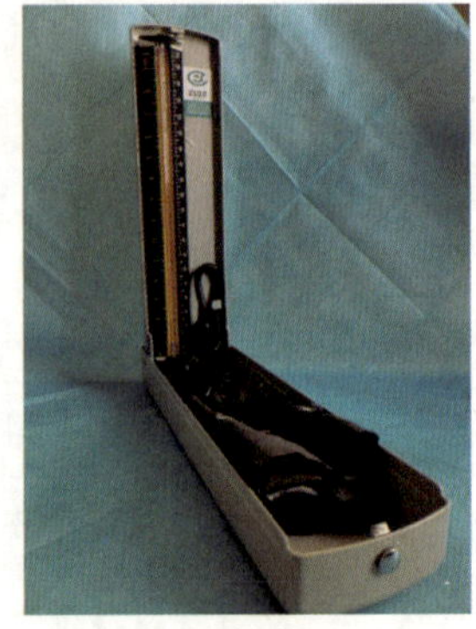

血压计

图 4–13–1　主要实训资源

[实训方法]

人体动脉血压的测量实训方法见表 4–13–1。

表 4–13–1　人体动脉血压的测量实训方法

主要步骤	技术要点
1. 测量前准备	受检者在安静环境下休息 5~10 分钟，坐或仰卧位，打开血压计开关，调整水银柱平面与血压计 0 刻度齐平 受检者暴露一侧上肢并伸直，测量点与受检者心脏位置、血压计 0 点在同一水平
2. 动脉血压测量	将袖带中部对准肱动脉，平整缚于上臂，其下方距肘窝 2~3 cm，松紧度适宜。检查者于肘窝处触及肱动脉搏动，将听诊器的胸件放在此处。 检查者一手轻压听诊器胸件，一手握橡皮球向袖带内充气，并注意听诊，待肱动脉搏动消失后，继续充气使水银柱继续上升 20~30 mmHg。缓慢放气，水银柱下降速度以 2 mmHg/s 为宜。双眼平视水银柱表面，当听到第一声动脉音时，水银柱所示数值为收缩压，继续缓慢放气，当动脉音减弱或消失时，水银柱所示数值为舒张压。 测量结束后，整理袖带，血压计右倾 45°，使水银入槽，关闭开关

[实训 PPT]

人体动脉血压测量

[注意事项]

1. 室内要保持安静。
2. 袖带不要过松或过紧。

3. 重复测量定时，须将袖带内的气体放尽，使压力降至零位，再次测量。

4. 测量点与受检者心脏位置、血压计 0 点在同一水平；听诊器胸件与皮肤不能接触过紧或过松。

5. 如血压超出正常范围，受检者应解下袖带休息 10 分钟后再做测量。

6. 正确地使用血压计，充气前打开水银柱开关，使用结束后血压计向右倾斜 45° 关闭开关，以免水银溢出。

［实训评价］

实训评价见表 4–13–2。

表 4–13–2　人体动脉血压的测量实训评价

项目名称	操作流程	分值	扣分及说明	备注
操作过程（70 分）	休息 5~10 分钟，打开血压计开关	10		
	暴露一侧上肢并伸直，测量点与受检者心脏位置、血压计 0 点在同一水平	10		
	听诊器置于肱动脉搏动处，袖带下方距肘窝 2~3 cm，松紧度适宜，可插入一指	10		
	一手轻压听诊器胸件，另一手握橡皮球向袖带内充气，待肱动脉搏动消失后，继续上升 20~30 mmHg	10		
	缓慢放气，水银柱下降速度以 2 mmHg/s 为宜。双眼平视水银柱表面，当听到第一声动脉音时，记录收缩压，继续缓慢放气，当动脉音减弱或消失时，记录示数值为舒张压	15		
	测量结束后，整理袖带，血压计右倾 45°，使水银入槽，关闭开关	15		
实训后（10 分）	整理实训用品	5		
	清洁实训环境卫生	5		
综合评价（20 分）	实训者着装整洁，口罩、帽子佩戴规范	3		
	小组成员课前预习充分	3		
	与受检者沟通，消除其紧张情绪，体现人文关怀	4		
	整个实验操作标准、规范	10		
操作时间	____ 分钟			
总分		100		
得分				

（蔡凤英　李燕平）

实训 4-14 肺活量测定

[工作情景]

李某，男性，25 岁。查体时需要做肺活量测定。

[实训目的]

1. 掌握肺功能测定的方法，了解肺容量及各部分的组成。
2. 提高学生的沟通能力、观察能力、分析能力，培养认真严谨的工作态度。

[实训资源]

主要实训资源如图 4-14-1 所示。

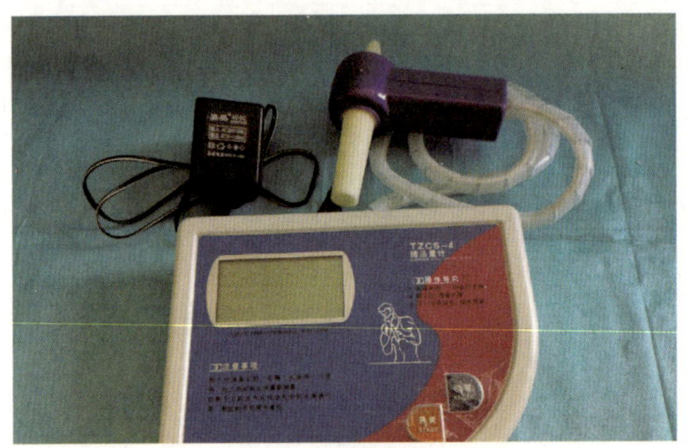

电子肺活量计

图 4-14-1 主要实训资源

[实训方法]

肺活量测定实训方法见表 4-14-1。

表 4-14-1 肺活量测定实训方法

主要步骤	技术要点
肺活量测定	受检者取站立位，做 1~2 次深呼吸 手握文式管手柄 头部略微后仰，用力深吸气直到不能再吸气为止 将嘴对准紧贴吹嘴，缓慢地呼气，直到不能呼气为止 读出显示屏上显示的肺活量数值

[实训 PPT]

肺活量测定

[注意事项]

1. 实训时应注意防止从嘴角、鼻孔等处漏气。

2. 每次更换受试者，应重新更换吹嘴。

[实训评价]

实训评价见表 4–14–2。

表 4–14–2　肺活量测定实训评价

项目名称	操作流程	分值	扣分及说明	备注
操作过程（70 分）	受试者取站立位，做 1~2 次深呼吸	10		
	手握文式管手柄	10		
	头部略微后仰，用力深吸气直到不能再吸气为止	20		
	将嘴对准紧贴吹嘴，缓慢地呼气，直到不能呼气为止	20		
	读出显示屏上显示的肺活量数值	10		
实训后（10 分）	整理实训用品	5		
	清洁实训环境卫生	5		
综合评价（20 分）	实训者着装整洁	5		
	小组成员课前预习充分	5		
	整个实训操作标准、规范	10		
操作时间	____ 分钟			
总分		100		
得分				

（蔡凤英　李燕平）

实训 4–15　人体感觉器官实训

[工作情景]

李某，男性，25 岁。查体时需要做视敏度、视野测定、瞳孔对光反射、色盲、听力及声音传导检测。

[实训目的]

1. 掌握正确使用视力表测定视力的方法。

2. 熟悉视野的测定方法。

3. 观察光刺激时瞳孔缩小的现象，掌握瞳孔对光反射的检查方法，了解其检查的临床意义。

4. 了解临床常用的鉴别神经性耳聋与传导性耳聋的方法与原理。

5. 培养学生一丝不苟的工作精神和良好的道德面貌，树立全心全意为患者服务的意识。

[实训资源]

主要实训资源如图 4–15–1 所示。

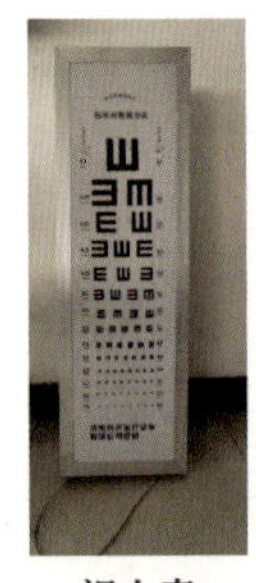
视力表

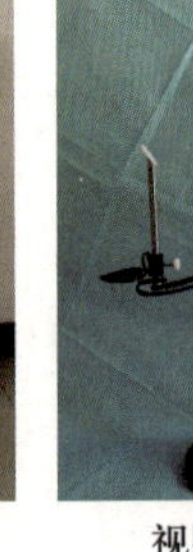
视野计

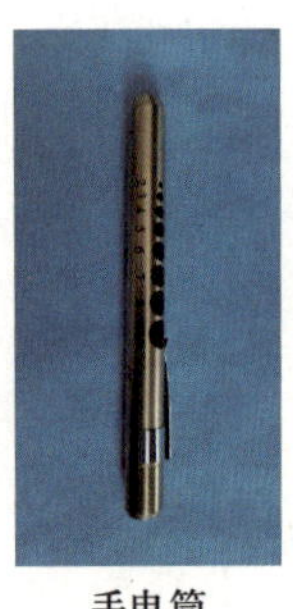
手电筒

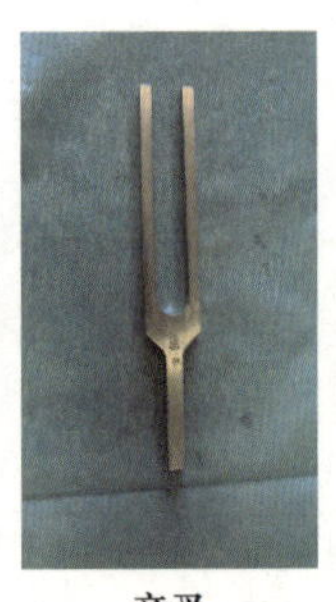
音叉

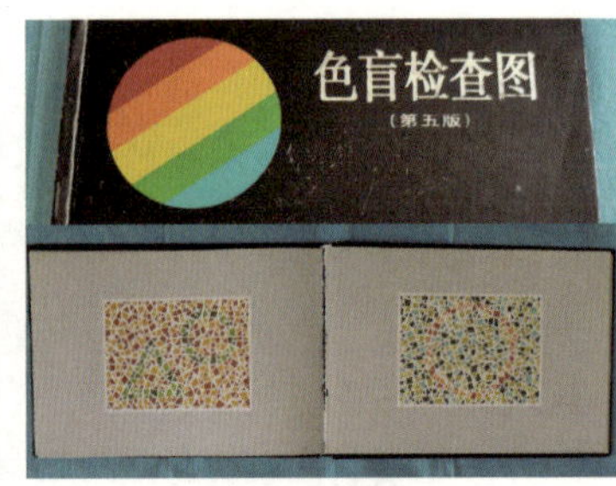

色盲检查图

图 4–15–1 主要实训资源

[实训方法]

人体感觉器官功能检查方法见表 4–15–1。

表 4–15–1 人体感觉器官功能检查实训方法

主要步骤	技术要点
1. 视敏度测定	将视力表放置于光线均匀、充足之处，受试者距视力表 5 m，眼睛与视力表 1.0 行字母高度在同一水平。受试者用遮光板遮住一眼，另一眼看视力表，按检查者的指示说出视力表上字母的开口方向，受试者所能看清的最小字母行旁边所注的数字即为受试者视力 若受试者对最上一行字母的开口方向也不能辨认，则须受试者向前移动，至能清楚辨认最上一行字母的开口方向，测量受试者与视力表的距离，按公式： 视力(V)= 受试者辨认某字的距离 / 正常视力辨认该字的最远距离或视力(L)=5–logα(视角)，推算视力 同样的方法检查另一眼的视力
2. 视野测定	观察和熟悉视野计的结构及使用方法 将视野计对光放置，受试者则背光而坐，下颌放于托颌架上，被测眼眼眶下缘靠在眼眶托上，调整托颌架高度，使弧架的中心点与被测眼处于同一水平线并固定，被测眼固定注视弧架中心点，遮光板遮住另一眼 将半圆弧放于一固定位置，检测者手持视标(以白色视标为例)沿圆弧内面，从周边向中央缓慢移动视标，到受试者刚能看到视标，记录其所在处刻度数；重复一次，取平均值，并记录在视野图表上。依次转动半圆弧，每转动 45°，按上述方式重复测定一次，在视野图表上得到 8 个点，将其依次连接，即为被测眼的白色视野范围。按上述方法分别测定，其他颜色视野并绘出视野图 同样方法测定另一眼的视野

续表

主要步骤	技术要点
3. 瞳孔对光反射 (1) 直接对光反射 (2) 间接对光反射	直接对光反射：打开手电筒由外而内移动，照射一侧瞳孔，观察该侧瞳孔直径变化，同法检测另一侧。比较两侧变化是否相同 间接对光反射(互感现象)：实训者用手在鼻梁处隔开两眼，用手电筒照射一侧瞳孔，观察另一侧瞳孔有无变化
4. 色盲检查	辨识色盲检查图
5. 声音的传导途径 (1) 比较同侧耳的气传导和骨传导(任内试验) (2) 比较两耳骨传导(韦伯试验)	比较同侧耳的气传导和骨传导(任内试验)：受试者坐于安静环境，检查者敲响音叉，立即将音叉柄放到受试者一侧颞骨乳突部，受试者可听到音叉声音。当刚听不到声音时，立即将音叉移至同侧外耳道口，受试者又可听到声音。如先置音叉于外耳道口，听不到声音时，将音叉移至同侧颞骨乳突部，受试者仍听不到声音，称为任内试验阳性，说明正常人气传导的传音效应大于骨传导 用棉球塞住同侧耳孔，重复上述实验步骤，则气导时间等于或小于骨导时间，临床上称为任内试验阴性 比较两耳骨传导(韦伯试验)：敲响音叉后将音叉柄放于受试者前额正中发际处，受试者比较两耳的声音强度。正常人两耳声音强度相同 受试者用棉球塞住一侧耳孔，重复上述操作，询问受试者声音偏向哪侧

［实训 PPT］

人体感觉器官实训

［注意事项］

1. 视力测定时，光源应从受试者后方射来，不宜用手遮眼且受试者眼睛与视力表 1.0 行字母高度在同一水平。

2. 视野测定中，受试者被测的那只眼睛必须始终注视圆弧中心点；两种颜色的视野测定，中间要间隔 5 分钟，以免眼睛疲劳造成误差。

3. 瞳孔对光反射测试时，室内光线要暗，被测者要背光而坐，不可长时间用手电筒照射瞳孔。

4. 敲响音叉，用力不要过猛，切忌在坚硬的物体上敲打，以免损坏音叉。

5. 音叉放在外耳道口时，应注意叉枝不要与耳郭或头发接触，并使振动方向正对向外耳道口。

［实训评价］

实训评价见表 4-15-2。

表 4-15-2 人体感觉器官功能检查实训评价

项目名称	操作流程	分值	扣分及说明	备注
操作过程（70 分）	受试者用遮光板遮住一眼，另一眼看视力表，按检查者的指示说出视力表上字母开口方向，受试者所能看清的最小字母行旁边所注的数字即为受试者视力	5		
	若受试者对最上一行字母的开口方向也不能辨认，则须受试者向前移动，至能清楚辨认最上一行字母开口方向，测量受试者与视力表的距离，按公式推算视力	5		
	同样的方法检查另一眼的视力	5		
	将视野计对光放置，受试者背光而坐，调整托颌架高度，使弧架的中心点与被测眼处于同一水平线并固定，被测眼固定注视弧架中心点，遮光板遮住另一眼	5		
	将半圆弧放于一固定位置，检测者手持视标（以白色视标为例）沿圆弧内面，从周边向中央缓慢移动视标，到受试者刚能看到视标，将刻度数记录在视野图表上。每转动 45°，重复测定一次，记录 8 个点，将其依次连接出视野范围。（红、黄、蓝三色视野测量同上）	10		
	依同样方法测定另一眼的视野	5		
	直接对光反射：打开手电筒由外向内移动，照射一侧瞳孔，观察该侧瞳孔直径变化，同法检测另一侧。比较两侧变化是否相同 间接对光反射（互感现象）：实验者用手在鼻梁处隔开两眼，用手电筒照射一侧瞳孔，观察另一侧瞳孔是否有变化	5 5		
	辨识色盲检查图	5		
	任内试验：受试者坐于安静环境，检查者敲响音叉，将音叉柄放到一侧乳突部，受试者可听到音叉声音。当刚听不到声音时，立即将音叉移至同侧外耳道口，受试者又可听到声音。反之，先置音叉于外耳道口，听不到声音时，将音叉移至同侧乳突部，受试者仍听不到声音，检查能否听到声音 用棉球塞住同侧耳孔，重复上述实验步骤，则气导时间等于或小于骨导时间，临床上称为任内试验阴性。 比较两耳骨传导（韦伯试验）敲响音叉后将音叉柄放于受试者前额正中发际处，比较两耳的声音强度。 受试者用棉球塞住一侧耳孔，重复上述操作，询问受试者声音偏向哪侧	5 5 5 5		
实训后（10 分）	整理实训用品 清洁实训环境卫生	5 5		

续表

项目名称	操作流程	分值	扣分及说明	备注
综合评价(20分)	实训者着装整洁 小组成员课前预习充分 实训中全员动手,团队合作默契 整个实训操作标准、规范	3 3 4 10		
操作时间	____分钟			
总分		100		
得分				

（蔡凤英　李燕平）

实验 4-16　动物（家兔）实验基本操作

[实验目的]

1. 熟悉家兔实验准备的基本操作。
2. 掌握家兔的处死方法。
3. 培养学生尊重实验动物、敬佑生命、大爱无疆的职业素养。

[实验资源]

主要实验资源如图 4-16-1 所示。

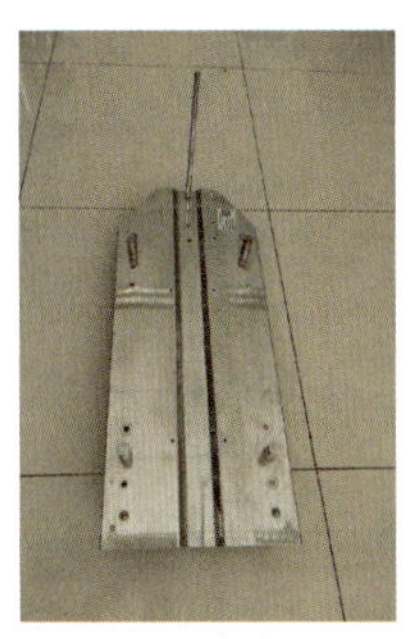
兔手术台

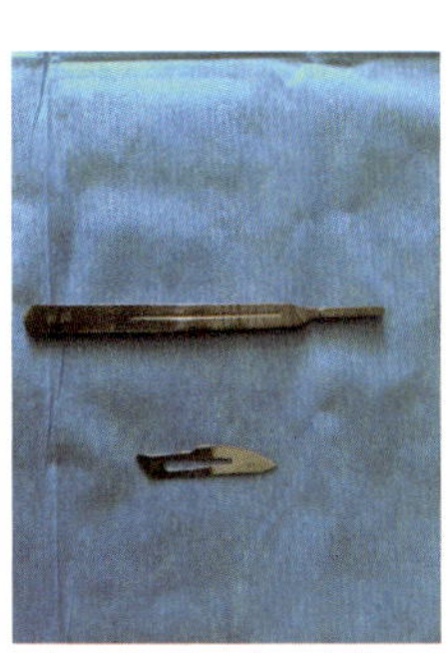
手术刀

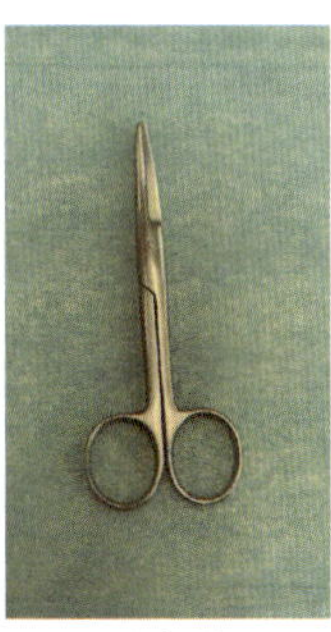
手术剪

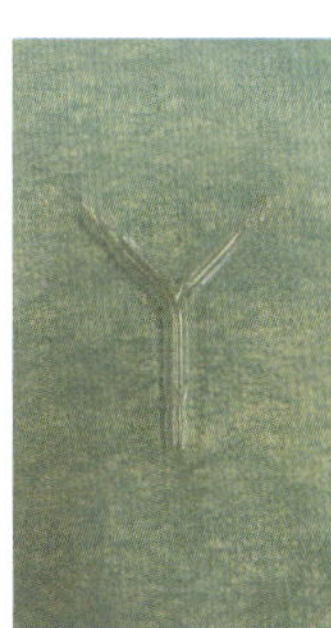
气管插管

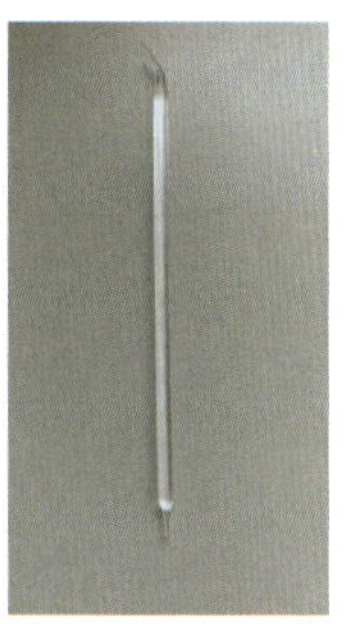
玻璃分针

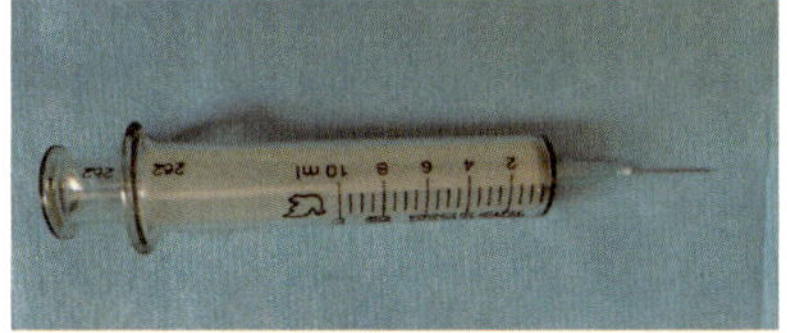
注射器和针头

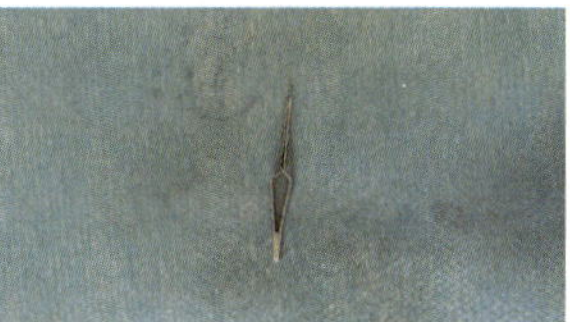
动脉夹

图 4-16-1　主要实验资源

[实验方法]

动物实验基本操作方法见表 4–16–1。

表 4–16–1　动物实验基本操作

主要步骤	技术要点
1. 捉拿	一只手抓住兔颈背部皮肤，将其提起，另一只手托住其臀部
2. 麻醉 通常采用耳缘静脉注射麻醉	一只手固定兔耳，另一只手持针筒，注射针头斜面朝上，进针点尽量靠近远心端刺入静脉，后沿血管平行方向深入 1 cm 左右，将兔耳与针头固定。 注射时遵循先快后慢原则，前 2/3 药量注射稍快，后 1/3 要慢，同时密切观察动物的呼吸、肌肉的松弛程度、角膜反射，以及后肢对疼痛的反应等情况，当呼吸由浅而快变为深而慢、肌肉完全松弛、角膜反射迟钝或消失、钳夹后肢没有明显反应，表明已达麻醉程度。
3. 处死方法	兔的处死多采用空气栓塞法：用注射器向静脉中快速注入空气，致其死亡
4. 切口与止血 (1) 切口 (2) 止血 钳夹止血法 压迫止血法 结扎止血法	切口 大小：根据实验目的要求确定。 操作：用一只手拇指和示指将皮肤向两侧绷紧、固定，另一只手持刀，以适当的力度一次切开皮肤和皮下组织。 方向深度：通常选择无重要血管及神经横贯的地方，沿皮肤纹理或组织纤维方向逐层切开。 暴露：用 4 把皮肤钳夹住切口边缘皮肤，暴露手术野，以利进一步操作。 止血 钳夹止血法：是用止血钳钳夹出血点止血。此法用于出血点明确的出血。 压迫止血法：是用温热生理盐水打湿拧干后的灭菌纱布或棉球按压出血部位。此法用于小血管的大面积渗血。 结扎止血法：是一种较为可靠的止血方法，主要用于出血点明确的大血管出血
5. 肌肉、神经、血管的分离	分离原则　先神经，后血管；先细后粗。分离的方向通常与神经、血管的走行方向平行 分离神经、血管　应先将神经或血管与周围的结缔组织稍加分离，再用大小适宜的止血钳沿神经或血管走向逐渐开大。分离细小的神经和血管时，可用玻璃分针或眼科镊子，但不可用带齿镊子进行分离，也不可用止血钳或镊子夹持神经和血管 分离后　在神经或血管的下方穿线（浸透生理盐水）备用。然后将浸透生理盐水的纱布盖于上面，以防组织干燥
6. 气管插管	暴露、游离气管，在其下穿粗线备用。于喉头下 2~3 cm 处的两软骨环之间横向切开气管前壁，切口应小于气管口径的 1/2，再做一约 0.5 cm 长的纵向切口，使整个切口呈倒 T 形。用干棉球将气管内分泌物或血液拭净，然后提起气管下面的缚线，将适当口径的 Y 形气管插管由切口向胸端插入气管腔内，用线将气管插管与气管一起结扎，将线绕气管插管的分叉处再结扎，以防气管插管滑出

主要步骤	技术要点
7. 动脉插管	分离一侧颈总动脉(尽可能分离长些),其下穿两根线,一根线在远心端结扎动脉,用动脉夹在近心端夹闭动脉,阻断血流;用注射器(内有肝素生理盐水)插入三通活塞,排出管内空气,关闭活塞;眼科剪在结扎线稍下方动脉上剪一斜形切口,将充满肝素生理盐水导管由切口向心脏方向插入动脉,用另一备用线将导管结扎固定于动脉内,将该线绕导管上部固定位置再次结扎以防导管滑出,打开动脉夹,观察动脉内血液波动

[**实验 PPT**]

动物实验基本操作

[**注意事项**]

1. 麻醉家兔时要注意给药速度并密切观察家兔麻醉程度。

2. 在手术过程中应及时止血,注意运用正确的止血方法。

3. 分离肌肉、神经和血管时要注意分离原则,分离神经最好采用玻璃分针。

4. 注意气管切口的位置和大小,气管插管前要清理气管内血液或分泌物。

5. 应将颈总动脉与周围的结缔组织分离干净,动脉插管应固定牢固,注意正确使用三通活塞。

6. 在实验过程中要注意尊重和善待实验动物,维护实验动物的福利和伦理。

[**实验评价**]

实验评价见表 4–16–2。

表 4–16–2　动物实验基本操作实验评价

项目名称	操作流程	分值	扣分及说明	备注
操作过程(70 分)	捉拿	10		
	麻醉	10		
	处死	10		
	切口与止血	10		
	肌肉、神经、血管的分离	15		
	插管	15		
实验后(10 分)	实验用品分类处理 实验器械清洗,清洁实验环境卫生	5 5		

续表

项目名称	操作流程	分值	扣分及说明	备注
综合评价(20分)	实验者着装整洁,口罩、帽子佩戴规范 小组成员课前预习充分,实验中全员动手,团队合作默契 尊重、善待实验动物,尊重生命 整个实验操作标准、规范	3 3 4 10		
操作时间	____分钟			
总分		100		
得分				

(李燕平　罗　萍)

实验 4-17　药物作用的影响因素

实验 4-17-1　给药剂量对药物作用的影响

[实验目的]

1. 掌握给药剂量对药物作用的影响。
2. 熟悉小鼠实验一般操作程序。
3. 能够熟练操作小鼠的捉拿及腹腔注射法。
4. 培养学生严谨求实的学习态度及团队协作的能力。

[实验资源]

主要实验资源如图 4-17-1 所示。

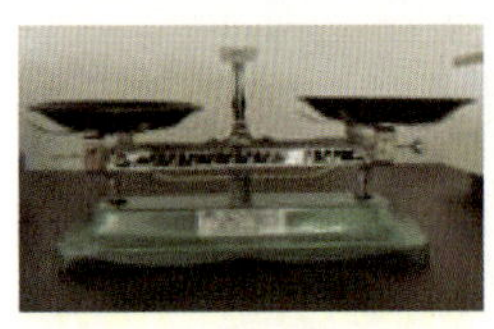
托盘天平

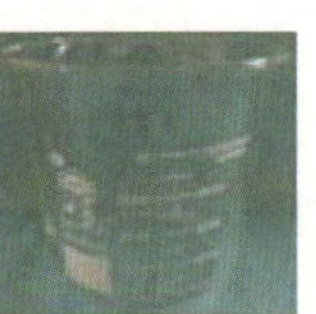
大烧杯

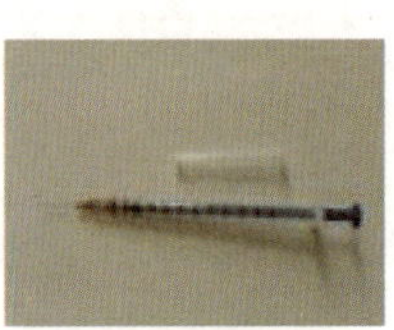
1 mL注射器

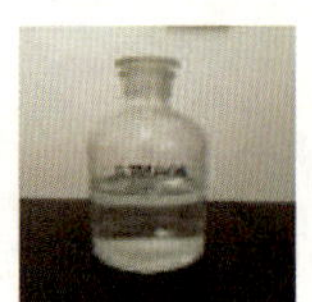
安钠咖溶液

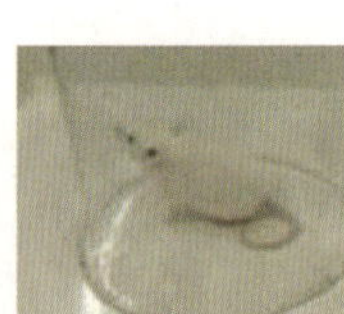
小白鼠

图 4-17-1　主要实验资源

[实验方法]

给药剂量对药物作用的影响实验方法见表 4–17–1。

表 4–17–1　给药剂量对药物作用的影响实验方法

主要步骤	技术要点
1. 取小白鼠 2 只，分别放入烧杯中进行称重并编号为甲、乙两鼠	注意天平调平后再称重，天平左边放小白鼠，右边放砝码
2. 观察小鼠正常活动	观察小鼠自发性活动、呼吸情况等
3. 甲、乙两鼠分别腹腔注射： 甲鼠 0.2% 安钠咖注射液 0.2 mL/10 g 乙鼠 2% 安钠咖注射液 0.2 mL/10 g	针尖朝上，从小鼠耻骨联合上侧向头部以 30° 角刺入腹腔
4. 观察两鼠反应及出现的时间，比较两鼠反应有何不同	观察小鼠有无竖尾、弓背、跳跃、惊厥及死亡现象，以小鼠后肢强直为惊厥指征

[实验 PPT]

药物作用的影响因素

[注意事项]

1. 注意天平调平后再称重，爱惜小动物，小鼠要轻拿轻放。

2. 注意腹腔注射时针头刺入部位不宜太高、太深，以免刺破内脏。

3. 小鼠惊厥前兆的表现包括：出现弓背、跳跃、抽搐、快速奔跑等，以小鼠后肢强直为惊厥指征。

[实验结果]

实验结果记入表 4–17–2。

表 4–17–2　给药剂量对药物作用的影响实验结果

鼠号	体重	药物及剂量	给药前反应	给药后反应及发生时间
甲		0.2% 安钠咖注射液		
乙		2% 安钠咖注射液		

[实验评价]

实验评价见表 4–17–3。

表 4-17-3　给药剂量对药物作用的影响实验评价

项目名称	操作流程	分值	扣分及说明	备注
操作过程(70 分)	取小白鼠两只放入烧杯，称重并编号为甲鼠和乙鼠	5		
	记录两鼠重量，观察小鼠的正常活动	5		
	计算甲鼠和乙鼠的给药量 一人捉拿小鼠，另一人抽取药液 分别给甲鼠和乙鼠腹腔注射药液 观察两鼠反应及记录时间	10 10 20 10		
	比较两鼠的反应有何不同，完成实验结果的填写	10		
实验后(10 分)	实验用品分类处理 实验器械清洗，清洁实验环境卫生	5 5		
综合评价(20 分)	实验者着装整洁，口罩、帽子佩戴规范 小组成员课前预习充分 实验中全员动手，团队合作默契 整个实验操作标准、规范 认真按时完成实验报告	2 2 3 5 8		
操作时间	____ 分钟			
总分		100		
得分				

实验 4-17-2　给药途径对药物作用的影响

[实验目的]

1. 掌握硫酸镁不同给药途径对药物作用的影响。
2. 熟悉小鼠实验一般操作程序。
3. 能够熟练操作小鼠的捉拿法及灌胃法、肌内注射法。
4. 培养学生动手能力及团队协作的能力。

[实验资源]

主要实验资源如图 4-17-2 所示。

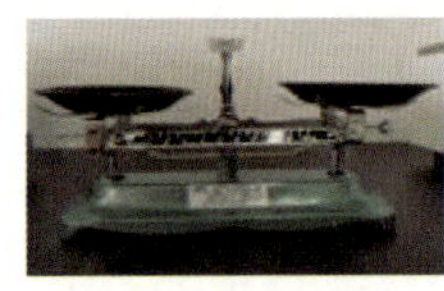
托盘天平
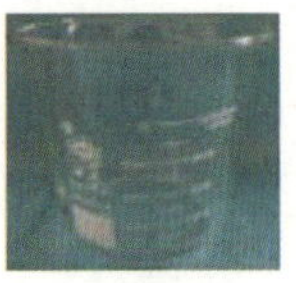
大烧杯
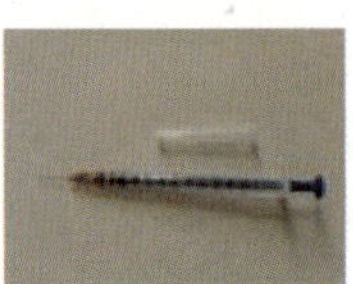
1 mL注射器
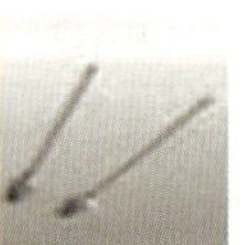
灌胃器
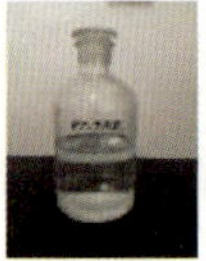
硫酸镁溶液
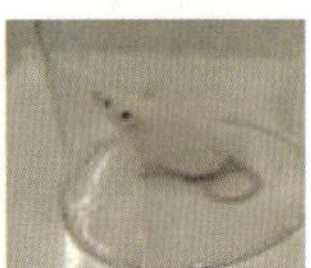
小白鼠
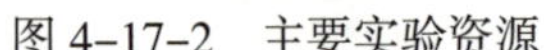
图 4-17-2　主要实验资源

［实验方法］

给药途径对药物作用的影响实验方法见表 4–17–4。

表 4–17–4　给药途径对药物作用的影响实验方法

主要步骤	技术要点
1. 取小白鼠 2 只，分别放入烧杯中进行称重并编号为甲、乙两鼠	注意天平调平后再称重，天平左边放小鼠，右边放砝码
2. 观察小鼠正常活动	观察小鼠自发性活动、呼吸情况等
3. 分别给予两只小鼠 10% 的硫酸镁溶液 0.2 mL/10 g (1) 甲鼠肌内注射 (2) 乙鼠灌胃	肌内注射时，针尖朝上，将针头刺入小鼠后肢外侧肌肉内注射 灌胃时，将小鼠头部向上，颈部拉直，自鼠口角插入口腔沿上腭轻轻插入食管
4. 观察两鼠反应及出现的时间，比较两鼠反应有何不同	观察小鼠有无兴奋、惊厥及腹泻等现象

［注意事项］

1. 爱惜小动物，小鼠要轻拿轻放。

2. 注意肌内注射时需一人捉拿小鼠，固定好小鼠后肢，另一人注射。

3. 灌胃时注意观察小鼠，如插入无阻力、呼吸无困难、口唇无发紫等异常现象，即可注入药液，否则需要拔出重插。

［实验结果］

实验结果记入表 4–17–5。

表 4–17–5　给药途径对药物作用的影响实验结果

鼠号	体重	给药途径	药物及剂量	给药后反应及发生时间
甲		肌内注射	10% 硫酸镁溶液	
乙		灌胃	10% 硫酸镁溶液	

［实验评价］

实验评价见表 4–17–6。

表 4-17-6 给药途径对药物作用的影响实验评价

项目名称	操作流程	分值	扣分及说明	备注
操作过程（70 分）	取小白鼠 2 只放入烧杯，称重并编号为甲鼠、乙鼠	5		
	记录两只小鼠重量，观察小鼠的正常活动	5		
	分别计算甲鼠、乙鼠的给药量 一人固定小鼠，另一人抽取药液 分别给甲鼠、乙鼠进行肌内注射、灌胃法给药 观察两鼠反应及记录时间	10 5 30 5		
	比较两鼠的反应有何不同，完成实验结果的填写	10		
实验后（10 分）	实验用品分类处理 实验器械清洗，清洁实验环境卫生	5 5		
综合评价（20 分）	实验者着装整洁，口罩、帽子佩戴规范 小组成员课前预习充分 实验中全员动手，团队合作默契 整个实验操作标准、规范 认真按时完成实验报告	2 2 3 5 8		
操作时间	____ 分钟			
总分		100		
得分				

实验 4-17-3 给药剂型对药物作用的影响

［**实验目的**］

1. 掌握药物剂型对药物作用的影响。
2. 熟悉常用剂型的给药方式。
3. 能够熟练操作小鼠的捉拿及腹腔注射法。
4. 培养学生严谨求实的学习态度及团队协作的能力。

［**实验资源**］

主要实验资源如图 4-17-3 所示。

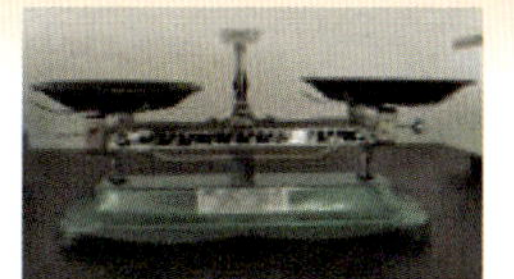
托盘天平

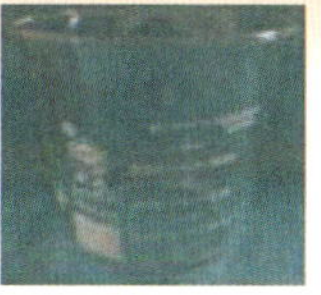
大烧杯

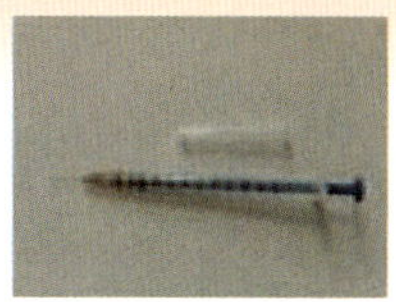
1 mL注射器

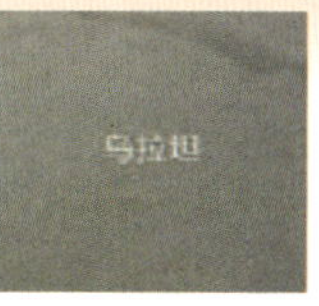

乌拉坦

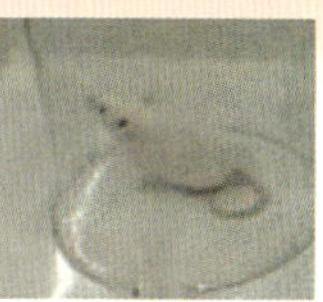
小白鼠

图 4-17-3　主要实验资源

［实验方法］

给药剂型对药物作用的影响实验方法见表 4-17-7。

表 4-17-7　给药剂型对药物作用的影响实验方法

主要步骤	技术要点
1. 取小白鼠 2 只，分别放入烧杯中进行称重并编号为甲鼠、乙鼠	注意天平调平后再称重，天平左边放小鼠，右边放砝码
2. 观察小鼠正常活动	观察小鼠自发性活动、呼吸情况等
3. 分别腹腔注射： 甲鼠 8% 的乌拉坦水溶液 0.15 mL/10 g 乙鼠 8% 的乌拉坦胶浆液 0.15 mL/10 g	针尖朝上，从小鼠耻骨联合上侧向头部以 30 度角刺入腹腔
4. 观察各鼠反应及出现的时间，比较两鼠反应有何不同	观察记录小鼠出现步态蹒跚、卧倒、翻正反射消失的时间 比较小鼠中枢抑制作用出现快慢及持续时间长短

［注意事项］

1. 8% 乌拉坦胶浆液是 8% 的乌拉坦水溶液和 2.5% 羧甲纤维素的混合溶液。

2. 注意天平调平后再称重，爱惜小动物，小鼠要轻拿轻放。

3. 注意小鼠腹腔注射时针头刺入部位不宜太高、太深，以免刺破内脏。

4. 翻正反射亦称复位反射，一般指动物体处于异常体位时所产生的恢复正常体位的反射。可用于检验麻醉程度，若翻正反射消失则证明麻醉成功。中枢神经受到抑制后，动物的翻正反射消失。

［实验结果］

实验结果记入表 4-17-8。

表 4-17-8　给药剂型对药物作用的影响实验结果

鼠号	体重	药物及剂量	给药前反应	给药后反应及发生时间
甲		8% 乌拉坦水溶液		
乙		8% 乌拉坦胶浆液		

[实验评价]

实验评价见表 4-17-9。

表 4-17-9　给药剂型对药物作用的影响实验评价

项目名称	操作流程	分值	扣分及说明	备注
操作过程(70 分)	取小白鼠 2 只放入烧杯,称重并编号为甲鼠、乙鼠	5		
	记录两鼠重量,观察小鼠的正常活动	5		
	计算甲鼠、乙鼠的给药量 一人捉拿小鼠,另一人抽取药液 分别给甲鼠、乙鼠腹腔注射药液 观察两鼠反应及记录时间	10 10 20 10		
	比较两鼠的反应有何不同,完成实验结果的填写	10		
实验后(10 分)	实验用品分类处理 实验器械清洗,清洁实验环境卫生	5 5		
综合评价(20 分)	实验者着装整洁,口罩、帽子佩戴规范 小组成员课前预习充分 实验中全员动手,团队合作默契 整个实验操作标准、规范 认真按时完成实验报告	2 2 3 5 8		
操作时间	____ 分钟			
总分		100		
得分				

实验 4-17-4　给药速度对药物作用的影响

[实验目的]

1. 掌握静脉给药速度对药物作用的影响。
2. 熟悉兔耳静脉给药的操作流程。
3. 能够熟练操作家兔的捉拿及耳静脉注射法。
4. 培养学生尊重实验动物、敬佑生命的职业精神。

[实验资源]

主要实验资源如图 4-17-4 所示。

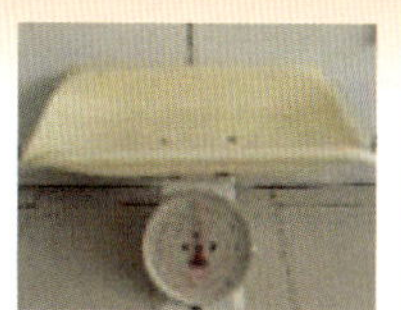
磅秤
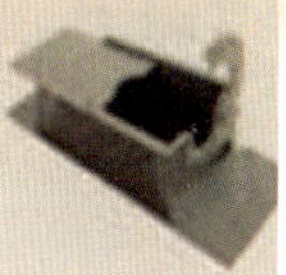
兔固定器
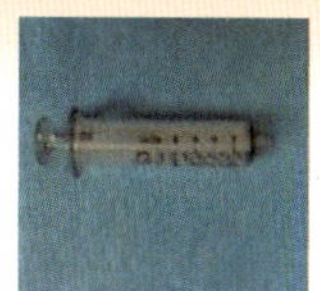
10 mL注射器
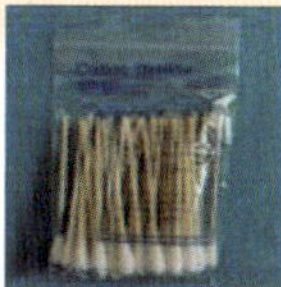
酒精棉球
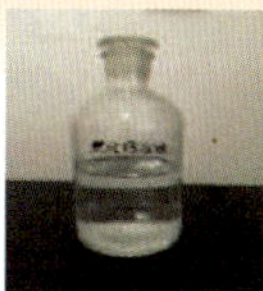
氯化钙溶液
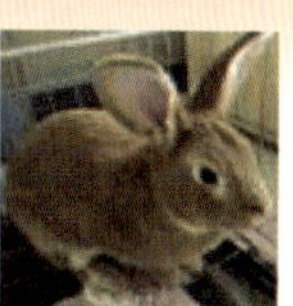
家兔

图 4–17–4　主要实验资源

［实验方法］

给药速度对药物作用的影响实验方法见表 4–17–10。

表 4–17–10　给药速度对药物作用的影响实验方法

主要步骤	技术要点
1. 取家兔 2 只，称重编号为甲兔、乙兔	称重编号，爱护动物做到轻拿轻放
2. 观察家兔正常活动	观察家兔正常呼吸、心跳、活动情况
3. 静脉注射给药 (1) 甲兔耳静脉快速注射 5% 氯化钙注射液 5 mL/kg (2) 乙兔耳静脉缓慢注射 5% 氯化钙注射液 5 mL/kg	注射部位在兔耳外缘静脉末 1/3 处 (1) 甲兔注射速度快，在 5~10 秒内注完 (2) 乙兔注射速度慢，在 4~5 分钟内注完
4. 分别观察两兔呼吸、心跳有何变化，两兔呼吸、心跳有何不同	注意是否出现停搏

［注意事项］

1. 注意爱惜小动物，家兔要轻拿轻放。

2. 推动针栓开始注射时，如无阻力感，并见血管立即变白，表明针头在血管内，如有阻力感并见局部组织发白，表示针头没有刺入血管，需将针头退出重新再穿刺。

3. 注意控制好两兔注射的速度。

［实验结果］

实验结果记入表 4–17–11。

表 4–17–11　给药速度对药物作用的影响实验结果

兔号	体重	给药前反应	药物及剂量	给药速度	给药后反应及发生时间
甲			5% 氯化钙注射液		
乙			5% 氯化钙注射液		

［实验评价］

实验评价见表 4–17–12。

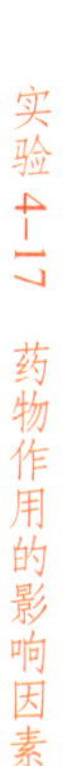

表 4-17-12 给药速度对药物作用的影响实验评价

项目名称	操作流程	分值	扣分及说明	备注
操作过程(70分)	取家兔2只,称重并编号为甲兔、乙兔	5		
	记录家兔重量,计算给药量 观察其正常呼吸、心跳、活动情况	5 5		
	拔去兔耳外缘的毛,用75%酒精棉球擦注射部位皮肤 手指压住兔耳根部静脉,阻止血液回流并使其充血 左手固定兔耳,右手持注射器从静脉末端刺入血管 用拇指及中指将针头与兔耳固定,解除静脉根部压力进行注射 注射完毕,压住针眼拔出针头,继续压迫片刻避免出血	5 10 10 15 5		
	比较两兔的反应有何不同,完成实验结果的填写	10		
实验后(10分)	实验用品分类处理 实验器械清洗,清洁实验环境卫生	5 5		
综合评价(20分)	实验者着装整洁,口罩、帽子佩戴规范 小组成员课前预习充分 实验中全员动手,团队合作默契 整个实验操作标准、规范 认真按时完成实验报告	2 2 3 5 8		
操作时间	____分钟			
总分		100		
得分				

(张红云)

实验 4-18 药物的抗惊厥作用

实验 4-18-1 苯巴比妥钠的抗惊厥作用

[实验目的]

1. 掌握苯巴比妥钠的抗惊厥作用。
2. 能够熟练操作小鼠的捉拿、腹腔注射法和皮下注射法。

3. 学会药物致惊厥和抗惊厥的实验方法,并运用理论知识分析实验结果。

4. 培养学生尊重实验动物、医者仁心和救死扶伤的职业精神,以及团结协作的品德。

[实验资源]

主要实验资源如图 4-18-1 所示。

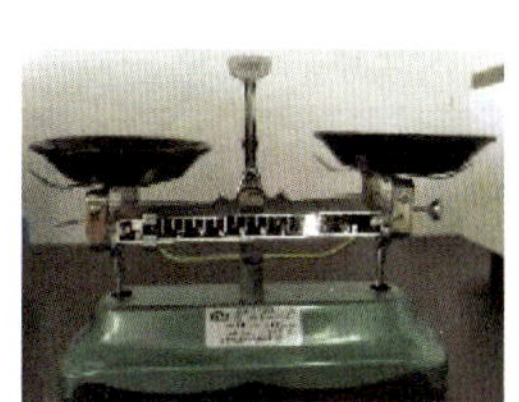
托盘天平

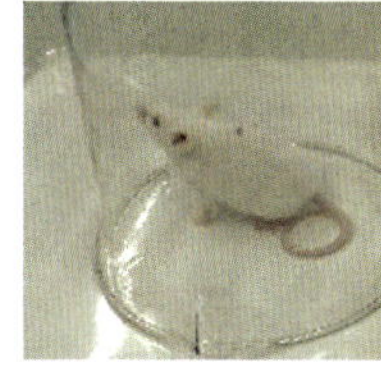
小白鼠

1 mL 注射器

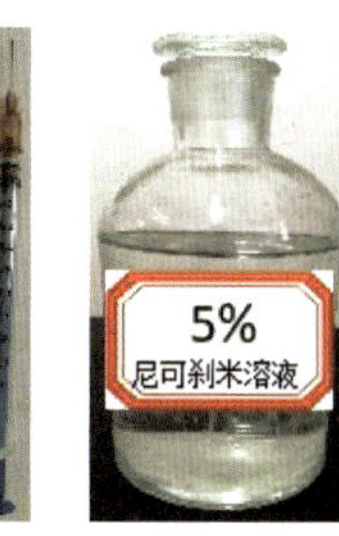

尼可刹米溶液

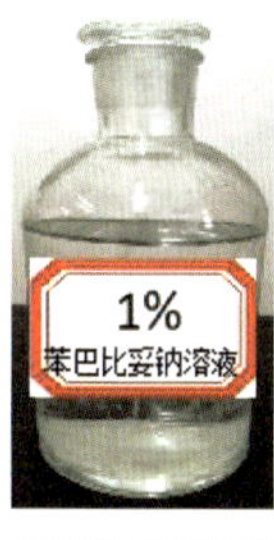

苯巴比妥钠溶液

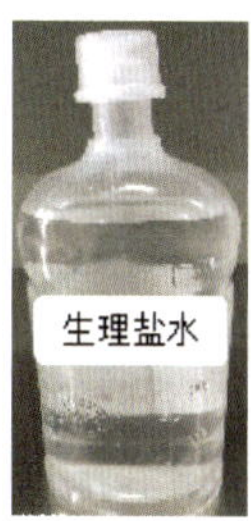

生理盐水

图 4-18-1　主要实验资源

[实验方法]

苯巴比妥钠的抗惊厥作用实验方法见表 4-18-1。

表 4-18-1　苯巴比妥钠的抗惊厥作用实验方法

主要步骤	技术要点
取小白鼠 2 只,编号、称重,分别放入烧杯中	注意天平调平后再称重,天平左边放小鼠,右边放砝码
观察小鼠正常活动	自发性活动、呼吸情况等
腹腔注射药物:甲鼠 1% 苯巴比妥钠溶液 0.1 mL/10 g,乙鼠生理盐水 0.1 mL/10 g	针尖朝上,从小鼠耻骨联合上侧向头部以 30 度角刺入腹腔
20 分钟后,两鼠分别于背部皮下注射 5% 尼可刹米溶液 0.1 mL/10 g	将小鼠背部皮肤捏起进行皮下注射
观察两鼠反应及惊厥出现的时间,比较两鼠反应有何不同	观察小鼠惊厥出现的速度、程度和结果,以小鼠后肢强直为惊厥指征

[实验 PPT]

药物的抗惊厥作用

[注意事项]

1. 注意天平调平后再称重,爱惜小动物,小鼠要轻拿轻放。

2. 腹腔注射时针头刺入部位不宜太高、太深,以免刺破内脏。腹腔注射部位要准确，否则会影响实验结果。

3. 皮下注射时需一人捉拿小鼠，另一人捏起背部皮肤注射。

4. 注意观察小鼠给药后的反应，如出现竖尾、洗脸、咬齿、肌肉震颤、跳跃、猛烈地奔跑、撞笼等反应即为惊厥前兆，以小鼠后肢强直为惊厥指征。

［实验结果］

实验结果记入表 4-18-2。

表 4-18-2　苯巴比妥钠的抗惊厥作用实验结果

鼠号	体重	药物	惊厥出现时间	程度及结果
甲		苯巴比妥钠 + 尼可刹米		
乙		生理盐水 + 尼可刹米		

［实验评价］

实验评价见表 4-18-3。

表 4-18-3　苯巴比妥钠的抗惊厥作用实验评价

项目名称	操作流程	分值	扣分及说明	备注
操作过程（70 分）	取小白鼠 2 只，称重并编号为甲鼠、乙鼠，分别放入烧杯	5		
	记录两鼠重量，观察小鼠的正常活动	10		
	计算甲鼠、乙鼠的给药量 一人捉拿小鼠，另一人抽取药液 分别给甲鼠、乙鼠腹腔注射 皮下注射药液 观察两鼠反应及记录时间	5 10 10 10 10		
	比较两鼠的反应有何不同，完成实验结果的填写	10		
实验后（10 分）	实验用品分类处理 实验器械清洗，清洁实验环境卫生	5 5		
综合评价（20 分）	实验者着装整洁，口罩、帽子佩戴规范 小组成员课前预习充分 实验中全员动手，团队合作默契 整个实验操作标准、规范 认真按时完成实验报告	2 2 3 5 8		
操作时间	____ 分钟			
总分		100		
得分				

实验 4-18-2　地西泮的抗惊厥作用

［实验目的］

1. 掌握地西泮的抗惊厥作用。
2. 能够熟练操作家兔的捉拿及耳静脉注射法。
3. 学会药物致惊厥和抗惊厥的实验方法，并运用理论知识分析实验结果。
4. 培养学生尊重实验动物、医者仁心和救死扶伤的职业精神，以及团结协作的品德。

［实验资源］

主要实验资源如图 4-18-2 所示。

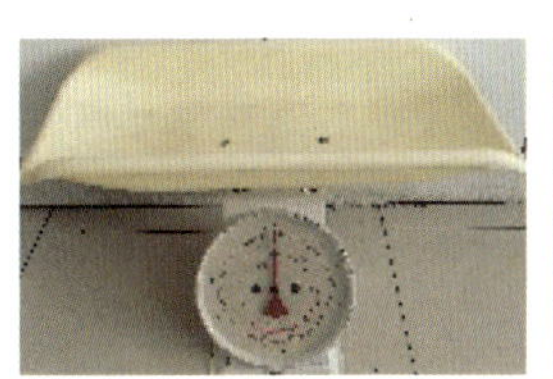
磅秤

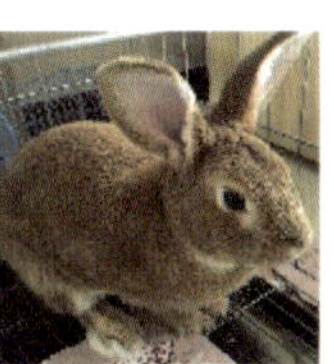
家兔

5 mL 注射器

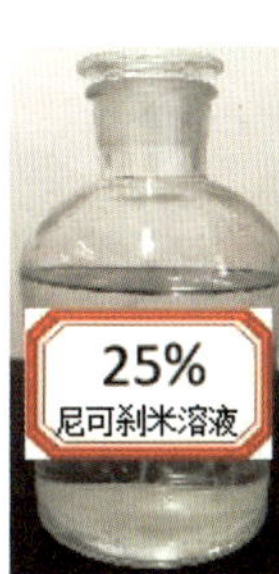

尼可刹米溶液

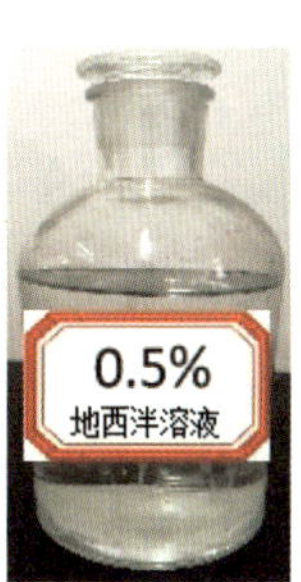

地西泮溶液

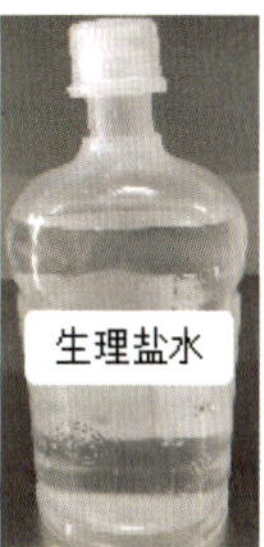

生理盐水

图 4-18-2　主要实验资源

［实验方法］

地西泮的抗惊厥作用实验方法见表 4-18-4。

表 4-18-4　地西泮的抗惊厥作用实验方法

主要步骤	技术要点
1. 取家兔 2 只，称重、编号为甲兔、乙兔	正确的捉拿家兔方法、准确称重
2. 观察家兔正常活动	观察家兔正常呼吸、心跳、活动情况
3. 甲兔、乙兔经耳静脉注射 2.5% 尼可刹米溶液 0.5 mL/kg，家兔出现惊厥后，甲兔经耳静脉注射 0.5% 地西泮溶液 1 mL/kg，乙兔经耳静脉注射等容量生理盐水	注射部位在兔耳外缘静脉末 1/3 处 事先抽取地西泮注射液和生理盐水备用 耳静脉注射完毕，压住针眼拔出针头，继续压迫片刻避免出血
4. 分别观察两兔出现惊厥有何不同	家兔出现躁动、角弓反张等反应为惊厥指征

［注意事项］

1. 注意爱惜动物，家兔要轻拿轻放。
2. 推动针栓开始注射时，如无阻力感并见血管立即变白，表明针头在血管内，如有阻力感并见局部组织发白，表示针头没有刺入血管，需将针头退出重新再穿刺。

3. 注意观察家兔的反应，出现躁动、角弓反张等反应为惊厥指征。

4. 注射尼可刹米前事先抽取地西泮注射液和生理盐水备用。

［实验结果］

实验结果记入表 4-18-5。

表 4-18-5 地西泮的抗惊厥作用实验结果

兔号	体重	药物	惊厥的情况
甲		尼可刹米＋地西泮	
乙		尼可刹米＋生理盐水	

［实验评价］

实验评价见表 4-18-6。

表 4-18-6 地西泮的抗惊厥作用实验评价

<table>
<tr><th>项目名称</th><th>操作流程</th><th>分值</th><th>扣分及说明</th><th>备注</th></tr>
<tr><td rowspan="4">操作过程（70 分）</td><td>取家兔 2 只，称重并编号为甲兔、乙兔</td><td>5</td><td></td><td></td></tr>
<tr><td>记录家兔重量，计算给药量
观察其正常呼吸、心跳、活动情况</td><td>5
5</td><td></td><td></td></tr>
<tr><td>固定家兔，做注射前准备（耳缘拔毛、消毒、抽取药液）
甲兔、乙兔均耳静脉注射尼可刹米溶液
家兔出现惊厥后，甲兔经耳静脉注射地西泮溶液
家兔出现惊厥后，乙兔经耳静脉注射等容量生理盐水
正确的耳静脉给药操作</td><td>5
10
10
10
10</td><td></td><td></td></tr>
<tr><td>比较两兔的惊厥反应有何不同，完成实验结果的填写</td><td>10</td><td></td><td></td></tr>
<tr><td>实验后（10 分）</td><td>实验用品分类处理
实验器械清洗，清洁实验环境卫生</td><td>5
5</td><td></td><td></td></tr>
<tr><td>综合评价（20 分）</td><td>实验者着装整洁，口罩、帽子佩戴规范
小组成员课前预习充分
实验中全员动手，团队合作默契
整个实验操作标准、规范
认真按时完成实验报告</td><td>2
2
3
5
8</td><td></td><td></td></tr>
<tr><td>操作时间</td><td>____ 分钟</td><td></td><td></td><td></td></tr>
<tr><td>总分</td><td></td><td>100</td><td></td><td></td></tr>
<tr><td>得分</td><td></td><td></td><td></td><td></td></tr>
</table>

（沈华杰）

实验 4-19　肝、肾功能对药物作用的影响

实验 4-19-1　肝功能对药物作用的影响

［实验目的］

1. 掌握肝功能损伤对药物作用的影响。
2. 熟悉家兔实验操作流程。
3. 了解肝功能损伤建模型的方法。
4. 能熟练操作家兔的捉拿及耳静脉注射法。
5. 培养学生观察分析问题的能力、动手操作的能力及团队协作的能力。

［实验资源］

主要实验资源如图 4-19-1 所示。

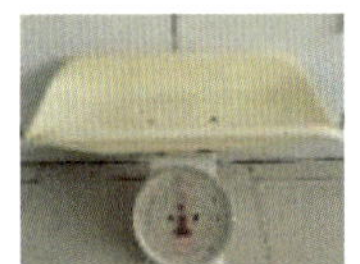
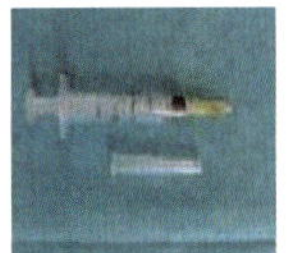
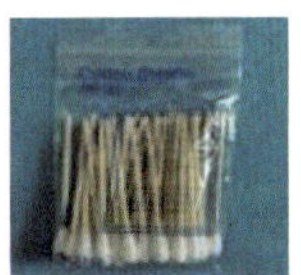
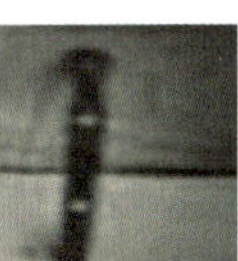
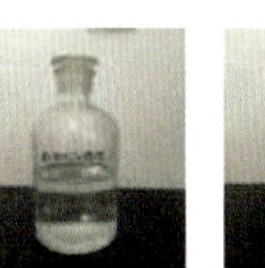
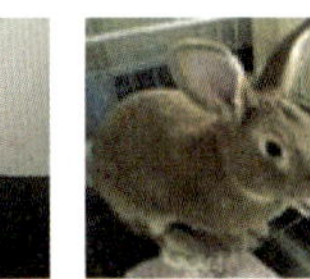

磅秤　注射器　酒精棉球　兔开口器　四氯化碳溶液　戊巴比妥溶液　家兔

图 4-19-1　主要实验资源

［实验方法］

肝功能对药物作用的影响实验方法见表 4-19-1。

表 4-19-1　肝功能对药物作用的影响实验方法

主要步骤	技术要点
1. 取家兔 2 只，称重编号为甲兔、乙兔，观察家兔正常活动	正确的捉拿家兔方法、准确称重
2. 肝功能损伤模型建立：甲兔于实验前 24 小时给予四氯化碳 1.5~2.0 mL/kg 灌胃，造成肝功能受损	四氯化碳具有毒性，大剂量可造成中毒性肝炎，以此建模来考察肝功能对药物作用的影响
3. 甲兔、乙兔经耳静脉注射 4% 戊巴比妥溶液 1 mL/kg	耳静脉注射部位：先从兔子外耳耳缘静脉远心端血管开始注射，如穿刺失败，再向近心端血管前移一段继续注射
4. 记录给药时间，分别观察两兔活动情况，比较两兔的差异	记录翻正反射消失和恢复的时间

[实验 PPT]

肝、肾功能对药物作用的影响

[注意事项]

1. 室温保持在 24~25℃,如温度低于 20℃需要给麻醉的兔子保温,防止体温过低,不利于兔子的苏醒。

2. 四氯化碳具有毒性,操作时注意安全。

[实验结果]

实验结果记入表 4-19-2。

表 4-19-2　肝功能对药物作用的影响实验结果

兔号	体重	实验前用药	药物及剂量	翻正反射消失的时间
甲		四氯化碳	4% 戊巴比妥溶液	
乙			4% 戊巴比妥溶液	

[实验评价]

实验评价见表 4-19-3。

表 4-19-3　肝功能对药物作用的影响实验评价

项目名称	操作流程	分值	扣分及说明	备注
操作过程(70 分)	取家兔 2 只,称重并编号为甲兔、乙兔,计算给药量,观察其正常活动情况	5		
	实验前 24 小时甲兔灌胃预处理	10		
	固定家兔,做注射前准备(耳缘拔毛、消毒、抽取药液)	10		
	正确的耳静脉给药操作	10		
	甲兔、乙兔经耳静脉注射 4% 戊巴比妥溶液	20		
	记录给药时间,分别观察两兔活动情况,比较两兔的差异	5		
	比较两兔的翻正反射消失及恢复有何不同,完成实验结果的填写	10		
实验后(10 分)	实验用品分类处理	5		
	实验器械清洗,清洁实验环境卫生	5		

续表

项目名称	操作流程	分值	扣分及说明	备注
综合评价（20 分）	实验者着装整洁，口罩、帽子佩戴规范 小组成员课前预习充分 实验中全员动手，团队合作默契 整个实验操作标准、规范 认真按时完成实验报告	2 2 3 5 8		
操作时间	____ 分钟			
总分		100		
得分				

实验 4-19-2　肾功能对药物作用的影响

［实验目的］

1. 掌握肾功能损伤对药物作用的影响。
2. 熟悉小鼠实验操作流程。
3. 了解肾功能损伤建模型的方法。
4. 能熟练操作小鼠的捉拿及腹腔注射法。
5. 培养学生动手能力及团队协作的能力。

［实验资源］

主要实验资源如图 4-19-2 所示。

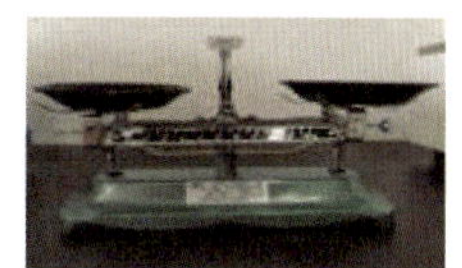
托盘天平
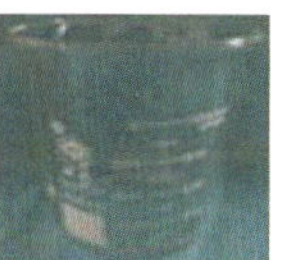
大烧杯
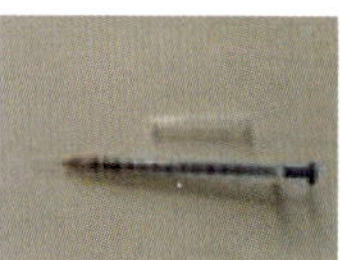
1 mL注射器
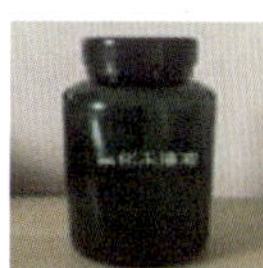
氯化汞溶液
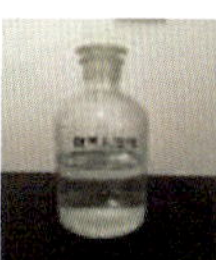
链霉素溶液
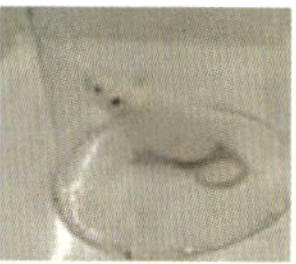
小白鼠

图 4-19-2　主要实验资源

［实验方法］

肾功能对药物作用的影响实验方法见表 4-19-4。

表 4-19-4　肾功能对药物作用的影响实验方法

主要步骤	技术要点
1. 取小白鼠 2 只，分别放入烧杯中进行称重并编号为甲鼠、乙鼠，观察小鼠正常活动	注意天平调平后再称重，天平左边放小鼠，右边放砝码

续表

主要步骤	技术要点
2. 肾损伤模型建立：实验前24小时给甲鼠腹腔注射0.1%氯化汞溶液0.1 mL/10 g	氯化汞可使肾小管细胞坏死，造成肾功能损害
3. 甲、乙两鼠分别腹腔注射2.5%硫酸链霉素溶液0.2 mL/10 g	针尖朝上，从小鼠耻骨联合上侧向头部以30°角刺入腹腔
4. 观察比较两鼠反应有何不同	观察小鼠肌张力、呼吸情况、口唇颜色、死亡情况

［注意事项］

1. 注意天平调平后再称重，爱惜小动物，小鼠要轻拿轻放。
2. 氯化汞是剧毒物质，使用时注意安全。
3. 室温低于20℃时需要给小鼠保暖。

［实验结果］

实验结果记入表4–19–5。

表4–19–5 肾功能对药物作用的影响实验结果

鼠号	体重	实验前用药	药物及剂量	结果
甲		氯化汞	2.5%硫酸链霉素溶液	
乙			2.5%硫酸链霉素溶液	

［实验评价］

实验评价见表4–19–6。

表4–19–6 肾功能对药物作用的影响实验评价

项目名称	操作流程	分值	扣分及说明	备注
操作过程（70分）	取小白鼠2只放入烧杯，称重并编号为甲鼠、乙鼠	5		
	记录两鼠重量，计算甲鼠、乙鼠的给药量 观察小鼠的正常活动	10 5		
	甲鼠腹腔注射氯化汞，预处理 一人捉拿小鼠，另一人抽取药液 分别给甲鼠、乙鼠腹腔注射，观察两鼠反应	10 10 20		
	比较两鼠的反应有何不同，完成实验结果的填写	10		
实验后（10分）	实验用品分类处理 实验器械清洗，清洁实验环境卫生	5 5		
综合评价（20分）	实验者着装整洁，口罩、帽子佩戴规范 小组成员课前预习充分 实验中全员动手，团队合作默契 整个实验操作标准、规范 认真按时完成实验报告	2 2 3 5 8		

续表

项目名称	操作流程	分值	扣分及说明	备注
操作时间	____ 分钟			
总分		100		
得分				

（张红云）

实验 4-20　普鲁卡因、丁卡因表面麻醉作用和毒性比较

实验 4-20-1　普鲁卡因、丁卡因表面麻醉作用比较

［实验目的］

1. 掌握普鲁卡因、丁卡因表面麻醉作用的特点。
2. 熟悉普鲁卡因、丁卡因临床用途。
3. 能够熟练进行家兔的捉拿及滴眼的操作。
4. 培养学生严谨求实的学习态度及团队协作的能力。

［实验资源］

主要实验资源如图 4-20-1 所示。

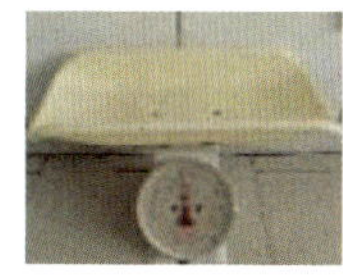
磅秤

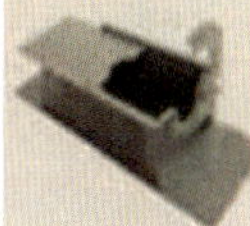
兔固定器

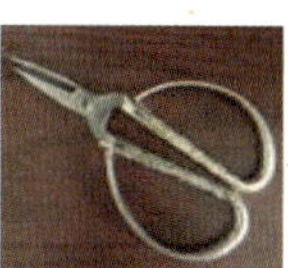
剪刀

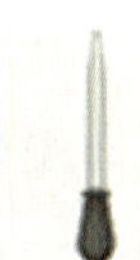
滴管

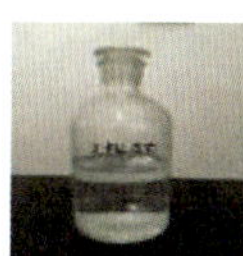
丁卡因溶液

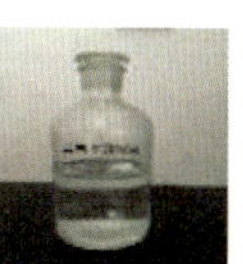
普鲁卡因溶液

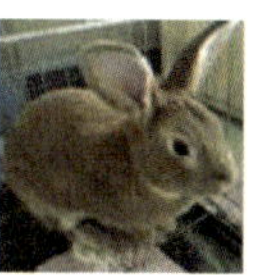
家兔

图 4-20-1　主要实验资源

［实验方法］

普鲁卡因、丁卡因表面麻醉作用比较实验方法见表 4-20-1。

表 4-20-1　普鲁卡因、丁卡因表面麻醉作用比较实验方法

主要步骤	技术要点
1. 取家兔 1 只，放入固定箱内，剪去睫毛，用兔须触及角膜，观察有无眨眼反射	观察家兔正常的眨眼反射
2. 用拇指和示指将左侧下眼睑拉成杯状，滴入 1% 丁卡因溶液 2 滴 右眼，以同样的方法滴入 1% 普鲁卡因溶液 2 滴	滴入药液时用中指压住鼻泪管，以防药液流入鼻泪管而被吸收引起中毒 滴眼后使药液存留约 1 分钟再将手松开，然后任其溢出
3. 滴药后 5 分钟内，每隔 1 分钟记录角膜反射一次，以后每隔 5~10 分钟记录角膜反射一次	用兔须触及角膜，观察有无眨眼反射，眨眼快慢有何差异
4. 比较两药的麻醉开始时间和持续时间有何不同	比较两药用药后时间差异

［实验 PPT］

普鲁卡因、丁卡因表面麻醉作用和毒性比较

［注意事项］

1. 注意爱惜动物，家兔要轻拿轻放。

2. 选择眨眼反射正常的家兔做实验。

3. 整个实验中刺激两眼应该用同一根兔须的同一端，刺激强度力求一致，兔须不要触及眼睑，以免影响实验结果。

［实验结果］

实验结果记入表 4-20-2。

表 4-20-2　普鲁卡因、丁卡因表面麻醉作用比较实验结果

兔眼	药物	给药前眨眼反射	给药后眨眼反射
左	1% 丁卡因		
右	1% 普鲁卡因		

［实验评价］

实验评价见表 4-20-3。

表 4-20-3　普鲁卡因、丁卡因表面麻醉作用比较实验评价

项目名称	操作流程	分值	扣分及说明	备注
操作过程（70 分）	取家兔 1 只，放入固定箱内，剪去睫毛	5		
	用兔须触及角膜，观察有无眨眼反射	10		
	用拇指和示指将兔左侧下眼睑拉成杯状，滴入 1% 丁卡因溶液 2 滴 滴入药液时用中指压住鼻泪管 右眼，以同样的方法滴入 1% 普鲁卡因溶液 2 滴 滴眼后使药液存留约 1 分钟再将手松开，然后任其溢出 滴药后 5 分钟内，每隔 1 分钟记录角膜反射一次，以后每隔 5~10 分钟记录角膜反射一次	10 10 10 10 5		
	比较两药的麻醉开始时间和持续时间有何不同，完成实验结果的填写	10		
实验后（10 分）	实验用品分类处理 实验器械清洗，清洁实验环境卫生	5 5		
综合评价（20 分）	实验者着装整洁，口罩、帽子佩戴规范 小组成员课前预习充分 实验中全员动手，团队合作默契 整个实验操作标准、规范 认真按时完成实验报告	2 2 3 5 8		
操作时间	____ 分钟			
总分		100		
得分				

实验 4-20-2　普鲁卡因、丁卡因毒性比较

［实验目的］

1. 掌握普鲁卡因、丁卡因的中毒症状和比较两药毒性大小。
2. 熟悉局麻药的毒性反应。
3. 能熟练操作小鼠的捉拿及腹腔注射法。
4. 培养学生观察分析问题的能力及团队协作的能力。

［实验资源］

主要实验资源如图 4-20-2 所示。

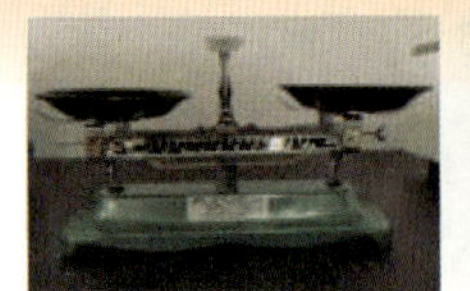
托盘天平
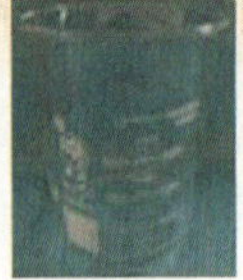
大烧杯
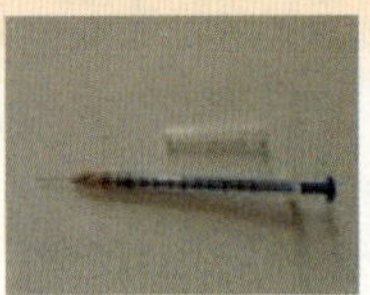
1 mL注射器
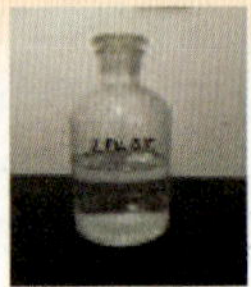
丁卡因溶液
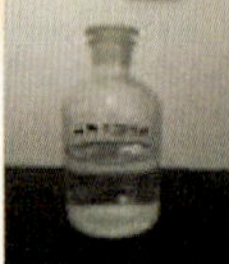
普鲁卡因溶液
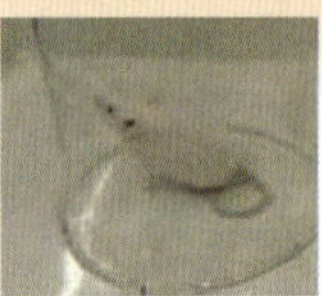
小白鼠

图 4-20-2　主要实验资源

［实验方法］

普鲁卡因、丁卡因毒性比较实验方法见表 4-20-4。

表 4-20-4　普鲁卡因、丁卡因毒性比较实验方法

主要步骤	技术要点
1. 取小白鼠 2 只，分别放入烧杯中进行称重并编号为甲鼠、乙鼠	注意天平调平后再称重，天平左边放小鼠，右边放砝码
2. 观察小鼠正常活动	观察小鼠自发性活动、呼吸情况等
3. 分别腹腔注射：甲鼠 1% 普鲁卡因溶液和乙鼠 1% 丁卡因溶液各 0.1 mL/20 g	针尖朝上，从小鼠耻骨联合上侧向头部以 30° 角刺入腹腔
4. 观察各鼠反应及出现的时间，比较两鼠反应有何不同	观察小鼠兴奋、惊厥、昏迷、呼吸抑制、死亡等现象

［注意事项］

1. 注意天平调平后再称重，爱惜小动物，小鼠要轻拿轻放。
2. 注意腹腔注射时针头刺入部位不宜太高、太深，以免刺破内脏。

［实验结果］

实验结果记入表 4-20-5。

表 4-20-5　普鲁卡因、丁卡因毒性比较实验结果

鼠号	体重	药物及剂量	给药后反应及发生时间
甲		1% 普鲁卡因溶液	
乙		1% 丁卡因溶液	

［实验评价］

实验评价见表 4-20-6。

表 4-20-6　普鲁卡因、丁卡因毒性比较实验评价

项目名称	操作流程	分值	扣分及说明	备注
操作过程（70 分）	取小白鼠 2 只放入烧杯，称重并编号为甲鼠、乙鼠	5		
	记录两鼠重量，观察小鼠的正常活动	10		

续表

项目名称	操作流程	分值	扣分及说明	备注
操作过程（70 分）	计算甲鼠、乙鼠的给药量	5		
	一人捉拿小鼠，另一人抽取药液	10		
	分别给甲鼠、乙鼠腹腔注射药液	20		
	观察两鼠反应及记录时间	10		
	比较两鼠的反应有何不同，并完成实验结果的填写	10		
实验后（10 分）	实验用品分类处理	5		
	实验器械清洗，清洁实验环境卫生	5		
综合评价（20 分）	实验者着装整洁，口罩、帽子佩戴规范	2		
	小组成员课前预习充分	2		
	实验中全员动手，团队合作默契	3		
	整个实验操作标准、规范	5		
	认真按时完成实验报告	8		
操作时间	____ 分钟			
总分		100		
得分				

（张红云）

实验 4–21 硫酸镁急性中毒观察及解救

［实验目的］

1. 掌握硫酸镁急性中毒时的表现症状。
2. 熟悉硫酸镁急性中毒时钙剂的解救效应。
3. 能熟练操作家兔的捉拿及耳静脉注射法。
4. 培养学生爱岗敬业、救死扶伤的精神。

［实验资源］

主要实验资源如图 4–21–1 所示。

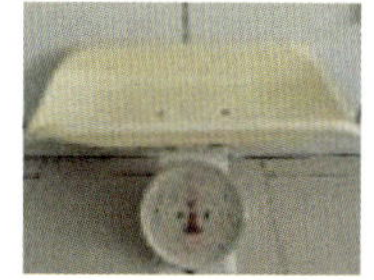
磅秤

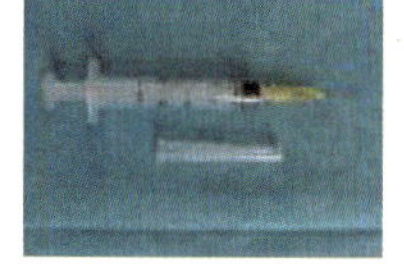
注射器

棉棒

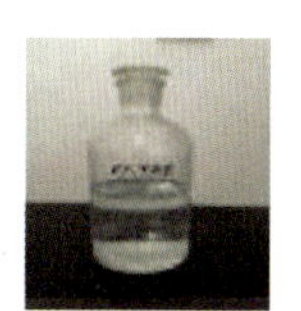
硫酸镁溶液

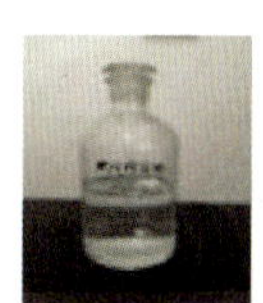
氯化钙溶液

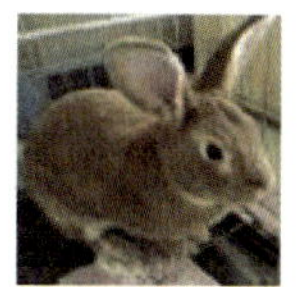
家兔

图 4–21–1 主要实验资源

［实验方法］

硫酸镁急性中毒观察及解救实验方法见表 4-21-1。

表 4-21-1　硫酸镁急性中毒观察及解救实验方法

主要步骤	技术要点
1. 取家兔 1 只，称重，观察正常活动	观察肌张力情况
2. 兔耳静脉缓缓注射 10% 硫酸镁溶液 2 mL/kg，观察家兔变化	注射硫酸镁速度要缓慢
3. 家兔出现行动困难、低头卧倒时，立即耳静脉缓缓注射 5% 氯化钙溶液 4~8 mL，直到家兔四肢站起为止	注射氯化钙速度要缓慢
4. 如抢救后再次出现麻痹，再次注射 5% 氯化钙溶液，直至完全解救	重复给药至解救完成

［实验 PPT］

硫酸镁急性中毒观察及解救

［注意事项］

1. 注意硫酸镁溶液用 5 mL 注射器抽取，氯化钙溶液用 10 mL 注射器抽取，提前备好药液以便及时抢救。

2. 静脉注射硫酸镁溶液时，一定要缓慢注射，防止家兔急性中毒死亡来不及抢救。

3. 氯化钙注射速度要缓慢，防止快速注射造成家兔心脏停搏。

［实验结果］

实验结果记入表 4-21-2。

表 4-21-2　硫酸镁急性中毒观察及解救实验结果

动物	体重	给药前活动及肌张力	用硫酸镁后活动及肌张力	用氯化钙后活动及肌张力
家兔				

［实验评价］

实验评价见表 4-21-3。

表 4-21-3　硫酸镁急性中毒观察及解救实验评价

项目名称	操作流程	分值	扣分及说明	备注
操作过程(70分)	取家兔1只,称重,观察正常活动	5		
	耳静脉给药前准备,拔兔耳缘毛, 计算药量,抽取药液	5 5		
	兔耳静脉缓缓注射10%硫酸镁溶液 家兔出现行动困难、低头卧倒时,立即耳静脉缓缓注射5%氯化钙溶液4~8 mL,直到家兔四肢站起为止 如抢救后再次出现麻痹,再次注射5%氯化钙溶液,直至完全解救	15 20 10		
	完成实验结果的填写	10		
实验后(10分)	实验用品分类处理 实验器械清洗,清洁实验环境卫生	5 5		
综合评价(20分)	实验者着装整洁,口罩、帽子佩戴规范 小组成员课前预习充分 实验中全员动手,团队合作默契 整个实验操作标准、规范 认真按时完成实验报告	2 2 3 5 8		
操作时间	____ 分钟			
总分		100		
得分				

(张红云)

实验 4-22　糖皮质激素的抗炎作用和对细胞膜的保护作用

实验 4-22-1　糖皮质激素的抗炎作用

[实验目的]

1. 掌握糖皮质激素的抗炎作用。
2. 熟悉糖皮质激素对小鼠耳肿胀作用的效应。
3. 能熟练操作小鼠的捉拿及腹腔注射法。
4. 培养学生观察分析问题能力及团队协作的能力。

[实验资源]

主要实验资源如图 4-22-1 所示。

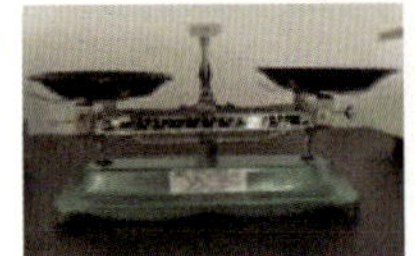
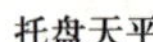
托盘天平

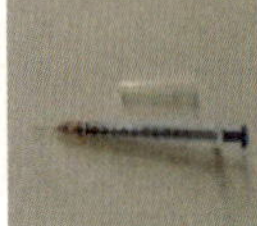
1 mL注射器

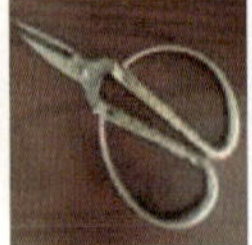
剪刀

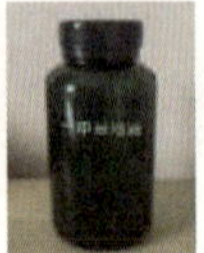
二甲苯

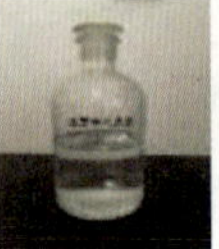
地塞米松溶液

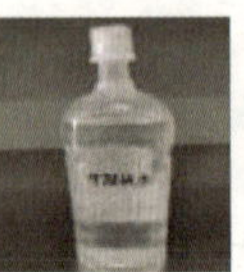
生理盐水

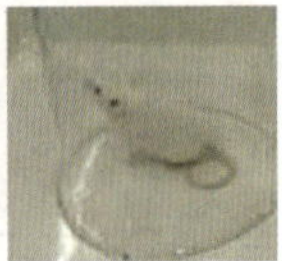
小白鼠

图 4-22-1　主要实验资源

[实验方法]

糖皮质激素的抗炎作用实验方法见表 4-22-1。

表 4-22-1　糖皮质激素的抗炎作用实验方法

主要步骤	技术要点
1. 取雄性小鼠 2 只，分别放入烧杯中进行称重并编号为甲鼠、乙鼠	注意天平调平后再称重，天平左边放小鼠，右边放砝码
2. 分别进行腹腔注射：甲鼠 0.5% 地塞米松溶液 0.1 mL/10 g，乙鼠生理盐水 0.1 mL/10 g	腹腔注射部位在小鼠左、右下腹部给药
3. 30 分钟后，每只小鼠用 0.1 mL 二甲苯涂擦右耳前后两面皮肤	两鼠二甲苯涂擦皮肤部位应保持一致
4. 30 分钟后，将两鼠颈椎脱臼处死	左手拇指食指用力向下按压鼠头，右手抓住鼠尾用力拉致死
5. 用直径 9 mm 打孔器分别在两鼠的两耳同一部位打下圆耳片，分别称重，记录耳肿胀率	同一鼠的右耳片重量减去左耳片重量，再除以左耳片重量即为耳肿胀率

[实验 PPT]

糖皮质激素的抗炎作用和对细胞膜的保护作用

[注意事项]

1. 选择鼠耳正常、完整的小鼠做实验。
2. 注意所取耳片应与涂擦二甲苯的部位一致。
3. 应使用锋利的打孔器。

[实验结果]

实验结果记入表 4-22-2。

表 4-22-2　糖皮质激素的抗炎作用实验结果

鼠号	体重	药物及剂量	耳片重量			耳肿胀率
			左	右	差值	
甲		0.5% 地塞米松溶液				
乙		生理盐水				

［实验评价］

实验评价见表 4-22-3。

表 4-22-3　糖皮质激素的抗炎作用实验评价

项目名称	操作流程	分值	扣分及说明	备注
操作过程（70 分）	取小白鼠 2 只放入烧杯，称重并编号为甲鼠、乙鼠	5		
	记录两鼠重量，观察小鼠的正常活动	10		
	计算甲鼠、乙鼠的给药量，一人捉拿小鼠，另一人抽取药液 分别给甲鼠、乙鼠腹腔注射药液，观察两鼠反应及记录时间 每只小鼠用二甲苯涂擦右耳前后两面皮肤 将两鼠颈椎脱臼处死 用打孔器分别在两鼠的两耳同一部位打下圆耳片，分别称重	15 5 15 5 5		
	比较两鼠耳肿胀程度，完成实验结果的填写	10		
实验后（10 分）	将实验用品分类处理 实验器械清洗，清洁实验环境卫生	5 5		
综合评价（20 分）	实验者着装整洁，口罩、帽子佩戴规范 小组成员课前预习充分 实验中全员动手，团队合作默契 整个实验操作标准、规范 认真按时完成实验报告	2 2 3 5 8		
操作时间	____ 分钟			
总分		100		
得分				

实验 4-22-2　糖皮质激素对细胞膜的保护作用

［实验目的］

1. 掌握氢化可的松的作用。
2. 熟悉氢化可的松对红细胞膜的保护作用并联系其临床应用。

3. 能熟练操作家兔的捉拿及耳静脉注射法。

4. 培养学生动手的能力及团队协作的能力。

[实验资源]

主要实验资源如图 4–22–2 所示。

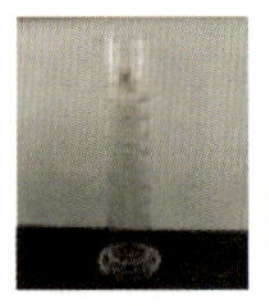
量筒
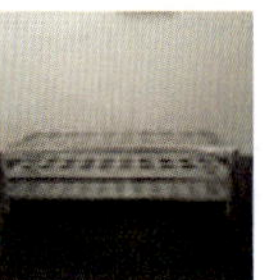
试管
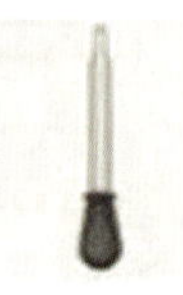
吸管
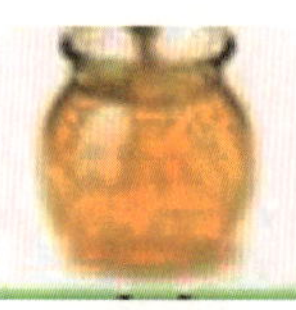
桔梗煎剂
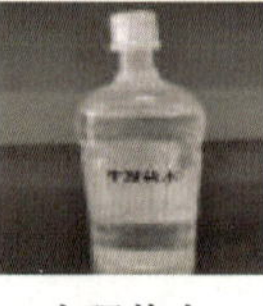
生理盐水
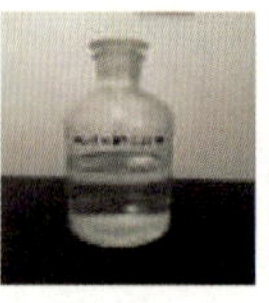
氢化可的松溶液
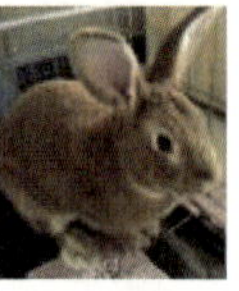
家兔

图 4–22–2　主要实验资源

[实验方法]

糖皮质激素对细胞膜的保护作用实验方法见表 4–22–4。

表 4–22–4　糖皮质激素对细胞膜的保护作用实验方法

主要步骤	技术要点
1. 取试管 3 支，编为 1、2、3 号试管各加入 2% 红细胞混悬液 3 mL	2% 红细胞混悬液制备：取家兔 1 只，从心脏取血，置于盛有玻璃珠的三角烧杯瓶中，振摇或用棉签搅拌，成为去纤维蛋白血液。再放入刻度离心管中，并加入 3~4 倍体积的生理盐水摇匀后离心约 10 分钟，倾去上清液。如此反复用生理盐水洗 3~4 次，直至离心后上清液呈无色透明为止
2. 1 号试管中加生理盐水 1 mL；2 号试管中加生理盐水 0.5 mL；3 号试管中加 0.5% 氢化可的松溶液 0.5 mL；摇匀，放置 10 分钟	3 支试管分别添加试剂后，充分摇匀后放置
3. 分别在 2、3 号试管中加 4% 桔梗煎剂溶液 0.5 mL，摇匀	2% 红细胞混悬液和 4% 桔梗煎剂溶液要在实验前制备 桔梗可以溶解红细胞
4. 放置 10 分钟后，观察 3 支试管有无溶血现象	观察溶血现象，桔梗溶血现象随着浓度增加而增加

[注意事项]

1. 2% 红细胞混悬液制备后需放置冰箱中贮存待用，用前倾去上清液，根据红细胞容量，用生理盐水稀释成 2% 混悬液。

2. 4% 桔梗煎剂溶液制备时，取桔梗 4 g，加水适量浸泡 30 分钟，需连续煎 3 次后再过滤，用蒸馏水将滤液配制成 4% 的溶液。

[实验结果]

实验结果记入表 4–22–5。

表 4-22-5　糖皮质激素对细胞膜的保护作用实验结果

试管	2% 红细胞液	生理盐水	0.5% 氢化可的松溶液	4% 桔梗煎剂	溶血现象
1	3 mL	1 mL	—	—	
2	3 mL	0.5 mL	—	0.5 mL	
3	3 mL	—	0.5 mL	0.5 mL	

[实验评价]

实验评价见表 4-22-6。

表 4-22-6　糖皮质激素对细胞膜的保护作用实验评价

项目名称	操作流程	分值	扣分及说明	备注
操作过程(70 分)	取试管 3 支,编为 1、2、3 号管	5		
	各加入 2% 红细胞混悬液 3 mL	5		
	1 号试管中加生理盐水 1 mL 2 号试管中加生理盐水 0.5 mL 3 号试管中加 0.5% 氢化可的松溶液 0.5 mL 摇匀,放置 10 分钟 分别在 2、3 号试管中加 4% 桔梗煎剂溶液 0.5 mL 摇匀, 放置 10 分钟后,观察 3 支管有无溶血现象	10 10 10 5 10 5		
	完成实验结果的填写	10		
实验后(10 分)	实验用品分类处理 实验器械清洗,清洁实验环境卫生	5 5		
综合评价(20 分)	实验者着装整洁,口罩、帽子佩戴规范 小组成员课前预习充分 实验中全员动手,团队合作默契 整个实验操作标准、规范 认真按时完成实验报告	2 2 3 5 8		
操作时间	____ 分钟			
总分		100		
得分				

（张红云）

实验 4-23 链霉素的急性中毒观察及解救

实验 4-23-1 小鼠实验法

［实验目的］

1. 掌握链霉素急性中毒反应及钙剂的拮抗作用。
2. 熟悉钙剂的作用及用途。
3. 能熟练操作小白鼠的捉拿及腹腔注射法。
4. 培养学生敬佑生命，救死扶伤的职业精神。

［实验资源］

主要实验资源如图 4-23-1 所示。

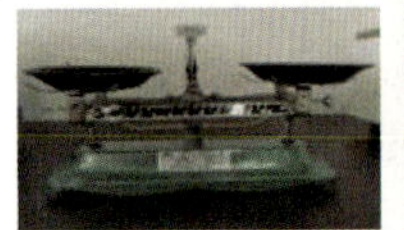
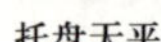
托盘天平

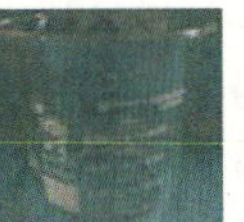
大烧杯

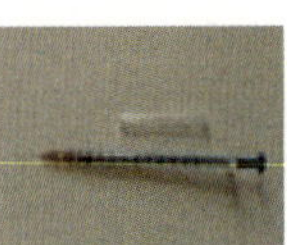
1 mL注射器

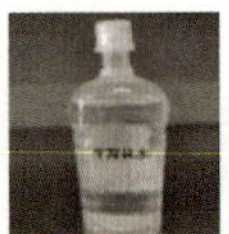
生理盐水

链霉素溶液

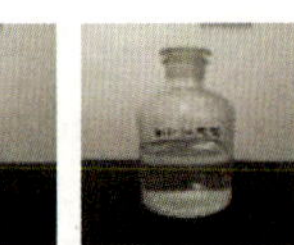
氯化钙溶液

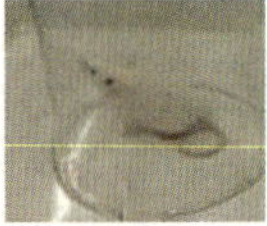
小白鼠

图 4-23-1 主要实验资源

［实验方法］

链霉素急性中毒观察及解救实验方法见表 4-23-1。

表 4-23-1 链霉素急性中毒观察及解救实验方法

主要步骤	技术要点
1. 取小鼠 2 只，分别放入烧杯中进行称重并编号为甲鼠、乙鼠	观察并记录小鼠正常活动、呼吸、肌张力和翻正反射情况
2. 甲鼠、乙鼠分别按 0.1 mL/10 g 体重、腹腔注射 7.5% 硫酸链霉素溶液；观察小鼠活动变化情况	腹腔注射时，注意进针时针尖朝上，朝头部方向，与腹部成大约 30° 角进针
3. 甲鼠腹腔注射生理盐水 0.1 mL/10 g 作为对照； 乙鼠立即腹腔注射 5% 氯化钙溶液 0.1 mL/10 g	待小鼠肌震颤、四肢无力、呼吸困难、发绀等毒性症状明显后，再进行腹腔注射
4. 观察并记录两鼠的活动、呼吸和肌紧张力等情况	观察小鼠自发性活动、呼吸情况等

［实验 PPT］

链霉素的急性中毒观察及解救

［注意事项］

1. 链霉素的毒性反应发生后随时间逐渐加重。

2. 钙剂对抗硫酸镁的毒性反应中，以氯化钙溶液静脉注射的拮抗效果最佳。

［实验结果］

实验结果记入表 4–23–2。

表 4–23–2　链霉素急性中毒观察及解救实验结果

鼠号	体重	用链霉素后的反应 呼吸、肌张力	再用药物	最后的症状 及结果
甲			生理盐水	
乙			5% 氯化钙溶液	

［实验评价］

实验评价见表 4–23–3。

表 4–23–3　链霉素急性中毒观察及解救实验评价

项目名称	操作流程	分值	扣分及说明	备注
操作过程（70 分）	取小白鼠两只放入烧杯，称重并编号为甲鼠、乙鼠	5		
	记录两鼠重量，观察小鼠的正常活动	10		
	计算甲鼠、乙鼠的给药量 一人捉拿小鼠，另一人抽取药液 分别给甲鼠、乙鼠腹腔注射硫酸链霉素溶液 甲鼠腹腔注射生理盐水作为对照 乙鼠立即腹腔注射氯化钙溶液	5 5 15 10 10		
	比较两鼠的反应有何不同、记录时间，完成实验结果的填写	10		
实验后（10 分）	实验用品分类处理 实验器械清洗，清洁实验环境卫生	5 5		
综合评价（20 分）	实验者着装整洁，口罩、帽子佩戴规范 小组成员课前预习充分 实验中全员动手，团队合作默契 整个实验操作标准、规范 认真按时完成实验报告	2 2 3 5 8		

续表

项目名称	操作流程	分值	扣分及说明	备注
操作时间	____分钟			
总分		100		
得分				

实验 4-23-2　家兔实验法

[实验目的]

1. 掌握链霉素阻断神经肌肉接头的毒性反应及钙剂的拮抗作用。
2. 熟悉钙剂的作用及用途。
3. 能熟练操作家兔肌内注射法及耳静脉注射法。
4. 培养学生动手能力及团队协作的能力。

[实验资源]

主要实验资源如图 4-23-2 所示。

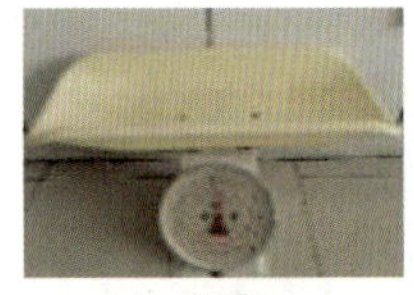
磅秤

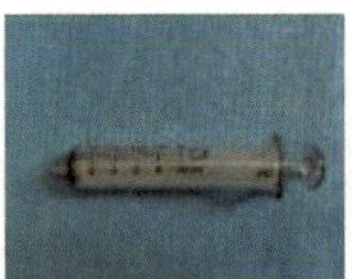
10 mL注射器

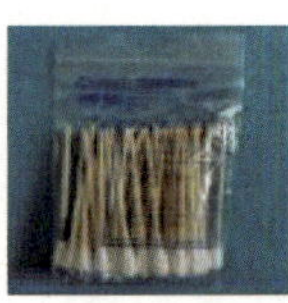
棉球

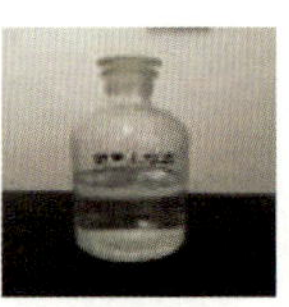
链霉素溶液

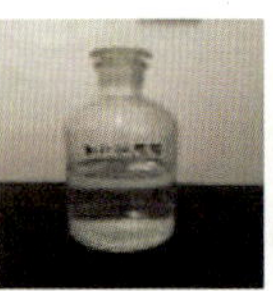
氯化钙溶液

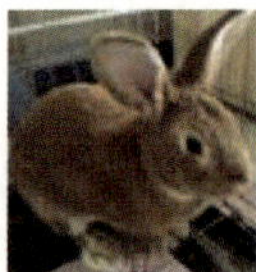
家兔

图 4-23-2　主要实验资源

[实验方法]

链霉素急性中毒观察及解救实验方法见表 4-23-4。

表 4-23-4　链霉素急性中毒观察及解救实验方法

主要步骤	技术要点
1. 取家兔 2 只，编号为甲兔、乙兔，称重观察并记录	观察并记录家兔正常活动、呼吸、肌张力和翻正反射情况
2. 甲兔、乙兔分别后肢肌内注射 25% 硫酸链霉素 2.4 mL/kg，给药后 10 分钟，观察家兔反应	观察家兔有无出现肌震颤、四肢无力、呼吸困难、发绀等中毒症状
3. 甲兔由耳缘静脉注射 5% 氯化钙溶液 1.6 mL/kg；乙兔由耳缘静脉注射生理盐水 1.6 mL/kg	待肌震颤、四肢无力、呼吸困难、发绀等毒性症状明显后，再进行注射
4. 观察两兔的反应变化	观察家兔自发性活动、呼吸情况等

[**注意事项**]

1. 肌内注射链霉素的毒性反应发生较慢,一般在注射后约 1 小时出现反应,并逐渐加重。

2. 钙剂对抗硫酸镁的毒性反应中,以氯化钙溶液静脉注射的拮抗效果最佳。

[**实验结果**]

实验结果记入表 4–23–5。

表 4–23–5　链霉素急性中毒观察及解救实验结果

兔号	用药前后	观察指标		
		呼吸	翻正反射	四肢肌张力
甲	用药前			
	用链霉素后			
	用氯化钙后			
乙	用药前			
	用链霉素后			
	用生理盐水后			

[**实验评价**]

实验评价见表 4–23–6。

表 4–23–6　链霉素急性中毒观察及解救实验评价

项目名称	操作流程	分值	扣分及说明	备注
操作过程 (70 分)	取家兔 2 只,编号为甲兔、乙兔、称重 观察并记录	10		
	甲兔、乙兔分别后肢肌内注射硫酸链霉素	15		
	给药后 10 分钟,观察家兔反应 甲兔由耳缘静脉注射氯化钙溶液 乙兔由耳缘静脉注射生理盐水 观察两兔的反应变化	5 15 10 5		
	完成实验结果的填写	10		
实验后 (10 分)	实验用品分类处理 实验器械清洗,清洁实验环境卫生	5 5		

续表

项目名称	操作流程	分值	扣分及说明	备注
综合评价（20 分）	实验者着装整洁，口罩、帽子佩戴规范	2		
	小组成员课前预习充分	2		
	实验中全员动手，团队合作默契	3		
	整个实验操作标准、规范	5		
	认真按时完成实验报告	8		
操作时间	____ 分钟			
总分		100		
得分				

（张红云）

实验 4-24 有机磷酸酯类中毒观察及解救

［实验目的］

1. 掌握有机磷酸酯类中毒的症状。
2. 熟悉阿托品、解磷定对有机磷酸酯类中毒的解救作用。
3. 能熟练操作家兔耳静脉注射法。
4. 培养学生敬佑生命，救死扶伤的职业精神。

［实验资源］

主要实验资源如图 4-24-1 所示。

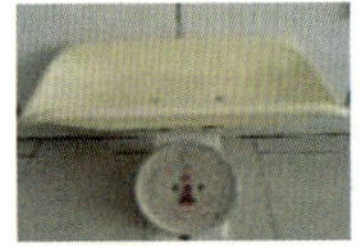
磅秤

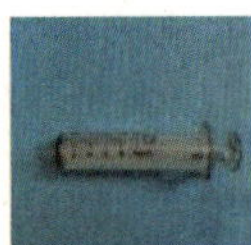
注射器

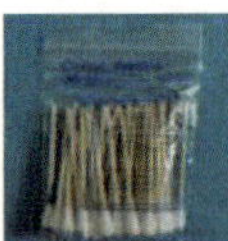
棉球

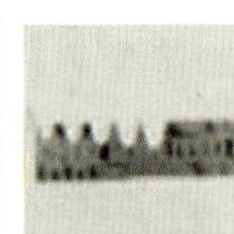
量瞳尺

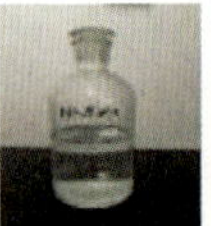
阿托品

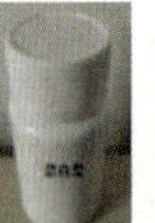
敌百虫

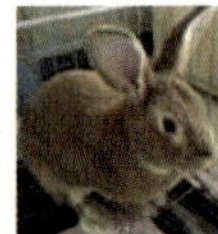
解磷定

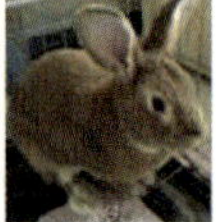
家兔

图 4-24-1 主要实验资源

［实验方法］

有机磷酸酯类中毒观察及解救实验方法见表 4-24-1。

表 4-24-1　有机磷酸酯类中毒观察及解救实验方法

主要步骤	技术要点
1. 取家兔 3 只，分别编号为甲兔、乙兔、丙兔，称重观察并记录	观察记录家兔正常呼吸频率与幅度、瞳孔大小、唾液分泌、大小便、肌张力及肌震颤等情况
2. 将 3 只家兔均经耳缘静脉注射 5% 敌百虫溶液 2 mL/kg，观察	注意观察上述指标的变化情况
3. 分别由兔耳缘静脉注射药物 甲兔注射 0.1% 硫酸阿托品溶液 1 mL/kg，乙兔注射 2.5% 解磷定溶液 2 mL/kg，丙兔按相同剂量先后注射阿托品和解磷定溶液	约 20 分钟后，如流涎、瞳孔缩小、肌肉震颤、大小便失禁等毒性症状明显时再进行注射
4. 观察 3 只家兔各项指标的变化情况，整理记录结果	观察指标包括：时间、兔瞳孔变化、呼吸频率、唾液分泌、肌张力、大小便情况

［实验 PPT］

有机磷酸酯类中毒观察及解救

［注意事项］

1. 如果注射敌百虫 20 分钟后，仍无中毒症状，可再次注射等量敌百虫药液。

2. 操作时，应做好防护措施，戴口罩、戴橡皮手套，防止皮肤黏膜接触毒物吸收中毒。

3. 如皮肤不慎接触敌百虫，切记不要用肥皂等碱性物品清洗，应立即用自来水冲洗，防止敌百虫遇碱转化为毒性更强的敌敌畏。

4. 解磷定注射速度要慢，阿托品注射速度要快。

［实验结果］

实验结果记入表 4-24-2。

表 4-24-2　有机磷酸酯类中毒观察及解救实验结果

兔号	体重	药物	剂量	唾液分泌	瞳孔直径/mm	呼吸频率	有无大小便	肌张力情况	有无肌震颤
甲		给药前							
		敌百虫							
		阿托品							
乙		给药前							
		敌百虫							
		解磷定							

兔号	体重	药物	剂量	唾液分泌	瞳孔直径/mm	呼吸频率	有无大小便	肌张力情况	有无肌震颤
丙		给药前							
		敌百虫							
		阿托品＋解磷定							

［实验评价］

实验评价见表 4–24–3。

表 4–24–3　有机磷酸酯类中毒观察及解救实验评价

项目名称	操作流程	分值	扣分及说明	备注
操作过程（70分）	取家兔3只，编号为甲兔、乙兔、丙兔、称重，观察并记录	10		
	将3只家兔均经耳缘静脉注射敌百虫溶液	10		
	观察家兔反应 甲兔耳缘静脉注射硫酸阿托品溶液 乙兔注射解磷定溶液 丙兔按相同剂量先后注射阿托品和解磷定溶液 观察3兔的反应变化	5 10 10 10 5		
	完成实验结果的填写	10		
实验后（10分）	实验用品分类处理 实验器械清洗，清洁实验环境卫生	5 5		
综合评价（20分）	实验者着装整洁，口罩、帽子佩戴规范 小组成员课前预习充分 实验中全员动手，团队合作默契 整个实验操作标准、规范 认真按时完成实验报告	2 2 3 5 8		
操作时间	____分钟			
总分		100		
得分				

（张红云）

实验 4–25　小鼠急性缺氧

［实验目的］

1. 掌握各种类型缺氧的原因及动物模型制备方法。

2. 熟悉各种类型缺氧对呼吸的影响及口唇黏膜颜色的变化。

3. 通过探讨缺氧机制，培养学生科研思维能力。

4. 培养热爱专业、尊重生命的职业道德、严谨的科学思维方法。

［实验资源］

1. 仪器设备　小鼠缺氧装置（图 4–25–1）、CO 发生装置（图 4–25–2）、5 mL 广口瓶、2 mL 刻度吸管、手术剪、手术镊、电子秤、酒精灯等。

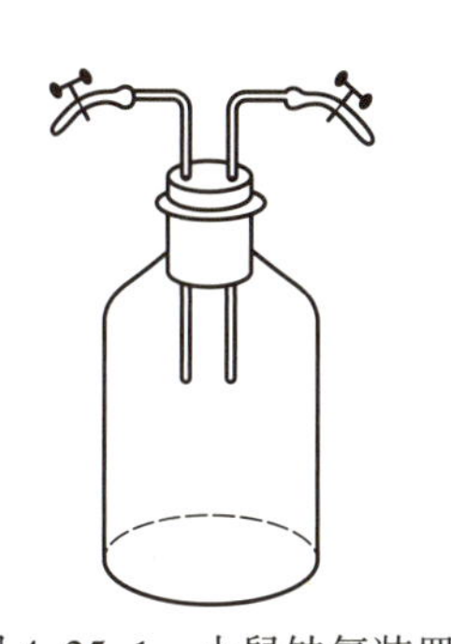

图 4–25–1　小鼠缺氧装置

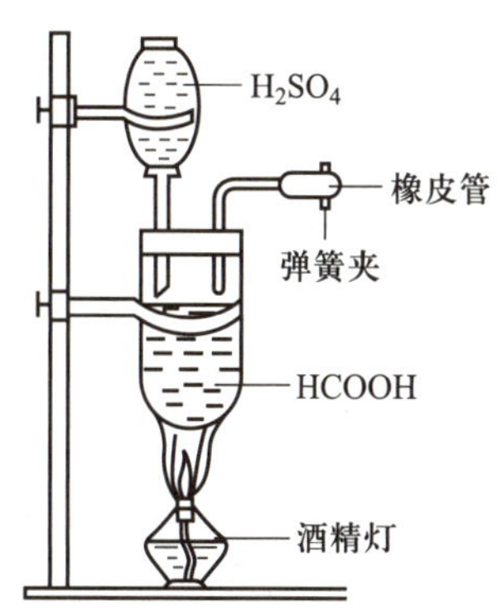

图 4–25–2　CO 发生装置

2. 试剂用品　1 mL 注射器、钠石灰（NaOH·CaO）、甲酸（HCOOH）、浓硫酸（H_2SO_4）、5% 亚硝酸钠溶液、1% 亚甲蓝溶液、0.1% 氰化钾溶液、生理盐水等。

3. 实验对象　成年小鼠。

［实验方法］

小鼠急性缺氧实验方法见表 4–25–1。

表 4–25–1　小鼠急性缺氧实验方法

主要步骤	技术要点
1. 制备乏氧性缺氧动物模型 (1) 将一只小鼠放入装有约 5 g 钠石灰的缺氧装置内（图 4–25–1），观察记录动物的一般情况、呼吸、口唇黏膜颜色等各项指标。 (2) 然后，塞紧瓶塞，每隔 3 分钟观察记录上述指标一次（如有其他变化则随时记录），直到动物死亡为止	注意瓶塞要塞紧
2. 制备 CO 中毒性缺氧动物模型 (1) 如图 4–25–2 所示，连接好 CO 发生装置 (2) 将一只小鼠放入广口瓶中，观察记录其正常指标，然后与 CO 发生装置连接 (3) 用吸管吸取 HCOOH 3 mL 放入试管中，再沿试管壁缓慢加入 H_2SO_4 溶液 2 mL，立即塞紧瓶塞。其反应过程为 $HCOOH \xrightarrow{H_2SO_4} H_2O+CO\uparrow$ (4) 观察指标与方法同上	可用酒精灯加热，加速 CO 的产生，但不可过热而导致液体沸腾，因 CO 产生过多、过快，动物可迅速死亡，血液颜色改变不明显

主要步骤	技术要点
3. 制备亚硝酸钠中毒性缺氧动物模型 (1) 取体重相近的两只小鼠,观察记录正常指标后,分别向腹腔内注射 5% 亚硝酸钠 0.3 mL,其中一只再立即向腹腔内注入 1% 亚甲蓝 0.3 mL,另一只再注入生理盐水 0.3 mL (2) 观察指标与方法同上,比较两只小鼠表现及死亡时间有无差异	小鼠应做好标记,以免混淆小鼠腹腔注射,应靠近左下腹,勿伤及肝脏
4. 制备组织性缺氧动物模型 (1) 取一只小鼠,观察记录正常指标后 (2) 腹腔注射 0.1% 氰化钾溶液 0.2 mL,观察指标与方法同上	小鼠腹腔注射,应靠近左下腹,勿伤及肝脏
5. 取一只正常小鼠,颈椎脱臼法直接处死,然后同其他 3 种缺氧死亡的小鼠尸体腹部剖开,比较血液及肝脏颜色,将实验结果填入表 4–52–2	颈椎脱臼法处死小鼠,注意力度适中

［实验 PPT］

小鼠急性缺氧

［注意事项］

1. 缺氧瓶一定要密闭,可用凡士林涂在瓶塞外面。

2. 氰化钾有剧毒,勿沾染皮肤、黏膜,特别是皮肤有破损处。

3. 小白鼠腹腔注射,应靠近左下腹,勿伤及肝脏,但应避免将药液注入肠腔或膀胱。

［实验结果］

实验结果记入表 4–25–2。

表 4–25–2　小鼠急性缺氧实验结果

类型	一般状况	呼吸	口唇黏膜颜色	血液颜色	死亡时间
正常					
低张性缺氧					
CO 中毒					
亚硝酸钠中毒					
氰化钾中毒					

［实验评价］

实验评价见表 4–25–3。

表 4-25-3 小鼠急性缺氧实验评价

项目名称	操作流程	分值	扣分及说明	备注
操作过程（70 分）	正常小鼠，记录正常指标后颈椎脱臼处死	10		
	制备乏氧性缺氧动物模型记录各项指标	15		
	制备一氧化碳中毒性缺氧动物模型，记录各项指标	15		
	制备亚硝酸盐中毒性缺氧动物模型，记录各项指标	15		
	制备组织性缺氧动物模型，记录各项指标	15		
实验后（10 分）	实验用品分类处理	5		
	实验器械清洗，清洁实验环境卫生	5		
综合评价（20 分）	实验者着装整洁，口罩、帽子佩戴规范	3		
	小组成员课前预习充分	3		
	实验中全员动手，团队合作默契	4		
	整个实验操作标准、规范	10		
操作时间	____ 分钟			
总分		100		
得分				

（张　霞）

实验 4-26　生理与药物因素对心血管活动的影响

［实验目的］

1. 熟悉家兔颈总动脉插管术及迷走神经剥离术。

2. 通过观察和分析了解多种因素对家兔血压和心率的影响。

3. 培养学生分析问题、解决问题的能力，培养学生具有坚毅而沉稳的品质，无论遇到任何问题都能有条不紊、勇往直前的职业精神。

［实验资源］

主要实验资源如图 4-26-1 所示。

1. 仪器设备　生物功能实验系统，兔手术台，哺乳类动物血压实验所需器材一套（动脉插管、三通开关、动脉夹、玻璃分针、压力换能器、手术器械等），玻璃分针，保护电极，手术线，纱布，治疗碗，注射器等。

2. 试剂用品　25% 乌拉坦溶液，1% 肝素钠溶液，生理盐水，0.01%（1 : 10 000）肾上腺素，0.01% 去甲肾上腺素，0.02% 异丙肾上腺素。

3. 实验对象　家兔。

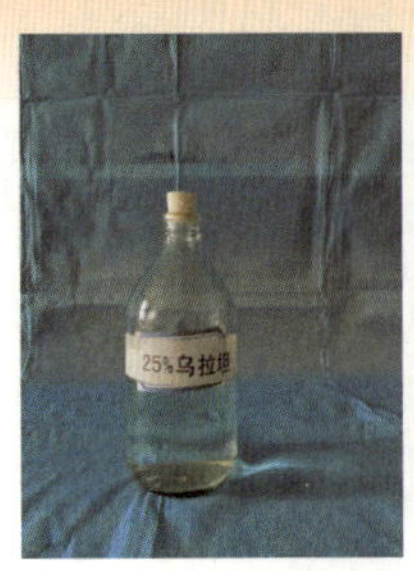
25%乌拉坦

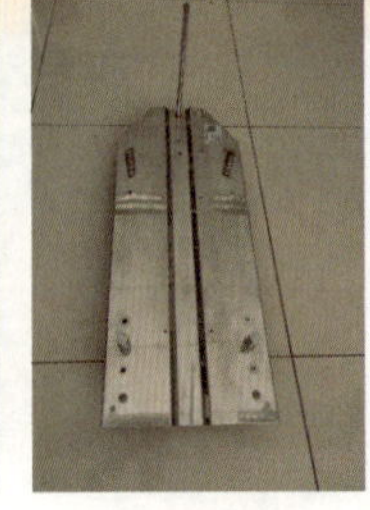
兔手术台

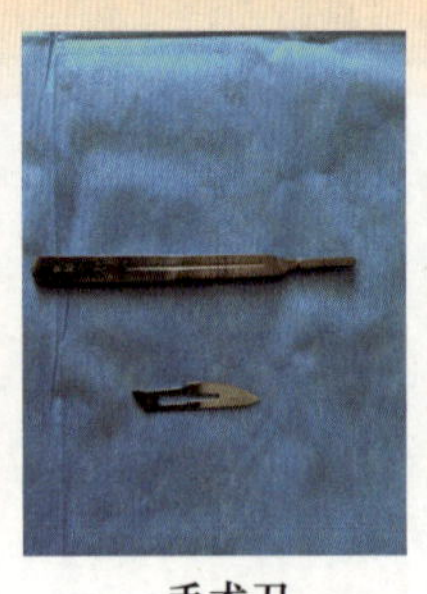
手术刀

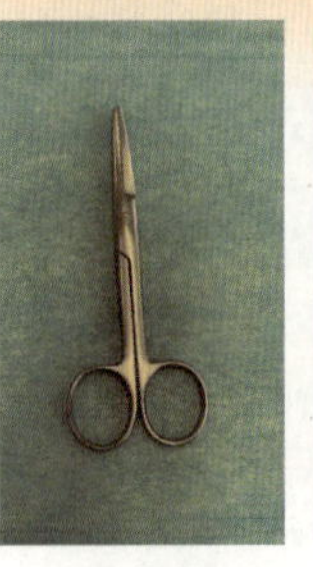
手术剪

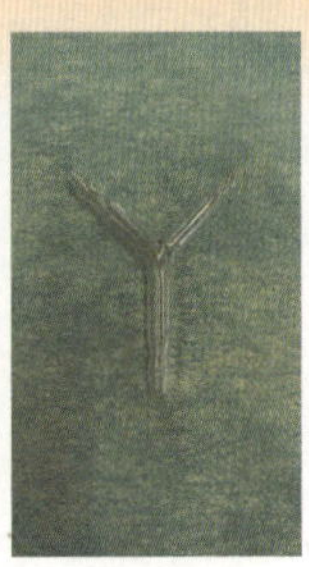
气管插管

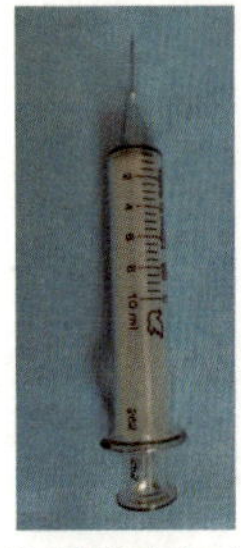
注射器和针头

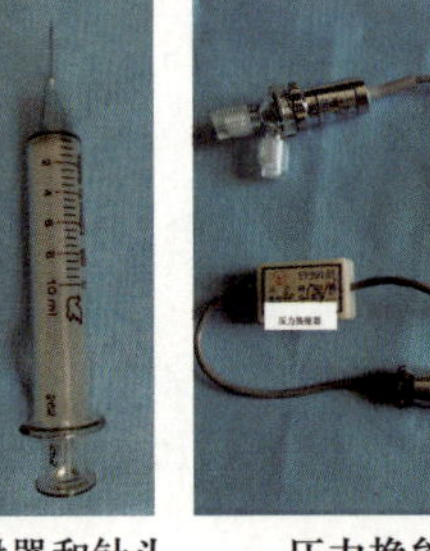
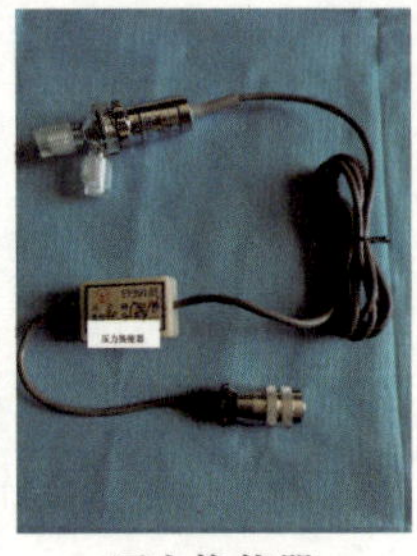
压力换能器

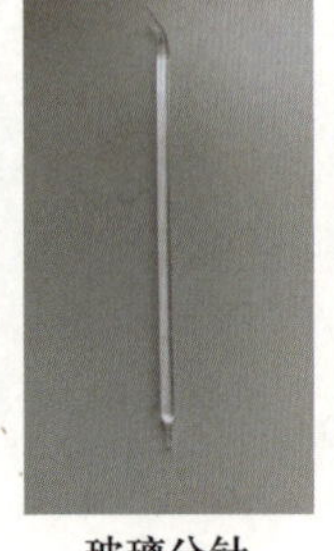
玻璃分针

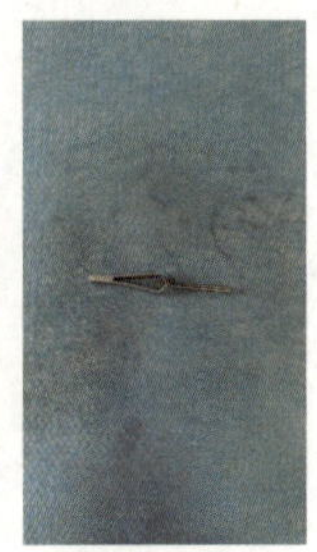
动脉夹

图 4-26-1　主要实验资源

［实验方法］

动物实验基本操作实验方法见表 4-26-1。

表 4-26-1　动物实验基本操作实验方法

主要步骤	技术要点
1. 麻醉	用 25% 乌拉坦溶液按 4 mL/kg 由耳缘静脉注入，固定针头，保持液路通畅，备用
2. 固定	家兔仰卧固定于兔手术台上，剪去颈部兔毛
3. 手术 （详见实验 4-16 动物实验基本操作）	切开颈部皮肤，分离皮下软组织，气管插管 动脉插管 分离另一侧颈迷走神经、减压神经、交感神经，分别在神经下穿丝线备用
4. 观察项目	记录正常血压、心率 夹闭右侧颈总动脉 药物对正常家兔血压和心率的影响（0.01% 肾上腺素 0.1 mL/kg，0.01% 去甲肾上腺素 0.1 mL/kg，0.02% 异丙肾上腺素 0.2 mL/kg） 电刺激神经对家兔血压和心率的影响（颈迷走神经、减压神经、交感神经）

［实验 PPT］

生理与药物因素对心血管活动影响

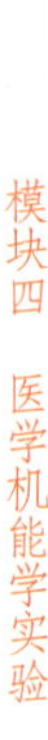

［注意事项］

1. 本实验项目多，持续时间长，故应选用体质强壮的家兔。

2. 因给药品种较多，一定要保护好给药部位血管，实验中应注意保温。

3. 因给药量较少，每次给药后应快速输入生理盐水将药物推进血管。

4. 每项实验前都应记录正常血压做对照。每项观察项目后，应待血压较稳定后，再继续下一项实验。

［实验评价］

实验评价见表 4-26-2。

表 4-26-2　动物实验基本操作实验评价

项目名称	操作流程	分值	扣分及说明	备注
操作过程（70 分）	用 25% 乌拉坦溶液按 4 mL/kg 由耳缘静脉注入，固定针头，保持液路通畅，备用	10		
	家兔仰卧固定于兔手术台上，剪去颈部兔毛	5		
	切开颈部皮肤，分离皮下软组织，气管插管 动脉插管 分离另一侧颈迷走神经、减压神经、交感神经，分别在神经下穿丝线备用	10 15 10		
	1. 记录正常血压、心率 2. 夹闭右侧颈总动脉 3. 药物对正常家兔血压和心率的影响（0.01% 肾上腺素 0.1 mL/kg，0.01% 去甲肾上腺素 0.1 mL/kg，0.02% 异丙肾上腺素 0.2 mL/kg） 4. 电刺激神经对家兔血压和心率的影响（颈迷走神经、减压神经、交感神经）	20		
实验后（10 分）	实验用品分类处理 实验器械清洗，清洁实验环境卫生	5 5		
综合评价（20 分）	实验者着装整洁，口罩、帽子佩戴规范 小组成员课前预习充分，实验中全员动手，团队合作默契 尊重、善待实验动物，尊重生命 整个实验操作标准、规范	3 3 4 10		
操作时间	____ 分钟			
总分		100		
得分				

（李燕平　罗　萍）

实验 4-27 生理与药理因素对呼吸运动的影响

［实验目的］

1. 掌握呼吸运动的记录方法。

2. 了解肺牵张反射在呼吸运动中的调节作用。

3. 通过分析生理与药理因素对呼吸运动的影响及作用机制，培养科研思维能力。

4. 培养实验操作技能，提高解决实际问题的能力。

［实验资源］

1. 仪器设备 生物信号采集处理系统、兔手术台、哺乳动物手术器械 1 套、张力换能器、铁架台、气管插管等。

2. 试剂用品 20% 氨基甲酸乙酯、生理盐水、3% 乳酸溶液、橡皮管（长约 50 cm）、注射器、钠石灰瓶、CO_2 气囊、纱布、丝线等。

3. 实验对象 家兔。

［实验方法］

生理与药理因素对呼吸运动的影响实验方法见表 4-27-1。

表 4-27-1 生理与药理因素对呼吸运动的影响实验方法

主要步骤	技术要点
1. 动物手术 (1) 捉拿、称重、麻醉、固定：家兔称重后，按 5 mL/kg 的剂量从一侧耳缘静脉缓慢注射 20% 氨基甲酸乙酯。家兔麻醉后，仰卧位固定在兔手术台上 (2) 颈部手术：颈部剪毛备皮，沿颈前正中线做一处 5~7 cm 皮肤切口，分离皮下组织，暴露气管并行气管插管术。分离两侧迷走神经，穿线备用。手术完毕后，用温生理盐水纱布覆盖术野 (3) 胸部手术：在胸骨剑突处剪下直径 1 cm 左右的一块皮肤，暴露肌肉	注意初次进针从耳缘静脉远心端进针，用肌张力、皮肤夹捏反应、呼吸、角膜反射等指标检查麻醉深度 切开皮肤后，钝性分离皮下组织，气管切口不要超过气管口径 1/2
2. 实验装置连接 (1) 用一带线的铁钩钩住暴露的胸骨剑突处肌肉，线的另一端连接张力换能器，将张力换能器与生物信号采集处理系统的通道 1（CH1）相连接 (2) 打开计算机，启动生物信号采集处理系统，点击菜单，选择实验项目，调试相关采样参数和刺激器参数	连接通道 1（CH1） 张力换能器与铁钩之间留线长度 10 ~15 cm，线松紧度适宜

续表

主要步骤	技术要点
3. 实验观察 (1) 正常呼吸运动：记录正常呼吸运动曲线，观察呼吸运动的频率及深度 (2) CO_2 的影响：用止血钳夹闭气管插管的一侧管，将 CO_2 气囊的导气管口和气管插管的另一侧管共同置于一倒置的小烧杯内，将 CO_2 气囊导气管口的三通开关打开，使家兔吸入高浓度 CO_2，观察并记录高浓度 CO_2 对呼吸运动的影响。移开 CO_2 气囊，打开止血钳，呼吸恢复正常后，再做下一个项目 (3) 缺氧的影响：用止血钳夹闭气管插管的一侧管，将气管插管另一侧开口端与钠石灰瓶相连，使呼出的 CO_2 被钠石灰吸收，O_2 逐渐减少，观察并记录缺氧对呼吸运动的影响。移开钠石灰瓶，打开止血钳，呼吸恢复正常后，再做下一个项目 (4) 增大无效腔的影响：用止血钳夹闭气管插管的一侧管，将长约 50 cm 的橡皮管连于气管插管的另一侧管上，观察并记录呼吸运动的变化 (5) pH 值降低的影响：由耳缘静脉注射 3% 乳酸溶液 2 mL/只，观察记录呼吸运动的变化 (6) 迷走神经的作用：剪断一侧迷走神经，观察并记录呼吸运动的变化；再剪断另一侧迷走神经，观察记录呼吸运动的变化	注意每观察一个项目后，应等呼吸恢复正常后再进行下一个项目的观察

［实验 PPT］

生理与药理因素对呼吸运动的影响

［注意事项］

1. 气管插管前应检查插管口是否光滑通畅。插管时应动作轻巧，避免损伤气管黏膜，引起出血而堵塞插管。

2. 进行每一个实验项目前、后均应有正常呼吸运动曲线作为对照。

［实验评价］

实验评价见表 4–27–2。

表 4–27–2　生理与药理因素对呼吸运动的影响实验评价

项目名称	操作流程	分值	扣分及说明	备注
操作过程（70 分）	捉拿、称重、麻醉、固定家兔	10		
	气管插管术，暴露胸骨剑突肌肉	10		
	连接生物信号采集处理系统	5		

续表

项目名称	操作流程	分值	扣分及说明	备注
操作过程（70分）	观察项目 (1) 正常呼吸曲线 (2) 高浓度 CO_2 (3) 缺氧 (4) 耳缘静脉注射乳酸 (5) 剪断迷走神经	 5 10 10 10 10		
实验后（10分）	实验用品分类处理 实验器械清洗，清洁实验环境卫生	5 5		
综合评价（20分）	实验者着装整洁，口罩、帽子、手套佩戴规范 小组成员课前预习充分 实验中全员动手，团队合作默契 整个实验操作标准、规范	3 3 4 10		
操作时间	____分钟			
总分		100		
得分				

（张　霞）

实验 4-28　多种因素对尿量的影响

［实验目的］

1. 掌握家兔尿液的收集方法。
2. 熟悉各种药物及体液因素对尿量的影响。
3. 运用理论知识解释与分析实验结果，提高理论联系实际的能力。
4. 培养严谨的科学态度，养成求真务实的工作习惯。

［实验资源］

1. 仪器设备　哺乳类动物手术器械 1 套、兔手术台、气管插管、三通开关、输液架、计滴器、注射器、试管和酒精灯、尿道插管等。

2. 试剂用品　20% 氨基甲酸乙酯、生理盐水、50% 葡萄糖溶液、垂体后叶素注射液、0.01% 去甲肾上腺素、呋塞米，棉线、纱布等。

3. 实验对象　家兔

［实验方法］

多种因素对尿量的影响实验方法见表 4-28-1。

表 4-28-1　多种因素对尿量的影响实验方法

主要步骤	技术要点
1. 动物手术 (1) 捉拿、称重、麻醉、固定：家兔称重后，在家兔一侧耳缘静脉缓慢注射 20% 氨基甲酸乙酯（5 mL/kg），麻醉后仰卧位固定在兔手术台上 (2) 颈部手术：颈部剪毛，做皮肤切口，分离皮下组织，暴露气管，做气管插管术 (3) 尿道插管术：触摸家兔耻骨联合，测量由尿道口到耻骨联合的距离，在尿道插管上做好标记。尿道插管浸泡液状石蜡，找到家兔尿道口，将尿道插管缓慢沿尿道插入至标记处，如有尿液流出，证明尿道插管已插入膀胱内。亦可行输尿管或膀胱插管	注意初次进针从耳缘静脉远心端进针，用肌张力、皮肤夹捏反应、呼吸、角膜反射等指标检查麻醉深度。切开皮肤后，钝性分离皮下组织，气管切口不要超过气管口径 1/2 插管过程中动作要轻柔，避免尿道黏膜水肿
2. 为保证实验结果明显，实验全程耳缘静脉给家兔输入生理盐水，输液器与针头之间连三通开关	为方便后续给药，输液器与针头之间连接三通开关
3. 观察项目 (1) 记录正常尿量（滴数 / 分）。 (2) 经输液器与针头之间三通开关快速注射 37℃生理盐水 20 mL/ 只，观察并记录尿量变化。 (3) 经输液器与针头之间三通开关注射垂体后叶素 2 U/ 只，观察并记录尿量变化。 (4) 取尿液 2 滴，用尿糖试纸测定尿糖。然后经输液器与针头之间三通开关注射 50% 葡萄糖 2 mL/ 只，观察并记录尿量变化。待尿量明显增多后，再取 2 滴尿液用尿糖试纸定性测量尿糖。 (5) 经输液器与针头之间三通开关注射 0.01% 去甲肾上腺素 0.5 mL/ 只，观察并记录尿量变化。 (6) 经输液器与针头之间三通开关注射呋塞米（5 mg/kg），观察并记录尿量变化。	每一个项目结束后，待尿量稳定后再进行下一个项目

［实验 PPT］

多种因素对尿量的影响

［注意事项］

1. 麻醉应适中，过深或过浅都会影响实验结果。
2. 前一个项目结束后，待尿量稳定后再进行下一个项目。

［实验评价］

多种因素对尿量的影响实验评价见表 4-28-2。

表 4-28-2 多种因素对尿量的影响实验评价

项目名称	操作流程	分值	扣分及说明	备注
操作过程（70分）	捉拿、称重、麻醉、固定家兔	10		
	气管插管术、尿道插管术	10		
	观察项目： (1) 正常尿量 (2) 快速输入生理盐水 (3) 静脉输入 30% 葡萄糖溶液 (4) 静脉输入 0.01% 去甲肾上腺素 (5) 静脉输入 10 U/mL 垂体后叶素	 10 10 10 10 10		
实验后（10分）	实验用品分类处理 实验器械清洗，清洁实验环境卫生	5 5		
综合评价（20分）	实验者着装整洁，口罩、帽子佩戴规范 小组成员课前预习充分 实验中全员动手，团队合作默契 整个实验操作标准、规范	3 3 4 10		
操作时间	____ 分钟			
总分		100		
得分				

（张 霞）

实验 4-29 实验性肺水肿及解救

［实验目的］

1. 掌握实验性肺水肿动物模型的制备方法。

2. 熟悉实验性肺水肿的抢救原则。

3. 观察实验性肺水肿的表现并能够分析其产生机制，提高理论联系实际的能力。

4. 初步培养科研素质和创新精神。

［实验资源］

1. 仪器设备 兔手术台、哺乳类动物手术器械 1 套、气管插管、输液架等。

2. 试剂用品 20% 氨基甲酸乙酯、生理盐水、0.01% 肾上腺素、山莨菪碱注射液、呋塞米等。

3. 实验对象 家兔。

［实验方法］

实验性肺水肿及解救实验方法见表 4-29-1。

表 4-29-1　实验性肺水肿及解救实验方法

主要步骤	技术要点
1. 动物手术 (1) 捉拿、称重、麻醉、固定：家兔称重后，按 5 mL/kg 的剂量从一侧耳缘静脉缓慢注射 20% 氨基甲酸乙酯进行全身麻醉，将麻醉好的家兔仰卧位固定于兔手术台上 (2) 颈部手术：颈部备皮，沿颈前正中线做一 5~7 cm 的皮肤切口，钝性分离皮下组织，分离气管和一侧颈外静脉，行气管插管术和颈外静脉插管术，颈外静脉插管与输液器相连	注意初次进针从耳缘静脉远心端进针，用肌张力、皮肤夹捏反应、呼吸、角膜反射等指标检查麻醉深度 切开皮肤后，钝性分离皮下组织，气管切口不要超过气管口径 1/2
2. 复制肺水肿动物模型 (1) 由颈外静脉快速（180~200 滴 / 分）输入生理盐水（100 mL/kg），滴注完成 2/3 时，向输液瓶内加入 0.01% 肾上腺素溶液 0.5 mL/kg，观察呼吸的变化及气管插管处变化 (2) 当气管插管口处出现粉红色泡沫状液体时即可夹闭气管，剖开胸壁，结扎气管分叉，防止液体漏出；然后分离心脏和血管，将肺取出，清除肺以外的组织，称重，计算肺系数（肺系数 = 肺重 g/ 体重 kg）（正常 4~5）。观察和记录肺组织大体改变，切开肺脏，观察有无泡沫样液体流出	控制输液速度在 180~200 滴 / 分 剖胸取肺时先结扎好气管分叉，避免液体漏出
3. 实验分组 (1) 对照组：按上述剂量正常速度输入生理盐水，输液结束后，按上述方法夹闭气管，剖胸取肺 (2) 生理盐水 + 肾上腺素组：快速输入生理盐水 + 肾上腺素，当家兔出现呼吸困难，气管插管管口有粉红色泡沫状液体溢出时，按上述方法夹闭气管，剖胸取肺 (3) 生理盐水 + 肾上腺素 + 山莨菪碱组：快速输入生理盐水 + 肾上腺素 + 山莨菪碱，家兔出现呼吸困难，气管插管管口有粉红色泡沫状液体溢出时，立即经耳缘静脉按 20 mg/kg 的剂量推注山莨菪碱注射液，按上述方法夹闭气管，剖胸取肺 (4) 生理盐水 + 肾上腺素 + 呋塞米组： 快速输入生理盐水 + 肾上腺素 + 呋塞米 家兔出现呼吸困难，气管插管管口有粉红色泡沫状液体溢出时，立即经耳缘静脉按 2 mL/ 只的剂量推注呋塞米注射液，按上述方法夹闭气管，剖胸取肺	抢救组需观察到家兔出现呼吸困难，气管插管口有粉红色泡沫状液体溢出时，再进行抢救

［实验 PPT］

实验性肺水肿及解救

[注意事项]

1. 忌用实验前已有明显肺部异常征象或体弱、妊娠的动物。

2. 实验过程的输液速度应基本一致,速度不要太快,严格控制输液量。

3. 在第一次使用肾上腺素后肺水肿现象不明显者,可重复使用,但需间隔 10~15 分钟,不宜过频。

4. 剖取肺脏时,注意不要损伤和挤压肺组织,以免影响肺系数的准确性。

[实验评价]

实验评价见表 4-29-2。

表 4-29-2 实验性肺水肿及解救实验评价

项目名称	操作流程	分值	扣分及说明	备注
操作过程(70 分)	捉拿、称重、麻醉、固定家兔	10		
	气管插管术、颈外静脉插管术	20		
	观察项目 (1) 对照组:正常速度输入生理盐水 (2) 生理盐水 + 肾上腺素组 (3) 生理盐水 + 肾上腺素 + 山莨菪碱组 (4) 生理盐水 + 肾上腺素 + 呋塞米组	 10 10 10 10		
实验后(10 分)	实验用品分类处理 实验器械清洗,清洁实验环境卫生	5 5		
综合评价(20 分)	实验者着装整洁,口罩、帽子、手套佩戴规范 小组成员课前预习充分 实验中全员动手,团队合作默契 整个实验操作标准、规范	3 3 4 10		
操作时间	____ 分钟			
总分		100		
得分				

(张 霞)

实验 4-30 失血性休克及解救

[实验目的]

1. 掌握失血性休克动物模型的制备方法。

2. 熟悉失血性休克动物的主要表现并探讨其发病机制。

3. 探讨失血性休克动物的实验性抢救原则，培养临床思维能力。

4. 树立“救死扶伤，治病救人”的职业精神。

［实验资源］

1. 仪器设备　哺乳动物手术器械 1 套、兔手术台、生物信号采集处理系统、动脉夹、气管插管、压力换能器、三通开关、注射器等。

2. 试剂用品　20% 氨基甲酸乙酯、右旋糖酐 -40、5% $NaHCO_3$、1% 山莨菪碱、1% 肝素等。

3. 实验对象　家兔。

［实验方法］

失血性休克及解救实验方法见表 4-30-1。

表 4-30-1　失血性休克及解救实验方法

主要步骤	技术要点
1. 动物手术 (1) 捉拿、称重、麻醉、固定：家兔称重后，按 5 mL/kg 的剂量从一侧耳缘静脉缓慢注射 20% 氨基甲酸乙酯进行麻醉，麻醉后的家兔仰卧位固定于兔手术台上 (2) 颈部手术 气管插管术：颈部剪毛、备皮，做 5~7 cm 颈部正中皮肤切口，分离皮下组织、暴露气管，行气管插管术 颈总动脉插管术：分离一侧颈总动脉，将充有肝素的动脉插管插入颈总动脉并固定，动脉插管另一侧通过三通开关连接充有肝素的压力换能器 (3) 尿道插管术：将浸有液状石蜡的尿道插管行尿道插管术 (4) 腹部手术：做侧腹部切口，切口长度约 6 cm，选一段游离度较大的小肠袢，轻轻拉出，置于装有 37℃生理盐水的恒温水浴灌流盒内，于显微镜下选择视野，辨别肠系膜微动脉、微静脉和毛细血管网，以观察肠系膜微循环血流情况 (5) 全身肝素化：耳缘静脉注射 1% 肝素 2 mL/kg，针头与注射器之间连接三通开关，留置针头	注意初次进针从耳缘静脉远心端进针，用肌张力、皮肤夹捏反应、呼吸、角膜反射等指标检查麻醉深度。 切开皮肤后，钝性分离皮下组织，气管切口不要超过气管口径 1/2。 颈总动脉分离的长度至少 2 cm，便于插管；动脉插管与压力换能器之间要连接三通开关
2. 连接实验装置 (1) 将记录动脉血压的压力换能器连接在生物信号采集处理系统的 1 通道（CH1）上 (2) 打开计算机，启动生物信号采集处理系统，点击菜单，选择实验项目，调整相关参数	压力换能器内要充满肝素

续表

主要步骤	技术要点
3. 观察项目 (1) 放血前仔细观察并记录动物的动脉血压、心率、呼吸、尿量、皮肤黏膜颜色、肠系膜微循环等各项正常指标 (2) 第一次放血：将三通开关旋至颈总动脉插管与注射器相通，使血液从颈总动脉流入 50 mL 注射器内，快速放血到平均动脉压为 5.33 kPa（40 mmHg）时，停止放血，观察并记录上述指标。观察 10 分钟后，再次记录上述各项指标 (3) 第二次放血：用上述方法放血使平均动脉血压再次下降到 5.33 kPa（40mmHg）时，在该水平上维持 10 分钟，观察并记录上述指标的变化 (4) 实验性抢救 ① 扩容升压：从耳缘静脉输入与失血量相等（两次放血量之和）的右旋糖肝 -40（也可从耳缘静脉回输自身血液） ② 防治酸中毒：从耳缘静脉输入 5%$NaHCO_3$ 溶液 10 mL/ 只 ③ 改善微循环：从耳缘静脉输入 1% 山莨若碱溶液 1 mg/kg，再次观察并记录上述各项指标的变化及是否恢复正常	放血量要根据家兔实际情况确定。如果实验过程中家兔已有大出血，则适当减少放血量

［实验 PPT］

失血性休克及解救

［注意事项］

1. 本实验观察指标较多，应做好分工，最好每人观察并记录一项指标。
2. 手术操作应轻柔、准确，减少手术性出血和不必要的创伤。
3. 牵拉肠袢时要轻柔，微循环观察要求尽量将其固定在同一视野，以便比较。

［实验评价］

实验评价见表 4-30-2。

表 4-30-2　失血性休克及解救实验评价

项目名称	操作流程	分值	扣分及说明	备注
操作过程（70 分）	捉拿、称重、麻醉、固定家兔	10		
	气管插管术 颈总动脉插管术 尿道插管术	5 10 5		
	复制动物模型 (1) 观察各项正常指标 (2) 第一次放血 (3) 第二次放血 抢救	 10 10 10 10		

续表

项目名称	操作流程	分值	扣分及说明	备注
实验后（10分）	实验用品分类处理 实验器械清洗，清洁实验环境卫生	5 5		
综合评价（20分）	实验者着装整洁，口罩、帽子佩戴规范 小组成员课前预习充分 实验中全员动手，团队合作默契 整个实验操作标准、规范	3 3 4 10		
操作时间	____分钟			
总分		100		
得分				

（张　霞）

模块五　临床岗位相关试验

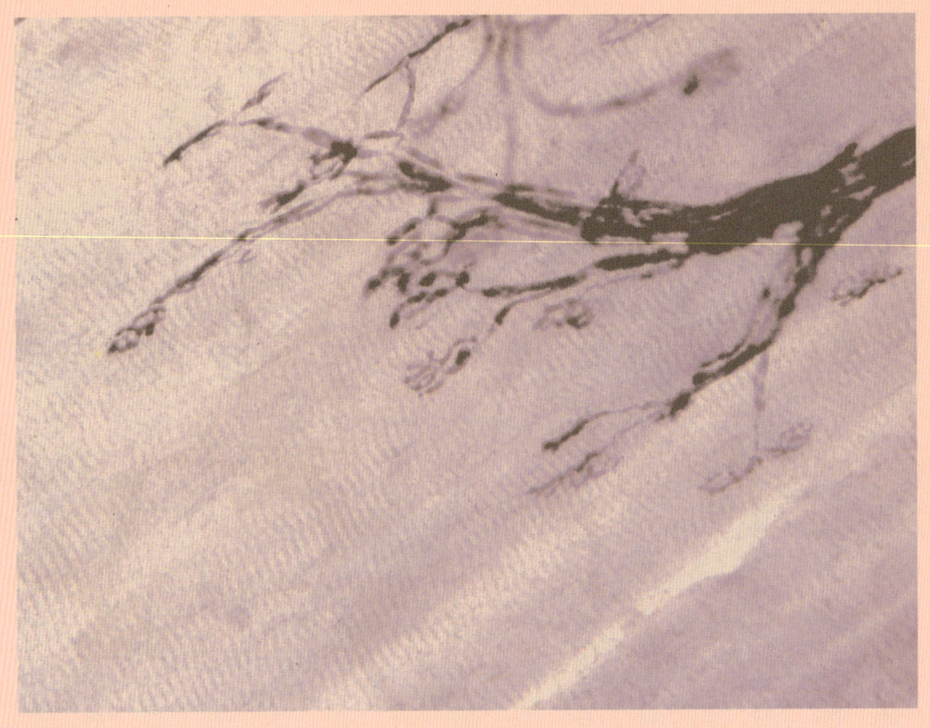

实训 5-1 临床岗位相关试验知识准备

一、药品管理基本知识

（一）药品管理法

《中华人民共和国药品管理法》(简称《药品管理法》),是由国家颁布实施的药品管理基本法律,其他有关药品的政策法规的制定必须遵循《药品管理法》。制定《药品管理法》的目的,是为了加强药品管理,保证药品质量,维护人民身体健康和用药的合法权益。凡是在中华人民共和国境内从事药品的研制、生产、经营、使用和监督管理活动的单位或个人必须遵守和执行本法。现行《药品管理法》于1984年制定,2001年和2019年分别做了2次全面修订,最新版《药品管理法》自2019年12月1日起施行,从国家层面建立健全药品追溯制度,建立药物警戒制度,对于与用药有关的有害反应进行监测、识别、评估和控制。

（二）中华人民共和国药典

《中华人民共和国药典》(简称《中国药典》)是由国家颁布的记载药品标准和规格的法典,它是国家管理药品生产、供应、使用与检验的依据。凡属药典收载的药物,其质量在出厂前需按药典规定的方法检验,不符合药典规定标准的不得出厂,更不允许销售和使用。

我国最早的药典是《新修本草》,完成于公元659年。1930年,我国曾出版《中华药典》。中华人民共和国成立后于1953年出版《中国药典》,以后分别于1963年、1977年、1985年、1990年、1995年、2000年、2005年、2010年、2015年及2020年进行再版。2020年版《中国药典》分为四部,共收载品种5 911种,新增品种319种,修订3 177种,不再收载10种。一部为中药,收载2 711种,其中新增117种,修订452种;二部为化学药,收载2 712种,其中新增117种,修订2 387种;三部为生物制品,收载153种,其中新增20种、修订126种,新增生物制品通则2个,总论4个;四部为收载通用技术要求361个,其中制剂通则38个(修订35个),检测方法及其他通则281个(新增35个,修订51个),指导原则42个(新增12个,修订12个);药用辅料收载335种,其中新增65种,修订212种。

（三）特殊管理药品

药品根据其临床特性,分为一般药品和特殊药品。根据《药品管理法》规定,麻醉药品、精神药品、医疗用毒性药品、放射性药品是法律规定的特殊药品，简称为“麻、精、毒、放”，实行特殊管理。另外，根据国务院的有关规定，对药品类易制毒化学品、戒毒药品和兴奋剂也实行一定的特殊管理，以保证医疗需要，防止产生流弊。

1. 麻醉药品　是指连续使用后易产生生理依赖性，导致成瘾的药品。如吗啡、哌替啶在临床上作为镇痛药使用，如果为了满足嗜好供吸毒者使用就成为“毒品”。《麻醉药品和精神药品管理条例》自 2005 年 11 月 1 日起施行，并在 2013 年和 2016 年经历了两次修订。

2. 精神药品　是指直接作用于中枢神经系统，使之兴奋或抑制，连续使用后产生精神依赖性的药品，如地西泮、巴比妥类、咖啡因等。根据精神药品使人体产生的依赖性的程度和危害人体健康的程度，将精神药品管分为第一类精神药品和第二类精神药品两大类，其中第一类精神药品比第二类精神药品更易于产生依赖性，且毒性更强。

3. 医疗用毒性药品　简称“毒性药品”，系指毒性剧烈、治疗量与中毒剂量相近，使用不当会致人中毒或死亡的药品，如砒霜、水银、洋地黄毒苷、阿托品、A 型肉毒毒素及其制剂等。《医疗用毒性药品管理办法》自 1988 年 12 月 27 日起施行。

4. 放射性药品　是指用于临床诊断或者治疗的放射性核素制剂或者其标记药物，包括放射性同位素及放射免疫测定盒等，如 ^{131}I。放射性药品的研究、生产、使用、检验等应遵照《放射性药品管理办法》的相关规定办理，该管理办法自 1989 年 1 月 13 日起施行，并在 2011 年、2017 年、2022 年经历了三次修订。

5. 药品类易制毒化学品　是指《易制毒化学品管理条例》中所确定的化学品，该管理条例自 2005 年 11 月 1 日起施行，并在 2014 年、2016 年、2018 年经历了三次修订。易制毒化学品分为三类，第一类是可以用于制毒的主要原料，第二类、第三类是可以用于制毒的化学配剂。如麦角胺、麦角新碱，以及麻黄素、伪麻黄碱、麻黄浸膏、麻黄浸膏粉等麻黄碱类物质。

国家对以上特殊管理的药品均有特定的管理法规，对其生产、包装、运输、贮藏、销售等各个环节都有明确的规定，各生产、经营单位及个人必须遵照执行。其药品标签和说明书，应当印有规定的标志、不得委托生产、不得在网络上销售，国务院药品监督管理部门另有规定的除外。

（四）处方药与非处方药

我国自 2000 年 1 月 1 日起正式推行药品分类管理制度，以药品安全有效、使用方便为原则，依照品种、规格、适应证、剂量及给药途径不同对药品分别按处方药和非处方药进行管理。

1. 处方药（prescription drug）　国家药政管理部门将药理作用大、用于治疗病情较重的疾病、容易引起不良反应的各类药品限定为处方药。购买、调剂和使用处方药，须凭执业（助理）医师签发的处方，并在医师的监护指导下使用。

2. 非处方药（over the counter drug，OTC） 经国家药政管理部门批准，主要用于一般病症患者的自我治疗的药物，其药理作用肯定，无严重不良反应，符合应用安全、疗效确切、质量稳定、使用方便的原则。使用时不需要凭医师处方，消费者可自行判断、购买，并须按非处方药标签和说明书所示内容使用。

（五）国家基本药物

国家基本药物是指收录在国家政府制定的《国家基本药物目录》，适应基本医疗卫生需求，剂型适宜，价格合理，能够保障供应，公众可公平获得的药品。国家基本药物目录实行动态调整管理，不断优化基本药物品种、类别与结构比例。我国自 2009 年 9 月 21 日起开始施行国家基本药物目录，目前使用的目录于 2018 年 11 月 1 日开始施行，该目录总品种由原来的 520 种增至 685 种，包括西药 417 种、中成药 268 种，在覆盖主要临床病种的基础上，重点聚焦癌症、儿童疾病和慢性病等病种，新增品种包括抗肿瘤用药 12 种、临床急需儿童用药 22 种，以及 WHO 推荐的全球首个也是国内唯一的全口服、泛基因型、单一片剂的丙型肝炎治疗新药。

（六）药品说明书和药品标签

1. 药品说明书 是指药品生产企业印制并提供的，用以指导临床正确使用药品的技术文书资料。药品生产企业供上市销售的最小包装必须附有说明书。药品说明书既是对药物本身内容的解释和说明，体现了药企对其产品公开、透明的承诺，又是指导规范后续包括医院购药、医师开药、药师调药与患者用药等环节的依据。

2. 药品标签 是指药品包装上印有或者贴有的内容，分为内标签和外标签。药品内标签是指直接接触药品的包装的标签，外标签是指除内标签外的其他包装的标签。

标签或者说明书应当注明药品的通用名称、成分、规格、生产企业及其地址、批准文号、产品批号、生产日期、有效期、适应证、用法用量、禁忌证、不良反应和注意事项等。标签、说明书中的文字应当清晰，生产日期、有效期等事项应当显著标注，容易辨识。

3. 药品的批号、有效期和失效期

（1）批号：是药厂按照各批药品生产日期而编排的号码。一般采用 6 位数字表示，前两位表示年份，中间两位表示月份，末两位表示日期，–X 为厂内当日的第几批产品。如某药的生产日期为 2022 年 8 月 30 日，第 1 批产品。则该药的批号为 220830–1。

（2）有效期：是指在一定贮存条件下能够保持药品质量的期限。如某药物标明有效期为 2024 年 12 月，即表示该药可使用至 2024 年 12 月 31 日。有的药物只标明有效期两年，则可从本药品的批号推算出其有效期限，如某药的批号为 220830，则该药的有效期为 2024 年 8 月 30 日前。

(3) 失效期：是指药品在规定的贮存条件下其质量开始下降，达不到原质量标准要求的时间。如某药品标明失效期为 2024 年 12 月，即表示该药只能用到 2024 年 11 月 30 日，从 12 月 1 日开始失效。

二、药物相关基础知识

(一) 药物的来源

1. 天然药物　是利用自然界中的植物、动物或矿物等经加工后作为药用者。

(1) 植物药：是历史悠久，应用较广的一类药物。我国本草书中都是以植物药为主。

(2) 动物药：是将动物的整体或脏器经加工后供药用者，如全蝎、蜈蚣、鱼肝油等。

(3) 矿物药：是直接利用矿物或将其加工后供药用者，如碘、凡士林等。

(4) 抗生素：多数是从微生物的培养液中提取出来的，如青霉素、庆大霉素；有些抗生素已由人工半合成，如阿莫西林等。

(5) 生物制品：是根据免疫学原理，利用微生物或动物的毒素、人或动物的血液及组织制成的，如菌苗、疫苗、抗毒血清、人血免疫球蛋白等。

2. 化学合成药物　这类药物在临床上的应用极为广泛，有些药物完全是利用化学方法人工合成的，如阿司匹林；有些药物是根据天然药物的化学结构进行仿造的，如麻黄碱；还有些药物是由于改变天然药物的部分化学结构而获得的新药，如泼尼松、苯唑西林等。

(二) 植物药的有效成分

植物药所含的有效成分种类很多，重要的有以下几种。

1. 生物碱　为含氮的有机碱，是植物药中最重要的成分。纯生物碱多为固体，少数为液体(如烟碱)，味极苦，一般不溶或难溶于水，易溶于有机溶剂如乙醇、乙醚等。大多数生物碱能与酸生成盐后易溶于水，所以临床上多用其盐类，如硫酸阿托品、盐酸吗啡等。一般来说，生物碱类药物的药理作用比较强，故多数毒性较大。

2. 苷　又称配糖体，是由糖和配基(又称苷元)结合而成的有机物。一般为无色无臭、具有苦味的结晶体，呈中性，易溶于水或乙醇，难溶于乙醚，能被酸或酶水解生成糖和配基。苷所具有的药理作用由配基引起，按配基的性质可将苷分为以下几种：

(1) 强心苷：是指具有强心作用的苷，其配基由甾体母核和一个内酯环所构成，如地高辛、毒毛花苷 K 等。

(2) 黄酮苷：是指具有黄酮结构的苷，广泛地存在于植物界，如槐花米中的芸香苷又称芦丁，可降低毛细血管的脆性，具有止血作用。

(3) 皂苷：是一类性质特殊的苷，因其水溶液经振摇后易产生肥皂样泡沫而得名。多数味苦而辛辣，对黏膜有刺激性，如远志皂苷口服刺激胃黏膜而有祛痰作用。因可引起溶血，故含皂苷的药物不可静脉注射。

3. 挥发油　大多数为芳香性易挥发的无色或淡黄色透明油状液体，如薄荷油、丁香油等。有的挥发油在冷却时可析出结晶，称为“脑”，如樟脑。一般说来，挥发油多具有驱风作用和局部刺激作用，内服能促进肠蠕动，驱除肠道的气体。丁香油具有局部麻醉作用。

4. 鞣质　又称鞣酸或单宁，是一类分子较大的酚类化合物，具有收敛性，味涩，易溶于水和乙醇，其水溶液能沉淀蛋白质、生物碱和重金属盐。

植物药中除含有以上成分外，尚有油脂、树脂、树胶、有机酸、蛋白质和酶类等。

（三）药品的名称

《药品管理法》所称药品是指用于预防、治疗、诊断人的疾病，有目的地调节人的生理功能并规定有适应证或者功能主治、用法和用量的物质，包括中药、化学药和生物制品等。药品常用名称主要包括通用名称和商品名称。

通用名称：《药品管理法》第二十九条规定，列入国家药品标准的药品名称为药品通用名称。它是由国家药政部门认定的药品法定名称，其特点是通用性，同一品种的药品只能使用同一个药品通用名称。我国《处方管理办法》中规定，开具处方应当使用经药品监督管理部门批准并公布的药品通用名称、新活性化合物的专利药品名称和复方制剂药品名称。

商品名称：由药品生产企业生产药品时向政府管理部门申请应用的、经过注册的法定标志名称，其特点是专有性。商品名称体现了药品生产企业的形象及其对商品名称的专属权，由于生产厂家不同而同种药的商品名称可以不同。如阿卡波糖，通用名称为阿卡波糖，商品名称为卡博平、拜唐平等。

另有化学名称，是依据药物的化学组成，按公认的命名法命名。

（四）药物制剂与剂型

制剂是指依据国家颁布的药品规格标准将原料药经过适当加工，制成适合临床需要的制品。剂型是指将药物制成适合患者需要的给药形式，便于使用、保存和携带的形态各异的制剂。医疗机构配制制剂，须取得医疗机构制剂许可证，其所配制的制剂不得在市场上销售。

1. 液体制剂

(1) 溶液剂：一种或多种可溶性药物，溶解成液体供口服或外用的制剂。口服溶液剂一般是装在带格的瓶中，瓶签上写明用药的剂量和次数等；外用溶液剂应在瓶签上注明“不能内服”字样或采用外用瓶签。

(2) 混悬剂：常用的口服混悬剂是指难溶性固体药物的微粒，分散在液体介质中形成混悬液供口服的液体制剂。也包括口服干混悬剂，即难溶性固体药物与适宜辅料制成的。在临用时加水振摇可形成口服混悬剂的粉末或颗粒。另有可供外用或滴眼用的混悬液。

(3) 注射剂：供注入体内的灭菌溶液(乳浊液或混悬液以及供临用前配成溶液或混悬液的无菌粉末或浓缩液)常封装在安瓿中备用，又称安瓿剂。供输注用的大型注射剂，多数密封在玻璃瓶或塑料瓶内，如葡萄糖注射液、氯化钠注射液。

(4) 酊剂：药物用规定浓度的乙醇浸出或溶解而制成的澄清液体制剂，亦可用流浸膏稀释制成，供口服或外用，如阿片酊、碘酊。

(5) 合剂：含有两种或两种以上药物的口服水制剂，如胃蛋白酶合剂。混悬液型合剂应在瓶签上注明“服时摇匀”字样。

(6) 气雾剂：药物与适宜的抛射剂装在具有特制阀门系统的耐压严封容器中制成的制剂。使用时，借助抛射剂的压力将内容物呈细雾状物质喷出。按医疗用途分为呼吸道吸入用(定量阀门)、皮肤和黏膜用以及空气消毒用(非定量阀门)等，如沙丁胺醇气雾剂。

(7) 糖浆剂：含有药物或芳香物质的浓蔗糖水溶液，供口服应用，如磷酸可待因糖浆。单纯的浓蔗糖水溶液称为单糖浆。

2. 固体制剂

(1) 片剂：药物与适宜的辅料通过制剂技术制成各种形状片剂，主要供口服应用。凡具有不适的嗅、味、刺激性、易潮解或遇光易变质的药物，制成片剂后，可包糖衣或薄膜衣。对一些遇胃液易破坏或需要在肠内释放的药物，制成片剂后，应包肠溶衣。为减少药物的毒副作用，或延缓药物的作用，或使某些药物能定位释放，可通过适宜的制剂技术制成控制药物溶出速率的片剂，如多层片、缓释片等。

(2) 粉剂：又称散剂，为两种或多种药物均匀混合而成的干燥粉末，供口服或外用。易潮解的药物不宜做成粉剂。

(3) 膜剂：药物与适宜的成膜材料经加工制成的膜状制剂，供口服或黏膜外用。如克霉唑药膜。

(4) 颗粒剂：药物与适宜的辅料制成干燥颗粒状的制剂，分为可溶颗粒剂、混悬颗粒剂和泡腾颗粒剂等，供口服应用。

(5) 胶囊剂：分为硬胶囊剂、软胶囊剂(胶丸)和肠溶胶囊剂，供口服应用。硬胶囊剂是将一定量的药物加辅料制成均匀的粉末或颗粒，充填于空心胶囊中制成；软胶囊剂是将一定量的药液密封于球形或椭圆形的软质囊材中，可用滴制法或压制法制备；肠溶胶囊剂是硬胶囊或软胶囊经药用高分子材料处理或其他适宜方法加工而成，其囊壳不溶于胃液，但能在肠液中崩解而释放活性成分。

(6) 滴丸剂：固体或液体药物与基质加热熔化混匀后，滴入不相混溶的冷凝液中，收缩冷凝而制成的制剂，主要供口服应用，如联苯双酯滴丸、复方丹参滴丸等。

3. 半固体制剂

(1) 软膏剂：药物与适宜基质（如凡士林、羊毛脂、植物油等）制成具有适当稠度的膏状外用制剂。多用于皮肤、黏膜，在局部发挥杀菌消炎作用或防止皮肤皲裂等。另有一种极细腻的灭菌软膏，专供眼科使用，称为眼膏剂，如红霉素眼膏。

(2) 凝胶剂：药物与能形成凝胶的辅料制成均一、混悬或乳状型的乳胶稠厚液体或半固体制剂，通常限局部用于皮肤及体腔（如鼻腔和直肠）等，如氧氟沙星凝胶。

(3) 栓剂：药物与适宜基质混合制成的专供腔道给药的制剂。其形状因使用腔道不同而异，具有适宜的硬度和韧性，塞入腔道后能迅速软化或熔化，逐渐释出药物而产生局部或全身作用，如复方小儿退热栓，将药栓塞入肛门内，具有退热作用。

4. 气体制剂　气体制剂常见有气雾剂、粉雾剂和喷雾剂，是通过特殊的给药装置使药物进入呼吸道深部腔道、黏膜或皮肤等体表，发挥全身或局部作用的给药系统。具有能使药物迅速到达作用部位、副作用小、无需饮水、使用方便等优点，如云南白药气雾剂。

5. 新型制剂　缓释制剂是指用药后能在较长时间内持续释放药物，以达到长效目的的制剂。控释制剂是指药物在预定的时间内，自动地以所需要的预定速度释放，使血药浓度长时间恒定维持在有效范围内的制剂，如硝苯地平缓释片和硝苯地平控释片。

（五）医嘱及处方

1. 医嘱　医嘱是医生根据病情和治疗的需要对患者在饮食、各种检查和治疗等方面的指示。医嘱分为长期医嘱、临时医嘱和备用医嘱三类。医嘱内容及起始、停止时间应当由医师书写。医嘱内容应当准确、清楚，每项医嘱应当只包含一个内容，并注明下达时间，应当具体到分钟。一般情况下，医师不得下达口头医嘱。因抢救急危患者需要下达口头医嘱时，护士应当复诵一遍，抢救结束后，医师应当即刻据实补记。

2. 处方　处方是指由注册的执业（助理）医师在诊疗活动中根据患者的病情需要开具给药房，并要求配方和发药的药单或依据，也是患者取药的凭证，它直接关系到患者的医疗效果和健康，所以必须严肃认真地开写处方和调配处方，以保证患者用药安全有效。另外，处方还具有法律上的意义，一旦出现用药差错事故时，处方可作为法律凭证，追究责任。处方包括医疗机构病区用药医嘱单，目前有电子处方，有医生的电子签名。

3. 处方的结构　根据《全国医院工作条例》中的处方制度规定，现行（简化）处方结构应包括：前记、正文、后记三部分。

(1) 处方前记　医院名称，门诊或住院病历号，处方编号，科别，患者姓名、性别、年龄，开写处方的日期。

(2) 处方正文　包括处方头 Rp（请取），药物名称，所需制剂的规格及数量，用法，用量等。

(3) 处方后记　医生签字，调剂人签字，核对发药人签字。

4. 书写处方的一般规则及注意事项

(1) 处方必须在专用的处方笺上用水笔书写，要求字迹清晰、剂量准确、不得涂改，如确需涂改，医生须在涂改处签字，以示负责。

(2) 处方中每一药名占一行，制剂规格和数量写在药名后面，用药方法写在药名下面。开写药物较多时，按各药所起作用的主次顺序书写。制剂浓度通常采用质量体积百分比浓度表示，如 3% 氯化钙注射液，是指 100 ml 的氯化钙注射液含 3 g 氯化钙。

(3) 药品剂量与数量一律用阿拉伯数字书写，但需在小数前加零（如 0.5）或在整数后加点添零（如 5.0），并采用药典规定的法定计量单位。凡固体或半固体药物以克（g）、毫克（mg）等为单位；液体以毫升（mL）、升（L）为单位，在开写处方时，可省略“g”或“mL”字样，如 10 毫升（克）可写成 10.0。若用其他计量单位如毫克（mg）、微克（μg）、单位（U）等，则必须写明，如 10 毫克应写成 10 mg。

(4) 处方中每种药物的剂量一般不应超过药典规定的极量，如因病情需要超过极量时，医生应在所用剂量旁签字或加“!”号，以示对患者的安全负责。

(5) 处方中开写的药物总量，一般不超过 7 日用量，急诊处方一般不超过 3 日用量，慢性病或特殊情况可适当延长，但医师应当注明理由。麻醉药品和毒性药品不得超过一日量。有些地区规定使用麻醉药品一定要书写红色处方，以示区别，引起注意。

(6) 危重患者急需用药时，应使用急症处方笺，若使用普通处方笺，应在其左上角写“急”或“cito”字样，以便药剂人员优先发药。

5. 处方颜色

(1) 普通处方印刷用纸为白色。

(2) 急诊处方印刷用纸为淡黄色，右上角标注“急诊”。

(3) 儿科处方印刷用纸为淡绿色，右上角标注“儿科”。

(4) 麻醉药品和第一类精神药品处方印刷用纸为淡红色，右上角标注“麻、精一”。

(5) 第二类精神药品处方印刷用纸为白色，右上角标注“精二”。

(六) 处方常用外文缩写词

处方常用外文缩写词见表 5-1-1。

表 5-1-1　处方常用外文缩写词

缩写词	中文	缩写词	中文
aa	各	b.i.d.	每日 2 次
ad	加至	t.i.d.	每日 3 次
a.m.	上午	q.i.d.	每日 4 次
p.m.	下午	q.h.	每小时
a.c.	饭前	q.6h.	每 6 小时 1 次
p.c.	饭后	q.2d.	每 2 日 1 次
p.o. 或 o.s.	口服	Pr.dos	顿服，一次量
i.h.	皮下注射	p.r.n.	必要时（长期）
i.m.	肌内注射	s.o.s.	需要时（短时）
i.v.	静脉注射	stat !	立即
i.v.gtt	静脉滴注	cito !	急速
h.s.	睡时	Rp.	取
q.n.	每晚	co.	复方
q.d.	每日 1 次	sig. 或 s.	用法

（七）处方中药品书写示例

取：胃蛋白酶口服溶液　100 mL × 1 瓶

sig：10 mL　t.i.d.　饭时服，服时摇匀（或用法：10 mL　一日 3 次　饭时服，服时摇匀）

取：阿莫西林颗粒　0.25 × 10 袋

sig：0.25　t.i.d.　p.o.（或用法：0.25　一日 3 次　口服）

取：注射用青霉素钠　80 万 U × 10 支

sig：160 万 U　q.d.　i.v.gtt（或用法：160 万 U　一日 1 次　静脉滴注）

取：阿司匹林片　0.5 × 60#

sig：1.0　t.i.d.　p.c.（或用法：1.0　一日 3 次　饭后服）

取：阿司匹林肠溶片　50 mg × 100#

sig：100 mg　q.d.　p.o.（或用法：100 mg　一日 1 次　口服）

取：艾司唑仑片　2 mg × 2#

sig：2 mg　h.s.（或用法：2 mg　睡前服）

取：琥珀酸美托洛尔缓释片 47.5 mg × 7#

sig：47.5 mg　q.d.　p.o.（或用法：47.5 mg　一日 1 次　口服）

取：厄贝沙坦胶囊　0.15 × 12 粒

sig：0.15　q.d.　p.o.（或用法：0.15　一日 1 次　口服）

取：氢氯噻嗪片　25 mg × 100#

sig：12.5 mg　b.i.d.　p.o.（或用法：12.5 mg　一日 2 次　口服）

取：单硝酸异山梨酯缓释片 60 mg × 7#

sig：60 mg　q.d.　p.o.（或用法：60 mg　一日 1 次　口服）

（沈华杰）

实训 5-2　药品制剂及药品说明书实训

［工作情景］

张某，男性，56 岁。患支气管哮喘多年，近日病情加重，医生开出“沙丁胺醇吸入气雾剂”的处方，请为该患者做用药指导。

［实训目的］

1. 掌握药品说明书和标签涵盖的内容，以及药品制剂外观检查的主要内容。
2. 能够辨识药品的专用标识，能将药品按照药理作用进行分类。
3. 具备根据药品说明书合理选药，并指导患者正确用药的能力。
4. 培养严谨求实的学习态度，细致观察和关爱患者的职业素养。

［实训资源］

临床常用不同种类的药品及药品说明书若干（如解热镇痛抗炎药，心血管系统药，消化系统药，平喘药，抗过敏药，利尿药等），不同类型制剂的药品若干种，特殊管理药品专用标识、非处方药专用标识等（图 5-2-1）。

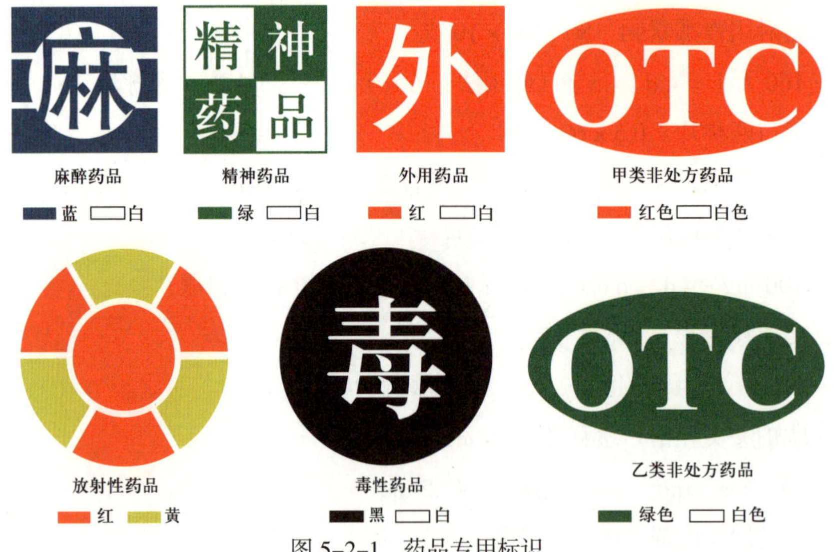

图 5-2-1　药品专用标识

［实训方法］

药品制剂及药品说明书实训方法见表 5-2-1。

表 5-2-1　药品制剂及药品说明书实训方法

主要步骤	技术要点
1. 实训准备　参加实训的人员着白大衣，戴口罩；领取所需实训药品及说明书、特殊管理药品等专用标识、实验报告纸等	实训人员衣着整齐，实训用品准备齐全
2. 辨识药品专用标识 (1) 辨识特殊管理药品专用标识 (2) 辨识外用药品标识 (3) 辨识非处方药专用标识	特殊管理药品主要有：麻醉药品、精神药品、医疗用毒性药品、放射性药品；识别药品专用标识的特征，如医疗用毒性药品为黑底白字、甲类非处方药为红底白字、乙类非处方药为绿底白字
3. 药品制剂展示及外观检查　学习药品制剂外观检查的内容	对药品的包装、容器、标签、药品的外观进行检查：重点检查药品包装是否完好，容器有无裂缝，标签字迹和图案是否清晰，药品的颜色、味道、气味、形态、重量、力度、大小等
(1) 液体制剂：溶液剂、混悬剂、注射剂、酊剂、合剂、气雾剂、糖浆剂	检查内容：容器是否避光、有无裂缝；针剂封口是否良好，铝盖有无松动等 水针剂检查：是否呈澄明度，色泽有无变化、浑浊沉淀、结晶析出、霉变、异物、裂瓶、封口漏气 糖浆剂、乳剂检查：有无挥发、沉淀、霉变、变色、酸败等现象
(2) 固体制剂：片剂、粉剂（又称散剂）、膜剂、颗粒剂、胶囊剂、滴丸剂	检查内容：瓶装的封口应严密，不得松动。铝塑、热盒及塑料袋包装压封应严密，完整，无破损，印字应端正清晰 粉针剂检查：是否粘瓶、结块，瓶盖松动及安瓿印字是否清晰等 片剂检查：片剂应完整光洁，边缘整齐，色泽均匀，字迹清晰，有无吸潮、杂斑、异物、松片、裂片等 颗粒剂：有无吸潮、结块、发黏、霉变、变色等 胶囊剂 / 胶丸剂检查：有无软化、漏药、破裂、变形、粘连、内容物收缩、结块等
(3) 半固体制剂：软膏剂、眼膏剂、凝胶剂、栓剂	检查内容：软胶囊 / 胶丸还应查看有无气泡及畸形丸。软膏剂及流浸膏剂检查看有无挥发、沉淀、霉变、变色、酸败等现象
(4) 气体制剂：气雾剂、粉雾剂和喷雾剂	检查内容：瓶装的封口应严密，不得松动
4. 总结药品说明书包含的内容，并进行药品分类 (1) 从所给若干不同种类药品的药箱中取出每一种药品，阅读其说明书 (2) 总结药品说明书包含的内容 (3) 通过阅读药品说明书，将药品按照药理作用进行分类，如地西泮属于镇静催眠药、阿司匹林片属于解热镇痛抗炎药等	归纳总结药品说明书包含的内容，并将药品按照药理作用进行分类 药品说明书包含的内容：药品的名称（指通用名称，另有商品名称）、处方 / 非处方药、性状、主要成分、规格、给药途径、药理作用、临床应用、不良反应、注意事项、药物相互作用、批准文号、批号、生产日期、有效期、生产厂家等 药品内标签至少应当标注药品通用名称、规格、产品批号、有效期等

续表

主要步骤	技术要点
5. 记录每个药品说明书的主要内容 (1) 在分好的一类药品中取出一种药，再次检查其分类是否正确 (2) 仔细阅读药品说明书和标签 (3) 将药品名称、剂型、处方和非处方、给药途径、主要临床应用、常见不良反应以及严重不良反应等主要内容记录在实验报告纸上	将每个药品说明书的主要内容记录在实验报告纸上
6. 整理实训用品　将实训药品整理好，放回药箱，并整理桌面	整理实训用品

［操作视频］

药品制剂及药品说明书实训

［注意事项］

1. 进行药品制剂外观检查时应仔细认真，以免因疏漏给患者造成不良后果。

2. 药品制剂外观检查的主要内容，包括对药品的包装、容器、标签和药品本身的外观进行检查。

3. 应先仔细全面阅读药品说明书，确认药品正确分类后再总结记录。

4. 在药品按照药理作用分类时，因一个药品有多个重要药理作用，可能出现交叉现象，应在各类都写出此药品名称，但其下的内容应该有侧重。如普萘洛尔既属于传出神经系统药的β受体阻断药，又属于心血管系统药的抗高血压药、抗心绞痛药及抗心律失常药。

［实训评价］

实训评价见表 5-2-2。

表 5-2-2　药品制剂及药品说明书实训评价

项目名称	操作流程	分值	扣分及说明	备注
操作过程(70 分)	实训准备： 实训人员衣着，实训用品	5		

续表

项目名称	操作流程	分值	扣分及说明	备注
操作过程（70分）	辨识药品专用标识： 辨识特殊管理药品专用标识 辨识外用药品标识 辨识非处方药专用标识	5		
	药品制剂展示及外观检查： 对药品的包装、容器、标签、药品的外观进行检查：重点检查药品包装是否完好，容器有无裂缝，标签字迹和图案是否清晰，药品的颜色、味道、气味、形态、重量、力度、大小等	20		
	总结药品说明书包含的内容，并将所给药品按照药理作用进行归类	10		
	记录每个药品说明书的主要内容 (1) 在分好的一类药品中取出一种药，检查其分类是否正确 (2) 仔细阅读药品说明书和标签 (3) 将每个药品说明书的主要内容记录在实验报告纸上	20		
	整理实训用品	10		
实训后（10分）	实训药品及用品整理得当 清洁实训环境卫生	5 5		
综合评价（20分）	实训人员着装整洁，口罩佩戴规范 小组成员课前预习充分 实训中全员动手，团队合作默契	5 5 10		
总分		100		
得分				

（沈华杰）

实训 5-3　药品知识咨询实践汇报讨论

［工作情景］

患者男性，68岁。患高血压病、冠心病心绞痛5年，一直服用硝苯地平缓释片和美托洛尔缓释片等药物，请为该患者做用药指导。

［实训目的］

1. 掌握临床常用药物的药理作用、临床应用和不良反应及防治措施。
2. 能够进行药物临床应用和不良反应的实践调查。
3. 具备为患者提供常用药物应用和不良反应防治咨询服务的能力。

4. 培养医患沟通能力、关爱患者和爱岗敬业的职业素养。

[实训资源]

病例采集表(表 5-3-1),用药患者较集中的社区卫生服务中心、卫生院、医院或养老院等。

表 5-3-1　病例采集表

药品知识咨询实践病例采集表 患者姓名______性别______年龄______采集日期______	
临床诊断	
诊疗概况	(主要症状和体征、主要检查结果、治疗手段)
所用药品及用法	(患者所用每个药品的通用名称及商品名、每次剂量、给药次数、给药时间、给药途径、疗程等)
疗效情况	(患者主要症状及体征的改善情况、起效时间、出现最佳疗效时间、主要检查指标改善情况等)
药品不良反应及防治措施	(患者用药期间出现了何种不良反应、采取了何种防治措施)
小组成员	

[实训方法]

药品知识咨询实践汇报实训方法见表 5-3-2。

表 5-3-2　药品知识咨询实践汇报实训方法

主要步骤	技术要点
1. 药品知识咨询实践 (1) 做好实践活动方案:采集病例的主要内容,备好实践用品,分组(每组 4~5 人),联系实践地点	实训课前完成实践咨询活动:利用课余时间,由学校组织,每班以小组为单位去实践地点采集病例 实践地点可以选用药患者较集中的社区卫生服务中心、卫生院、医院或养老院等
(2) 采集病例并为患者做药品知识解答	采集病例内容主要应包括患者基本信息及诊疗概况、所用药品及用法、疗效情况、药品不良反应及防治措施
A 患者基本信息及诊疗概况	询问患者性别、年龄、主要症状和体征、主要检查结果、诊断、治疗手段

续表

主要步骤	技术要点
B 所用药品及用法	询问患者所用每个药品的通用名称及商品名、每次剂量、给药次数、给药时间、给药途径、疗程等
C 疗效情况	询问患者主要症状及体征的改善情况、起效时间、出现最佳疗效时间、主要检查指标改善情况等
D 药品不良反应及防治措施	患者用药期间出现了何种不良反应、采取了何种防治措施
2. 撰写并上交药品知识咨询实践报告　依据实践情况撰写所采集病例的主要内容，分析阐述患者所用药品的理论依据	实践报告重点写所采集病例的用药情况，分析并阐述患者所用药品的理论依据
3. 实训课汇报讨论病例	在实训课上，每组选一位同学汇报小组所做的咨询病例；分析患者所用药品的理论依据；阐述药物的作用机制；同学提问；老师点评总结

［实训 PPT］

药品知识咨询实践

［注意事项］

1. 实践前，小组成员认真复习常用药物的药理作用、临床应用、常见及严重不良反应的防治措施。

2. 小组事先做好实践活动方案，备好病例采集表等实践用品。

3. 熟悉待人接物礼仪，调查实践中应体现对患者的关心和爱护。

［实训评价］

实训评价见表 5-3-3。

表 5-3-3　药品知识咨询实践汇报实训评价

项目名称	操作流程	分值	扣分及说明	备注
1. 药品知识咨询实践（30 分）	做好实践活动方案：采集病例的主要内容、备好实践用品、分组、联系实践地点等	5		
	患者基本信息及诊疗概况：询问患者性别、年龄、主要症状和体征、主要检查结果、诊断、治疗手段	5		

项目名称	操作流程	分值	扣分及说明	备注
1. 药品知识咨询实践（30分）	所用药品及用法：每个药品的通用名称及商品名、每次剂量、给药次数、给药时间、给药途径、疗程等，记录全面准确	5		
	疗效情况：主要症状及体征的改善情况、起效时间、出现最佳疗效时间、主要检查指标改善情况等	5		
	药品不良反应及防治措施：患者出现了何种不良反应、采取了何种防治措施	10		
2. 撰写上交实践报告（30分）	重点写所采集病例的用药情况；分析阐述患者所用药品的理论依据	10 20		
3. 实训课汇报讨论病例（30分）	每组选一位同学汇报小组所做的咨询病例；分析患者所用药品的理论依据；阐述药物的作用机制；同学提问；老师点评总结	30		
综合评价（10分）	小组成员课前预习充分，分工明确，团队合作默契 采集病例时能体现对患者的关爱和爱护	5 5		
总分		100		
得分				

（沈华杰）

试验 5-4　药物制剂综合试验

试验 5-4-1　常用医用溶液的配制

［试验目的］

1. 熟悉常用医用溶液的临床用途。

2. 能够正确地使用实验器材，准确地量取实验药物。

3. 熟练操作常用医用溶液的稀释与配制方法，为临床正确地配制药物奠定基础。

4. 培养严谨求实的学习态度、精益求精的工作作风和细心观察的职业素养。

［试验资源］

主要试验资源如图 5-4-1 所示。

蒸馏水

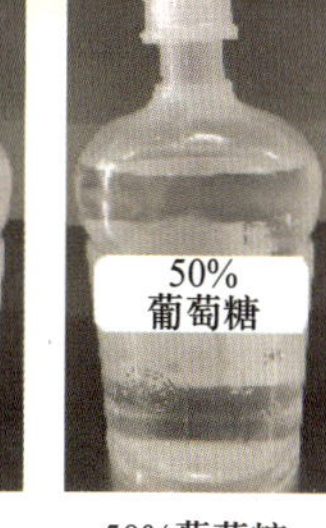

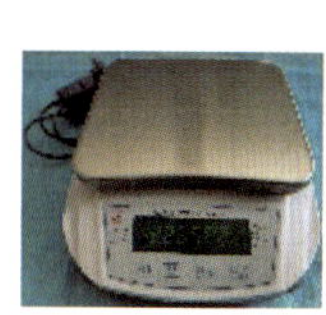

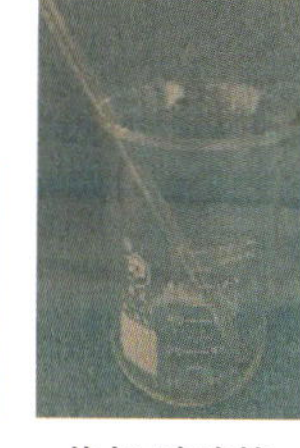

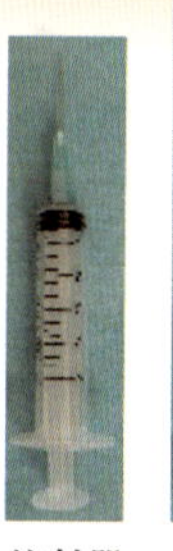

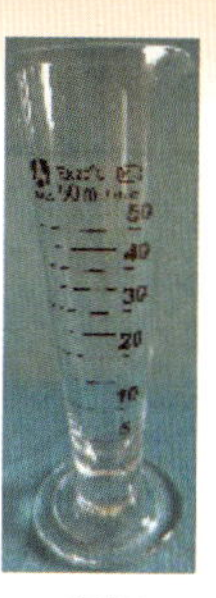

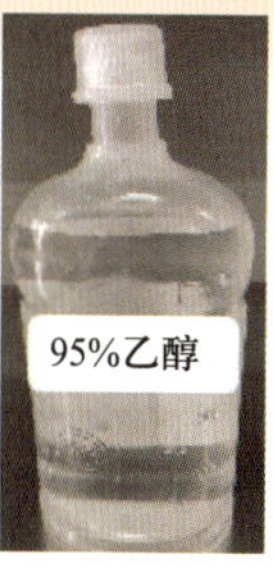

蒸馏水　50%葡萄糖　电子秤　烧杯/玻璃棒　注射器　量杯　95%乙醇

图 5-4-1　主要试验资源

［试验方法］

常用医用溶液的配制试验方法见表 5-4-1。

表 5-4-1　常用医用溶液的配制试验方法

主要步骤	技术要点
1. 配制 0.9% 生理盐水 10 mL	需称取氯化钠(NaCl)____g 置于烧杯内，先加少量蒸馏水搅拌溶解，然后将液体转移至量杯中，再缓缓加蒸馏水至 10 mL 刻度即可。
2. 配制 5% 或 10% 葡萄糖溶液 10 mL	配制 5% 葡萄糖溶液 10 mL，需用注射器抽取 50% 的葡萄糖溶液____mL 置于量筒中，缓慢加蒸馏水至 10 mL，摇匀即可。若配制 10% 葡萄糖溶液，需抽取 50% 的葡萄糖溶液____mL
3. 配制 75% 乙醇 10 mL (1) 一般配制法 (2) 用酒精计配制法	(1) 一般配制法：配制 75% 的乙醇 10 mL，用注射器抽取 95% 乙醇____mL 置于量筒中，缓慢加蒸馏水至 10 mL，摇匀即可 (2) 用酒精计配制法：取 100 mL 量筒一个，倒入 95% 乙醇 50 mL，然后把比重计缓缓放入量筒中，最后慢慢倒入蒸馏水直至液面与 75 相切，此溶液即为 75% 乙醇溶液
4. 配制 2% 碘酊 10 mL	(1) 配制 50% 乙醇 10 mL 备用：配制 50% 乙醇 10 mL，需量取 95% 乙醇____mL 置于量筒中，缓慢加蒸馏水至 10 mL，摇匀即可 (2) 配制 2% 碘酊 10 mL：需称取碘片 0.2 g 及碘化钾 1.5 g，置于烧杯中，先加少量 50% 乙醇用玻璃棒不断搅拌促进溶解，然后将溶液转移至量杯中，再加入 50% 乙醇溶液至 10 mL 摇匀即可
5. 复方苯甲酸醇液(癣药水)50 mL	(1) 配制 75% 乙醇 50 mL 备用 (2) 分别称取苯甲酸 3 g、水杨酸 1.5 g 置于烧杯中，先加入少量 75% 乙醇溶液，用玻璃棒搅拌溶解，溶解后将溶液转移至量杯内，再加入 75% 乙醇溶液至 50 mL，摇匀，最后加入碘酊(消毒防腐)3~4 滴
6. 配制 0.2% 肥皂液 100 mL	量取 20% 肥皂液____mL 置于量杯中，缓慢加蒸馏水至 100 mL，摇匀即可

［试验 PPT］

常用医用溶液的配制

［注意事项］

1. 应正确地计算试验药品用量和浓度。

2. 能够正确地使用各种量器，准确地量取试验药品。

3. 量器不可用于溶解药物或者加热。

4. 烧杯、量杯、注射器等玻璃器皿等要轻拿轻放，避免损坏使药液漏出，影响试验结果。

5. 碘是一种固体，难溶于水，与碘化钾同时放入烧杯内，先用少量 50% 乙醇搅拌溶解，此过程较慢，需不停搅拌，促使溶解。

6. 苯甲酸、水杨酸对皮肤有刺激性，操作时注意不要弄到皮肤上。

［试验评价］

试验评价见表 5-4-2。

表 5-4-2　常用医用溶液的配制试验评价

项目名称	操作流程	分值	扣分及说明	备注
操作过程（70 分）	配制 0.9% 生理盐水 10 mL： 能够正确地计算实验药品用量和浓度 正确地使用各种量器，准确地量取实验药品	 5 5		
	配制 5% 或 10% 葡萄糖溶液 10 mL： 能够正确地计算实验药品用量和浓度 正确地使用各种量器，准确地量取实验药品	 5 5		
	配制 75% 乙醇 10 mL（一般配制法或用酒精计配制法） 能够正确地计算实验药品用量和浓度 正确地使用各种量器，准确地量取实验药品	 10 10		
	配制 2% 碘酊 10 mL： 能够正确地计算实验药品用量和浓度 正确地使用各种量器，准确地量取实验药品	 5 5		
	复方苯甲酸醇液（癣药水）50 mL： 能够正确地计算实验药品用量和浓度 正确地使用各种量器，准确地量取实验药品	 5 5		
	配制 0.2% 肥皂液 100 mL： 能够正确地计算实验药品用量和浓度 正确地使用各种量器，准确地量取实验药品	 5 5		

续表

项目名称	操作流程	分值	扣分及说明	备注
试验后 (10 分)	试验用品分类处理 试验器械清洗,试验环境卫生	5 5		
综合 评价 (20 分)	实验者着装整洁,口罩佩戴规范 小组成员试验中全员动手,团队合作默契 整个试验操作标准、规范,能说出所配制医用溶液的临床用途	5 5 10		
操作 时间	____ 分钟			
总分		100		
得分				

(沈华杰)

试验 5-4-2　磺胺类药物的溶解性试验

[试验目的]

1. 熟悉磺胺类药物损害肾脏的原因及防治措施。

2. 了解磺胺类药物的药理作用及临床应用。

3. 能够熟练地操作并观察分析 pH 对磺胺类药物溶解性的影响,加深对药物不良反应的认识。

4. 培养严谨求实的学习态度、精益求精的工作作风和细心观察的职业素养。

[试验资源]

主要试验资源如图 5-4-2 所示。

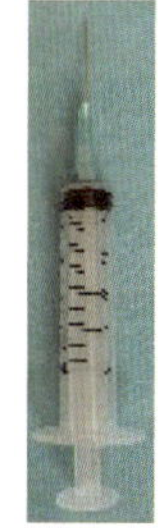
5 mL注射器

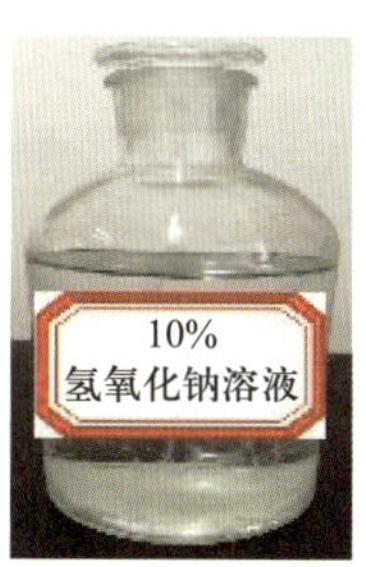

10%氢氧化钠溶液

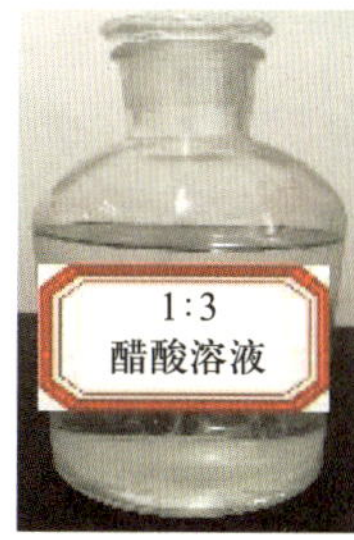

1:3醋酸溶液

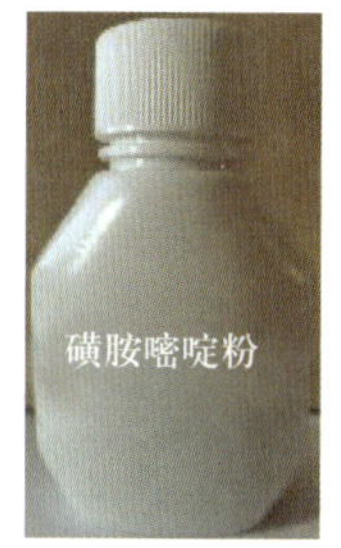

磺胺嘧啶粉

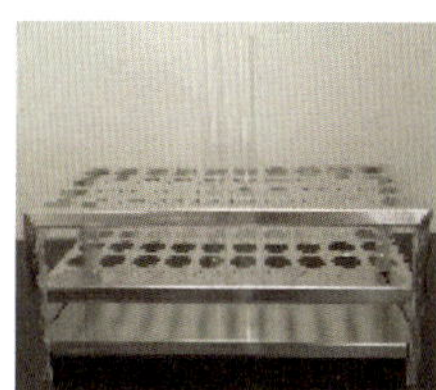
试管及试管架

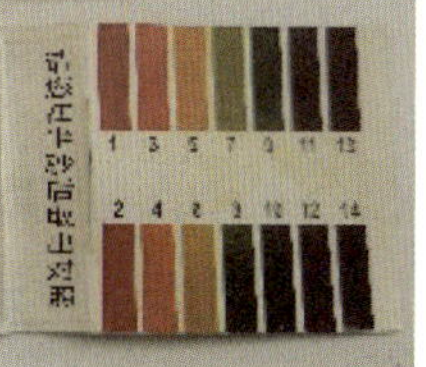
pH试纸

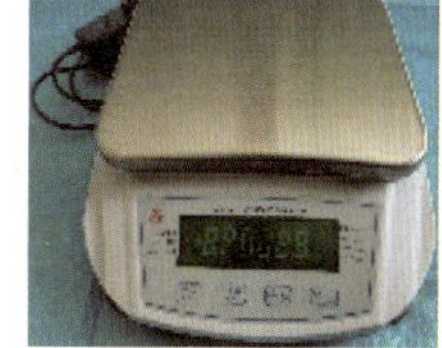
电子天平

图 5-4-2　主要试验资源

［试验方法］

磺胺类药物的溶解性试验方法见表 5-4-3。

表 5-4-3　磺胺类药物的溶解性试验方法

主要步骤	技术要点
1. 取清洁试管 1 支，加入磺胺嘧啶（SD）粉 10 mg，用注射器取蒸馏水 3 mL 加入试管中	轻轻振摇，观察是否溶解
2. 用滴管向试管中加入 1∶3 醋酸溶液 1~2 滴，边滴边振摇，观察是否溶解，用试纸测其 pH，记录在表内	边滴、边振摇、边观察
3. 用滴管再向试管中加入 1∶3 醋酸溶液 3~5 滴，边滴边振摇，观察试管内有何变化，用试纸测其 pH，记录在表内	边滴、边振摇、边观察
4. 以上液体等分成 3 份，分别置于 3 支试管中，①号为对照管，②③号为实验管，按记录表操作，边滴边振摇，观察管内变化、测 pH，并记录	边滴、边振摇、边观察

［试验 PPT］

磺胺类药物的溶解性试验

［注意事项］

1. 实验过程中，每次加入一种液体，应边滴边振摇，观察是否溶解并测 pH。
2. 烧杯、注射器等玻璃器皿要轻拿轻放，避免损坏使药液漏出，影响试验结果。

［试验结果］

试验结果记入表 5-4-4。

表 5-4-4　磺胺类药物的溶解性试验结果

步骤	操作	是否溶解	pH
1	取清洁试管 1 支，加入 SD 粉 10 mg 用注射器取蒸馏水 3 mL 加入试管中		
2	用滴管向试管中加入 1∶3 醋酸溶液 1~2 滴		
3	用滴管向试管中加入 1∶3 醋酸溶液 3~5 滴		

续表

步骤		操作	是否溶解	pH
		以上液体等分成 3 份置于 3 支试管中		
4	①	对照管		
	②	加 10% NaOH 3~5 滴		
	③	加蒸馏水 3~5 滴，观察 再加入蒸馏水 3 mL，观察		

［试验评价］

试验评价见表 5-4-5。

表 5-4-5　磺胺类药物的溶解性试验评价

项目名称	操作流程	分值	扣分及说明	备注
操作过程（60 分）	取清洁试管 1 支，加入 SD 粉 10 mg，再加入蒸馏水 3 mL	10		
	向试管中加入 1∶3 醋酸溶液 1~2 滴	10		
	再向试管中加入 1∶3 醋酸溶液 3~5 滴	10		
	以上液体等分成 3 份，置于 3 支试管中，①号为对照管、②③号为实验管，按记录表操作，边滴边振摇，观察管内变化，测 pH，并记录	30		
试验后（10 分）	试验用品分类处理 试验器械清洗，清洁试验环境卫生	5 5		
综合评价（30 分）	试验者着装整洁，口罩佩戴规范 小组成员试验中全员动手，团队合作默契 整个试验操作标准、规范， 小组成员课前预习充分，能说出所用药品的临床用途	5 5 10 10		
操作时间	____ 分钟			
总分		100		
得分				

（沈华杰）

试验 5-5　药物配伍观察

［试验目的］

1. 掌握药物的配制方法，为临床正确地调配药物奠定基础。
2. 熟悉药物在体外的相互作用和配伍禁忌概念。
3. 能够熟练操作药物的配制，并学会观察配伍禁忌的现象。

4. 培养严谨求实的学习态度、临床用药“三查七对”的查对执行力和敏锐观察力等职业素养。

［试验资源］

主要试验资源如图 5-5-1 所示。

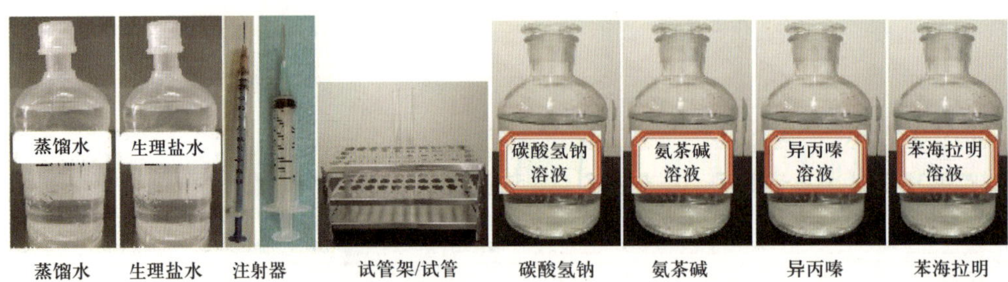

蒸馏水　生理盐水　注射器　试管架/试管　碳酸氢钠　氨茶碱　异丙嗪　苯海拉明

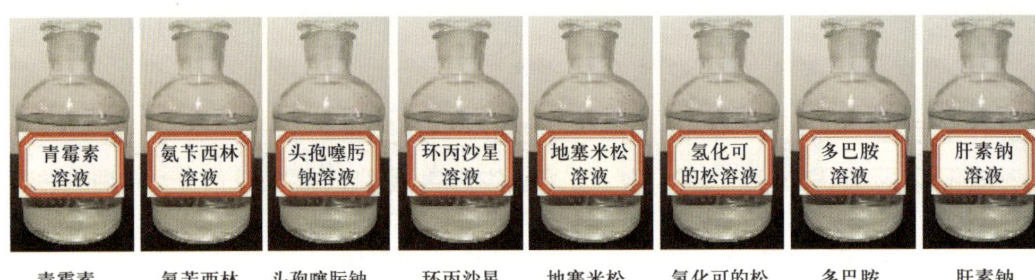

青霉素　氨苄西林　头孢噻肟钠　环丙沙星　地塞米松　氢化可的松　多巴胺　肝素钠

图 5-5-1　主要试验资源

［试验方法］

取洁净试管依次编号置于试管架；取临床所用药品注射剂、化学试剂等，用蒸馏水配制成表 5-5-1 中所需浓度。按照表中列出的每组药物，用注射器分别抽取同一组的 2 个试验药物，依次缓慢注入同一支试管中，除特别指明外，药物用量均为 1 mL；将加入两种药物的试管轻轻摇匀置于试管架，约 1 分钟观察现象并做好记录。

表 5-5-1　药物配伍观察试验结果记录表

试管号	试验药物 1（浓度或含量）	试验药物 2（浓度或含量）	观察现象（性状、颜色）
1	氨茶碱注射液（2.5%）	维生素 C 注射液（10%）	
2	氨茶碱注射液（2.5%）	盐酸异丙嗪注射液（2.5%）	
3	注射用青霉素钠（20 万 U/mL）	盐酸苯海拉明注射液（2%）	
4	注射用青霉素钠（20 万 U/mL）	地塞米松磷酸钠注射液（0.1%）	
5	注射用青霉素钠（20 万 U/mL）	注射用乳酸环丙沙星（0.1%）	
6	注射用氨苄西林钠（10%）	注射用乳酸环丙沙星（0.1%）	
7	注射用阿莫西林钠（10%）	盐酸肾上腺素注射液（0.1%）	

续表

试管号	试验药物 1（浓度或含量）	试验药物 2（浓度或含量）	观察现象（性状、颜色）
8	注射用头孢噻肟钠（10%）	地西泮注射液（0.5%）	
9	注射用头孢唑啉钠（10%）	盐酸苯海拉明注射液（2%）	
10	氟罗沙星注射液（10%）	氯化钠注射液（0.9%）	
11	地西泮注射液（0.5%）	氯化钠注射液（0.9%）	
12	盐酸氯丙嗪注射液（2.5%）	碳酸氢钠注射液（5%）	
13	氢化可的松注射液（0.5%）	葡萄糖酸钙注射液（5%）	
14	地塞米松磷酸钠注射液（0.1%）	氯化钙注射液（3%）	
15	肝素钠注射液（100 U）	地塞米松磷酸钠注射液（0.1%）	
16	盐酸多巴胺注射液（1%）	氢化可的松注射液（0.5%）	
17	苯扎溴铵溶液（0.1%，新洁尔灭）2 mL	0.2% 肥皂水 2 mL	
18	$FeCl_3$（3%）2 mL	茶叶浸剂 2 mL	
19	注射用乳糖酸红霉素 1 支（0.25 g）	氯化钠注射液（0.9%）5 mL	
20	注射用乳糖酸红霉素 1 支（0.25 g）	蒸馏水（或 5%、10% 葡萄糖）5 mL	

［试验 PPT］

药物配伍观察

［注意事项］

1. 配制药物浓度应准确。
2. 打开液体安瓿时应正确操作，注意安全，避免划伤手指。
3. 药物加入试管时，应将注射器针头贴壁缓缓加入，避免产生气泡。
4. 两药加入试管后宜轻轻混匀，避免剧烈振摇而改变药物的物理性状。
5. 注射器抽取一种药物后，须洗净后再抽取下一种药物。
6. 临床上为患者配制药品时应在无菌的治疗室中进行。

［试验评价］

试验评价见表 5-5-2。

表 5-5-2 药物配伍观察试验评价

项目名称	操作流程	分值	扣分及说明	备注
操作过程（50 分）	取洁净试管依次编号置于试管架	5		
	取临床所用药品注射剂、化学试剂等，用蒸馏水配制成表中所需浓度，用量计算准确	10		
	按照表中列出的每组药物，用注射器分别抽取同一组的 2 个试验药物，依次缓慢注入同一支试管中 正确地使用试验量器及其他试验材料等 准确地量取试验药物	15		
	观察记录实验药物的配伍现象	10		
	药物在体外的相互作用，叙述配伍禁忌概念	10		
试验后（10 分）	试验用品分类处理 试验器械清洗，清洁试验环境卫生	5 5		
综合评价（40 分）	试验者着装整洁，口罩佩戴规范 小组成员试验中全员动手，团队合作默契 整个试验操作标准、规范、细致认真，学习态度端正 小组成员课前预习充分，能说出所用药品的临床用途 具备一定的临床用药“三查”“七对”的职业素养	5 5 10 10 10		
操作时间	____ 分钟			
总分		100		
得分				

（沈华杰）

试验 5-6 临床生化指标的测定

试验 5-6-1 血清胆固醇测定

［工作情景］

赵某，女性，65 岁。来医院体检，需要做血脂检测，请为其测定血清胆固醇浓度。

［试验目的］

1. 掌握血清胆固醇测定的方法。
2. 熟悉血清胆固醇测定的临床意义。
3. 了解血清胆固醇的测定原理。

4. 提高动手能力，培养创新意识，具备从问题出发、寻找解决问题的能力。

5. 培养求真求实、认真负责的工作态度和严谨细致的职业素养。

［试验方法］

酶比色法。

［试验原理］

胆固醇酯经胆固醇酯酶（CEH）催化，生成游离胆固醇和脂肪酸。接着胆固醇氧化酶（COD）催化胆固醇氧化为胆甾-4-烯-3-酮和过氧化氢。在过氧化物酶（POD）的作用下，形成的过氧化氢会影响酚和4-氨基安替比林的氧化偶合，形成红色的醌亚胺。醌亚胺的颜色深浅与胆固醇浓度成正比，通过测定吸光度的上升，来检测胆固醇的浓度。

$$\text{胆固醇酯} + H_2O \xrightarrow{CEH} \text{胆固醇} + RCOOH$$

$$\text{胆固醇} + O_2 \xrightarrow{COD} \text{胆甾-4-烯-3-酮} + H_2O_2$$

$$2H_2O_2 + \text{4-氨基安替比林} + \text{酚} \xrightarrow{POD} \text{醌亚胺} + 4H_2O$$

［试验资源］

主要试验资源如图5-6-1所示。

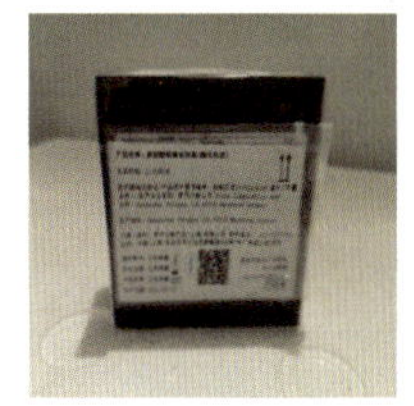
胆固醇检测试剂盒

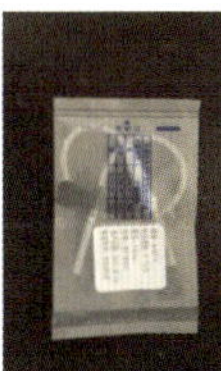
静脉采血针

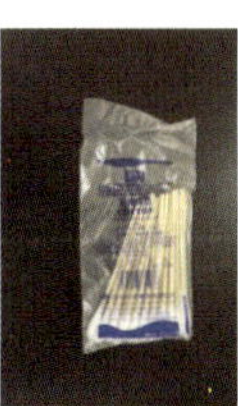
棉签

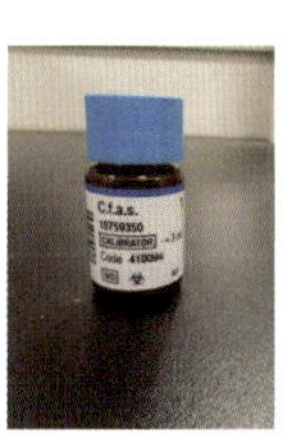
校准品

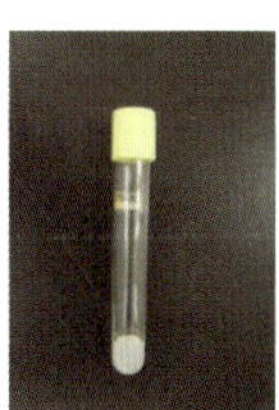
真空采血管

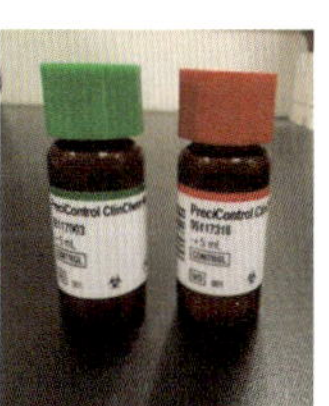
质控品

图5-6-1 主要试验资源

［样本采集及处理］

1. 患者准备 受试者应在取血前两周保持平时饮食习惯；近期内无急性病、外伤、手术等异常情况；取血前24小时不饮酒、不做剧烈运动；取血前禁食12小时，除卧床患者外，取血前至少坐位休息5分钟。

2. 样本采集 取前臂静脉血，止血带的使用不超过1分钟，避免溶血。

3. 样本的处理 血液样品管轻取轻放，避免剧烈震荡，防止引起溶血；血液样品采取后，室温下静置30~45分钟使其凝固，3 000 r/min离心10分钟后及时吸出血清，置试管中密闭。

［样本检测］

1. 手工检测 取三支试管按表5-6-1所示操作。

表 5-6-1　血清胆固醇测定手工检测

检测样	空白管	标准管	样品管
去离子水（μL）	10	—	—
标准液（μL）	—	10	—
样品（μL）	—	—	10
试剂（mL）	1.0	1.0	1.0

混匀各管，置 37℃孵育 5 分钟，分光光度计波长 500 nm，以空白管调零，读取各管吸光度 A。

2. 自动化分析仪检测　自动化分析仪测定过程为血清样品与试剂混合，温育一定时间后测定特定波长下的吸光度 A 变化，主要反应条件见表 5-6-2。

表 5-6-2　血清胆固醇测定自动分析仪检测主要反应条件

内容	要求
样品	3 μL
试剂	200 μL
波长	500 nm（主）/700 nm（副）
反应温度	37℃
温育时间	5 分钟
反应类型	终点法

注：不同实验室具体反应条件因所用仪器和试剂而异，应按仪器和试剂说明书设定参数。

结果计算：c 样品（mmol/L）=（A 样品 /A 校准）× c 校准

［操作视频］

静脉采血与生化检验

［质量保证］

应满足行业标准要求的灵敏度和特异度，质控物的测定值应在控制限以内。

［参考区间］

根据《中国血脂管理指南（2023）》，我国人血清胆固醇水平高低划分为合适水平：小于 5.2 mmol/L（200 mg/dL）；边缘性升高：大于等于 5.2 mmol/L（200 mg/dL）且小于 6.2 mmol/L（240 mg/dL）；升高：大于等于 6.2 mmol/L（240 mg/dL）。

[临床意义]

总胆固醇(TC)是指血液中各种脂蛋白所含胆固醇之总和,分为酯化型胆固醇(CE)和游离型胆固醇(FC)。影响胆固醇水平的主要因素有:① 年龄与性别:TC 水平常随年龄而上升,但 70 岁后不再上升甚或有所下降中青年女性低于男性,女性绝经后 TC 水平较同年龄男性高。② 饮食习惯:长期高胆固醇、高饱和脂肪酸摄入可使 TC 升高。③ 遗传因素:与脂蛋白代谢相关酶或受体基因发生突变,是引起 TC 显著升高的主要原因。

高胆固醇血症是冠心病的主要危险因素之一。病理状态下,高胆固醇血症有原发和继发两类,原发的如家族性高胆固醇血症(LDL 受体缺陷),家族性 ApoB 缺陷症、多源性高胆固醇及混合型高脂蛋白血症。继发的见于肾病综合征、甲状腺功能减退、糖尿病、妊娠等。

[注意事项]

1. 血清在室温下的存放时间不大于 4 小时,在 2~8℃可贮存 1 周。-20 ℃以下可贮存更长时间,用时融化并使其温度升至室温,充分混匀。不可反复冻融。

2. 黄疸、溶血、脂血、药物等可能影响结果的可靠性。作为诊断用途时,应始终结合患者病历、临床检查和其他检测结果来进行评估。

[安全防护]

血清样品和来源于血液的质控物质、校准物质有可能含致病微生物,须避免吞入或与皮肤接触;应按有潜在生物传染性样本对待,使用时遵循生物安全规则,并根据规定对废弃物进行处理。

(于　靖)

试验 5-6-2　血清甘油三酯测定

[工作情景]

患者,女性,65 岁。来医院体检,需要做血脂检测,请为其测定血清甘油三酯浓度。

[试验目的]

1. 掌握血清甘油三酯的测定方法。

2. 熟悉血清甘油三酯测定的临床意义。

3. 了解血清甘油三酯的测定原理。

4. 提高动手能力,培养创新意识,具备从问题出发、寻找解决问题的能力。

5. 培养求真求实、认真负责的工作态度和严谨细致的职业素养。

[试验方法]

酶比色法。

［试验原理］

目前，临床实验室普遍采用酶法测定血清甘油三酯。首先，用脂肪酶（LPL）水解甘油三酯为甘油和脂肪酸，然后测定其中的甘油部分。通常先用甘油激酶（GK）和三磷酸腺苷（ATP）将甘油磷酸化，生成磷酸甘油或二磷酸腺苷（ADP），用氧化酶（GPO）检测磷酸甘油，在过氧化物酶（POD）的催化作用下，产生的过氧化氢与4-氨基安替比林和4-氯酚反应，形成一种红色染料。红色染料的颜色深浅与样本中的甘油三酯的浓度成正比，用分光光度计测定。

$$\text{甘油三酯} + 3\,H_2O \xrightarrow{LPL} \text{甘油} + 3\,RCOOH$$

$$\text{甘油} + ATP \xrightarrow[Mg^{2+}]{GK} \text{3-磷酸-甘油} + ADP$$

$$\text{3-磷酸-甘油} + O_2 + 2H_2O \xrightarrow{GPO} \text{磷酸二羟丙酮} + 2H_2O_2$$

$$H_2O_2 + \text{4-氨基安替比林} + \text{4-氯酚} \xrightarrow{POD} \text{醌亚胺} + 2\,H_2O + HCl$$

［试验资源］

主要试验资源如图5-6-2所示。

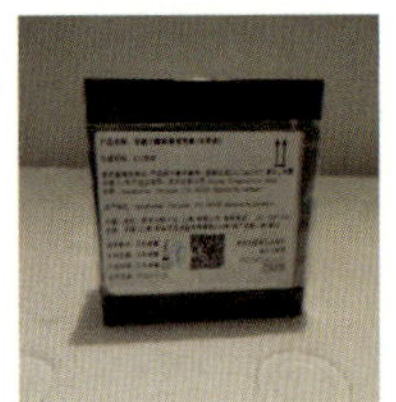

甘油三酯检测试剂盒

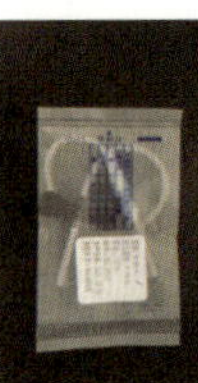

静脉采血针

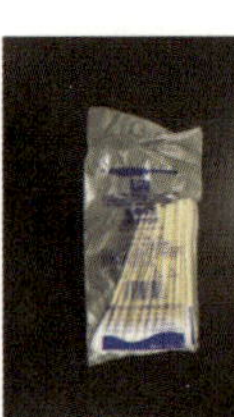

棉签

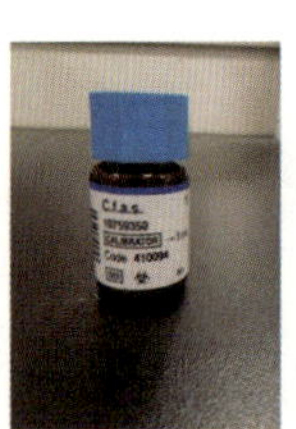

校准品

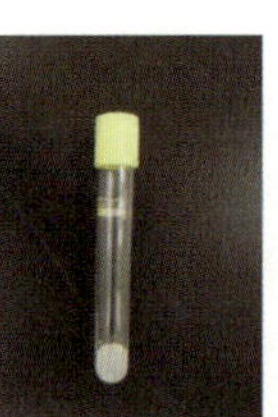

真空采血管

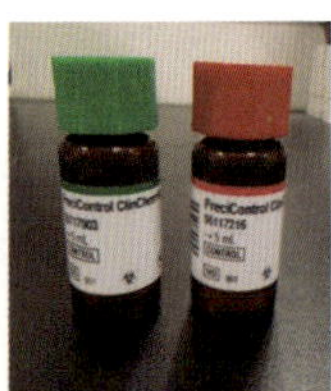

质控品

图5-6-2　主要试验资源

［样本采集及处理］

1. 患者准备　受试者应在取血前2周保持平时饮食习惯；近期内无急性病、外伤、手术等异常情况；取血前24小时不饮酒、不做剧烈运动；取血前禁食12小时，除卧床患者外，取血前至少坐位休息5分钟。

2. 样本采集　取前臂静脉血，止血带的使用不超过1分钟，避免溶血。

3. 样本的处理与储存　血液样品管轻取轻放，避免剧烈震荡，防止引起溶血；血液样品采取后，室温下静置30~45分钟使其凝固，3 000 r/min离心10分钟后及时吸出血清，置试管中密闭。

［样本检测］

1. 手工检测　取三支试管按表5-6-3所示操作。

表 5-6-3　血清甘油三酯测定手工检测

检测样	空白管	标准管	样品管
去离子水(μL)	10	—	—
标准液(μL)	—	10	—
样品(μL)	—	—	10
试剂(mL)	1.0	1.0	1.0

混匀各管，置 37℃孵育 5 分钟，分光光度计波长 500 nm，以空白管调零，读取各管吸光度 A。

2. 自动化分析仪检测　自动化分析仪测定过程为血清样品与试剂混合，温育一定时间后测定特定波长下的吸光度 A 变化，主要反应条件见表 5-6-4。

表 5-6-4　血清甘油三酯测定自动分析仪检测主要反应条件

内容	要求
样品	2 μL
试剂	200 μL
波长	500 nm(主)/700 nm(副)
反应温度	37℃
温育时间	5 分钟
反应类型	终点法

注：不同实验室具体反应条件因所用仪器和试剂而异，应按仪器和试剂说明书设定参数。

结果计算：c 样品(mmol/L)=(A 样品 /A 校准)×c 校准

[质量保证]

应满足行业标准要求的灵敏度和特异性，质控物的测定值应在控制限以内。

[参考区间]

根据《中国血脂管理指南(2023)》，我国人血清甘油三酯水平高低划分为合适水平：小于 1.7 mmol/L(150 mg/dL)；边缘性升高：大于等于 1.7 mmol/L(150 mg/dL)且小于 2.3 mmol/L(200 mg/dL)；升高：大于等于 2.3 mmol/L(200 mg/dL)。

[临床意义]

饮食方式、年龄、性别等生理性因素对血清甘油三酯(TG)水平影响均较大。高脂饮食后 TG 升高，一般餐后 2~4 小时达高峰，8 小时后基本恢复至空腹水平；运动不足，肥胖可使 TG 升高；成年后随年龄上升(中青年男性高于女性，50 岁后女性高于男性)。人群中血清 TG 水平呈正偏态分布。

病理性升高：原发性见于家族型高 TG 血症与家族性混合型高脂(蛋白)血症。继发性见于糖尿病、糖原累积病、甲状腺功能减退、肾病综合征、妊娠、口服避孕药、酗酒等。

[注意事项]

1. 血清在室温下的存放时间不大于4小时，在2~8℃可贮存1周。-20 ℃以下可贮存更长时间，用时融化并使其温度升至室温，充分混匀。不可反复冻融。

2. 黄疸、溶血、脂血、药物等可能影响结果的可靠性。作为诊断用途时，应始终结合患者病历、临床检查和其他检测结果来进行评估。

[安全防护]

血清样品和来源于血液的质控物质、校准物质有可能含致病微生物，须避免吞入或与皮肤接触；应按有潜在生物传染性样本对待，使用时遵循生物安全规则，并根据规定对废弃物进行处理。

（于　靖）

试验 5-6-3　血清总蛋白测定

[工作情景]

患者，男性，62岁。在消化科就诊，医生开具肝功能检测，请为其测定血清总蛋白浓度。

[试验目的]

1. 掌握血清总蛋白的测定方法。
2. 熟悉血清总蛋白测定的临床意义。
3. 了解血清总蛋白的测定原理。
4. 提高动手能力，培养创新意识，具备从问题出发、寻找解决问题的能力。
5. 培养求真求实、认真负责的工作态度和严谨细致的职业素养。

[试验方法]

双缩脲法。

[试验原理]

二价铜离子在碱性溶液中与蛋白中的肽发生反应，形成特征性的紫色双缩脲复合物，所形成溶液颜色的深浅与蛋白的浓度成正比。可通过在540 nm处测定吸光度的上升来进行检测。

$$\text{蛋白质} + Cu^{2+} \xrightarrow{\text{碱性溶液}} Cu\text{-蛋白质络合物}$$

[试验资源]

主要试验资源如图5-6-3所示。

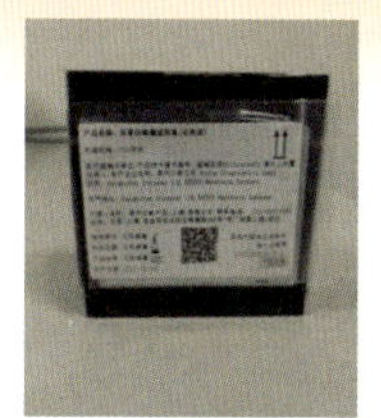
总蛋白检测试剂盒

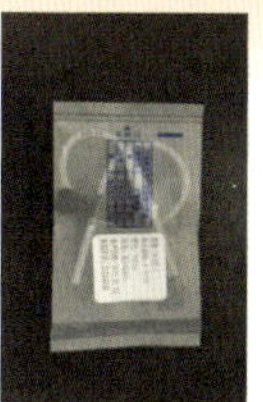
静脉采血针

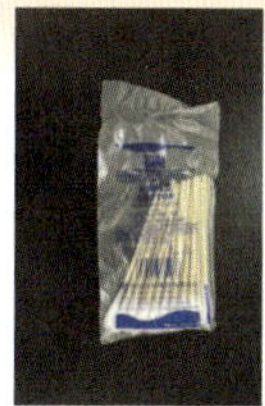
棉签

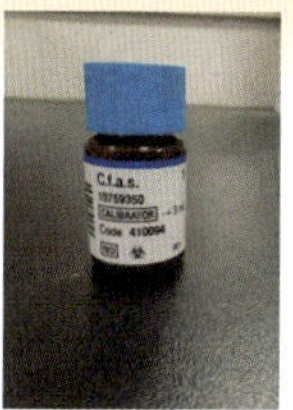
校准品

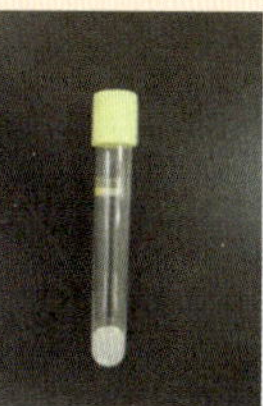
真空采血管

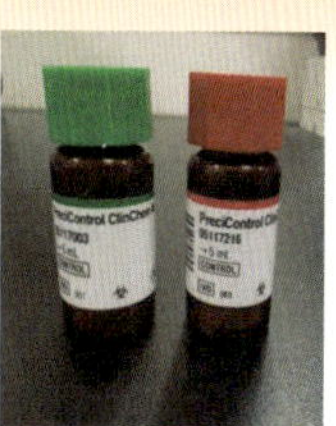
质控品

图 5-6-3　主要试验资源

［样本采集及处理］

1. 患者准备　受试者应在安静状态下仰卧位采血；取血前 24 小时不饮酒、不做剧烈运动。

2. 样本采集　取前臂静脉血，止血带的使用不超过 1 分钟，避免溶血。

3. 样本的处理与储存　血液样品管轻取轻放，避免剧烈震荡，防止引起溶血；血液样品采取后室温下静置 30~45 分钟使凝固，3 000 r/min 离心 10 分钟后及时吸出血清，置试管中密闭。

［样本检测］

1. 手工检测　取三支试管按表 5-6-5 所示操作。

表 5-6-5　血清总蛋白测定手工检测

检测样	空白管	标准管	样品管
去离子水（μL）	20	—	—
标准液（μL）	—	20	—
样品（μL）	—	—	20
试剂（mL）	1.0	1.0	1.0

混匀各管，置 37℃孵育 10 分钟，分光光度计波长 540 nm，以空白管调零，读取各管吸光度 A。

结果计算：c 样品（g/L）=（A 样品 /A 校准）× c 校准

2. 自动化分析仪检测　自动化分析仪测定过程：血清样品与试剂混合，测定吸光度 A1，温育一定时间后测定吸光度 A2，主要反应条件见表 5-6-6。

表 5-6-6　血清总蛋白测定自动分析仪检测主要反应条件

内容	要求
样品	6 μL
试剂	300 μL
波长	546 nm（主）/700 nm（副）

续表

内容	要求
反应温度	37℃
反应时间	10 分钟
反应类型	终点法

注：不同实验室具体反应条件因所用仪器和试剂而异，应按仪器和试剂说明书设定参数。

结果计算：c 样品（g/L）=（样品管 A2–A1）/（标准管 A2–A1）× c 校准

［质量保证］

应满足行业标准要求的灵敏度和特异度，质控物的测定值应在控制限以内。

［参考区间］

成人血清总蛋白浓度：65~85 g/L。引自 WS/T404.2—2012《临床常用生化检验项目参考区间》。

［临床意义］

1. 血清总蛋白浓度增高

(1) 血浆中水丢失而浓缩：总蛋白浓度相对增高。呕吐、腹泻、高热大汗等急性失水时，可升高达 100~150 g/L；使用脱水、利尿药，以及休克、慢性肾上腺皮质功能减退患者，亦可出现血液浓缩。

(2) 血清蛋白质合成增加：多见于多发性骨髓瘤、巨球蛋白血症患者，此时主要是球蛋白增加。

2. 血清总蛋白浓度降低

(1) 血浆中水分增加而被稀释：如各种原因所致水潴留，总蛋白浓度相对降低。

(2) 营养不良和消耗增加：长期食物中蛋白不足或慢性肠道疾病所致的吸收不良，体内蛋白质合成原料缺乏；严重结核病、甲状腺功能亢进、长期发热和恶性肿瘤等均可致血浆蛋白大量消耗。

(3) 合成障碍：主要是严重肝功能损伤致蛋白质合成减少，以白蛋白下降最显著。

(4) 血浆蛋白大量丢失：肾病综合征时大量蛋白质特别是白蛋白从尿中丢失；严重烧伤时大量血浆渗出；大出血、溃疡性结肠炎等均可使蛋白丢失。

［注意事项］

1. 密闭血清标本室温保存 1 周，在 2~4℃ 保存 1 个月不影响测定结果。冷冻标本室温溶解后必须充分混匀再测定。不可反复冻融。

2. 溶血、脂血、严重黄疸可能影响结果的可靠性。未发现使用普通剂量的治疗药物浓度存在干扰。作为诊断用途时，应始终结合患者病历、临床检查和其他检测结果评估结果。

［安全防护］

血清样品和来源于血液的质控物质、校准物质有可能含致病微生物，须避免吞入或与皮肤接触；应按有潜在生物传染性样本对待，使用时遵循生物安全规则，并根据规定对废弃物进行处理。

（于　靖）

试验 5-6-4　血清白蛋白测定

［工作情景］

患者，男性，62 岁，来消化科就诊，医生开具肝功能检测，请为其测定血清白蛋白浓度。

［试验目的］

1. 掌握血清白蛋白的测定方法。
2. 熟悉血清白蛋白测定的临床意义。
3. 了解血清蛋白的测定原理。
4. 提高动手能力，培养创新意识，具备从问题出发、寻找解决问题的能力。
5. 培养求真求实、认真负责的工作态度和严谨细致的职业素养。

［试验方法］

溴甲酚绿法。

［试验原理］

人白蛋白等电点为 4~5.8，在 pH 为 4.2 的缓冲液中将带正电荷，在非离子型表面活性剂存在时，能与阴离子染料溴甲酚绿（BCG）快速结合，生成在 628 nm 处有吸收峰的蓝绿色复合物。复合物的吸光度与白蛋白浓度成正比，据此可计算样本中血清白蛋白的含量。

$$\text{白蛋白}+\text{BCG}\xrightarrow{\text{pH}=4.2}\text{白蛋白 BCG 复合物}$$

［试验资源］

主要试验资源如图 5-6-4 所示。

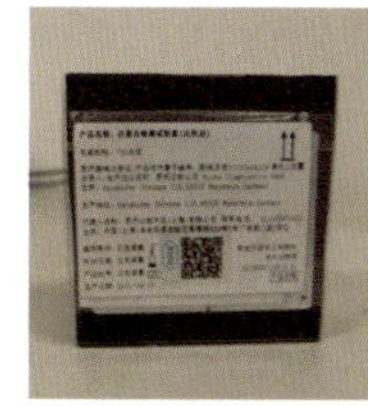
白蛋白检测试剂盒

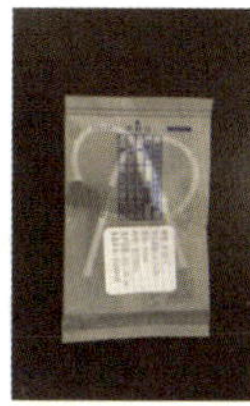
静脉采血针

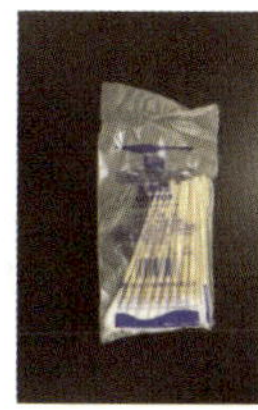
棉签

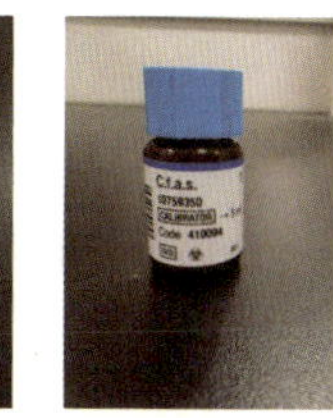
校准品

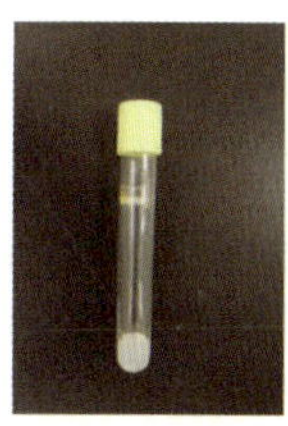
真空采血管

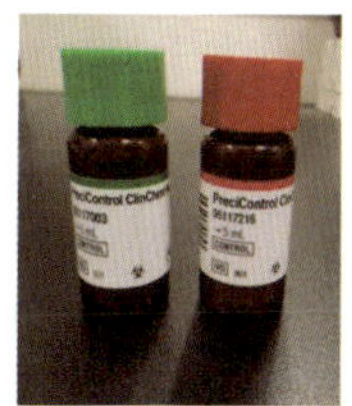

质控品

图 5-6-4　主要试验资源

［样本采集及处理］

1. 样本采集　取前臂静脉血，止血带的使用不超过 1 分钟，避免溶血。

2. 样本的处理与储存　血液样品采取后室温下静置 30~45 分钟使其凝固，3 000 r/min 离心 10 分钟后及时吸出血清，置试管中密闭。

［样本检测］

1. 手工检测　取 3 支试管按表 5-6-7 所示操作。

表 5-6-7　血清白蛋白测定手工检测

检测样	空白管	标准管	样品管
去离子水（μL）	5	—	—
标准液（μL）	—	5	—
样品（μL）	—	—	5
试剂（mL）	1.5	1.5	1.5

混匀各管，30 秒后即在分光光度计 628 nm 波长处，以空白管调零，读取各管吸光度 A。

结果计算：$c_{样品}$（g/L）=（$A_{样品}$/$A_{校准}$）×$c_{校准}$

2. 自动化分析仪检测　自动化分析仪测定过程：血清样品与试剂混合，测定吸光度 A1，温育一定时间后测定吸光度 A2，主要反应条件见表 5-6-8。

表 5-6-8　血清白蛋白测定自动分析仪检测主要反应条件

内容	要求
样品	3 μL
试剂	300 μL
波长	600 nm（主）/700 nm（副）
反应温度	37℃
反应时间	30 秒
反应类型	终点法

注：不同实验室具体反应条件因所用仪器和试剂而异，应按仪器和试剂说明书设定参数。

结果计算：c 样品（g/L）=（样品管 A2–A1）/（标准管 A2–A1）×c 校准

［质量保证］

应满足行业标准要求的灵敏度和特异性，质控物的测定值应在控制限以内。

［参考区间］

成人血清总蛋白浓度：40~55 g/L。引自 WS/T404.2—2012《临床常用生化检验项目参考区间》。

［临床意义］

人血清白蛋白异常的临床意义，通常应结合血清总蛋白、球蛋白和白蛋白 / 球蛋白(A/G)比值进行分析。

急性白蛋白降低伴总蛋白降低但 A/G 正常，见于大出血、严重烫伤时血浆大量丢失或短期内大量补液；慢性白蛋白降低伴总蛋白降低但 A/G 正常，见于长期营养不良蛋白质合成不足；慢性血清白蛋白降低但总蛋白正常或略减少，而球蛋白升高、A/G 降低甚至倒置，提示肝纤维化导致肝实质细胞血清白蛋白生成受损、肝间质细胞球蛋白表达上调；慢性血清白蛋白及总蛋白降低，球蛋白正常而 A/G 降低，提示血浆血清白蛋白大量丢失，如肾病综合征等致血清白蛋白从尿中丢失，妊娠特别是晚期，由于对血清白蛋白需求增加，又伴有血容量增高，亦可见上述改变，但分娩后迅速恢复正常。

［注意事项］

1. 密闭血清标本室温保存 2 个月，在 2~8℃ 保存 5 个月不影响测定结果。冷冻标本室温溶解后必须充分混匀再测定。不可反复冻融。

2. 溶血和胆红素对本法无明显干扰；脂血可能影响结果的可靠性。未发现使用普通剂量的治疗药物浓度存在干扰。在少数情况下，丙种球蛋白病特别是 IgM 类，可能影响结果的可靠性。

［安全防护］

血清样品和来源于血液的质控物质、校准物质有可能含致病微生物，须避免吞入或与皮肤接触；应按有潜在生物传染性样本对待，使用时遵循生物安全规则，并根据规定对废弃物进行处理。

（于　靖）

试验 5-6-5　血清丙氨酸氨基转移酶测定

［工作情景］

患者，男性，62 岁。在消化科就诊，医生开具肝功能检测，请为其测定血清丙氨酸氨基转移酶浓度。

［试验目的］

1. 掌握血清丙氨酸氨基转移酶的测定方法。
2. 熟悉血清丙氨酸氨基转移酶测定的临床意义。
3. 了解血清丙氨酸氨基转移酶的测定原理。
4. 提高动手能力，培养创新意识，具备从问题出发、寻找解决问题的能力。
5. 培养求真求实、认真负责的工作态度和严谨细致的职业素养。

［试验方法］

速率法。

[试验原理]

L- 丙氨酸和 α- 酮戊二酸在丙氨酸氨基转氨酶(ALT)的催化作用下生成丙酮酸,丙酮酸与 NADH 在乳酸脱氢酶(LDH)的催化作用下生成 L- 乳酸以及 NAD^+。NADH 氧化的速率与催化剂 ALT 的活性成正比。可通过测定 340 nm 处吸光度的降低计算 ALT 浓度。

$$\text{L- 丙氨酸} + \alpha\text{- 酮戊二酸} \xleftrightarrow{\text{ALT}} \text{丙酮酸} + \text{L- 谷氨酸}$$

$$\text{丙酮酸} + \text{NADH} + H^+ \xleftrightarrow{\text{LDH}} \text{L- 乳酸} + NAD^+$$

[试验资源]

主要试验资源如图 5-6-5 所示。

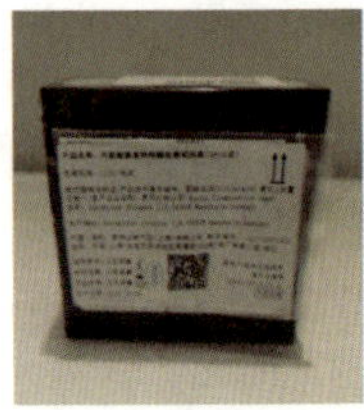
丙氨酸氨基转移酶检测试剂盒

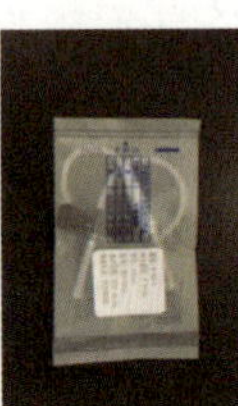
静脉采血针

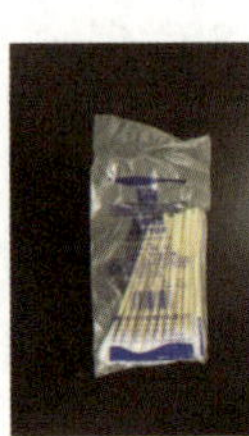
棉签

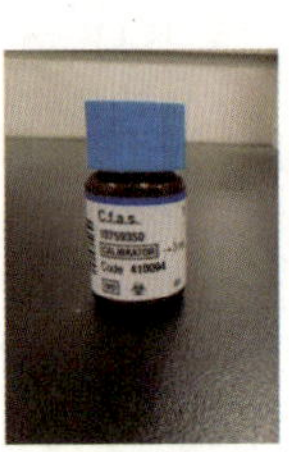

校准品

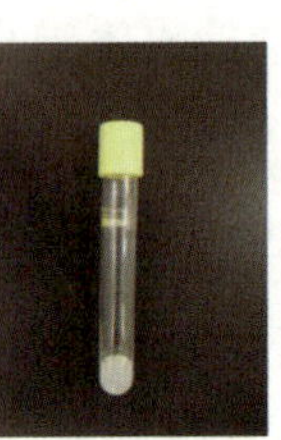
真空采血管

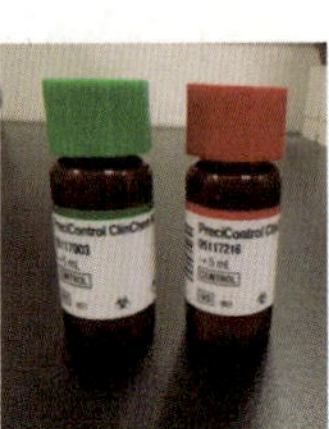

质控品

图 5-6-5 试验材料

[样本采集及处理]

1. 样本采集:取前臂静脉血,止血带的使用不超过 1 分钟,避免溶血。

2. 样本的处理与储存:血液样品采取后室温下静置 30~45 分钟使其凝固,3 000 r/min 离心 10 分钟后及时吸出血清,置试管中密闭。

[样本检测]

1. 手工检测 取三支试管按表 5-6-9 所示操作。

表 5-6-9 血清丙氨酸氨基转移酶测定手工检测

	空白管	标准管	样品管
去离子水(μL)	10	—	—
标准液(μL)	—	10	—
样品(μL)	—	—	10
试剂(mL)	1.0	1.0	1.0

混匀各管,在反应温度保温 1 分钟,读取初始吸光度,同时开始计时,在精确 1 分钟、2 分钟、3 分钟时,分别读取吸光度,确定每分钟平均吸光度变化(ΔA/min)。

波长:340 nm;

反应温度:37℃。

计算: $ALT(U/L)=(\Delta A样品/分-\Delta A/分)\times F$

$KF=Vt/(Vs\times 消光系数)\times 1\,000=1\,746$

Vt= 反应总体积　Vs= 样品体积

NADH 在 340 nm 波长下毫克分子消光系数为 6.3

2. 自动化分析仪检测　速率法自动化分析仪测定过程: 血清样品与试剂 R1 混合,温育,加入试剂 R2,迟滞一定时间后监测特定波长下的吸光度。主要反应条件见表 5-6-10。

表 5-6-10　血清丙氨酸氨基转移酶测定自动分析仪检测主要反应条件

内容	要求
样品	10 μL
试剂(R1/R2)	60 μL/20 μL
波长	340 nm(主)/700 nm(副)
反应温度	37℃
温育时间	5 分钟
迟滞时间	1.5 分钟
测定时间	3 分钟
反应类型	速率法

结果计算:

$c样品(U/L)=(\Delta A样品-\Delta A空白)/(\Delta A校准-\Delta A空白)\times c校准$

式中: $\Delta A_{样品}$、$\Delta A_{校准}$为样品和校准物质的吸光度差值。

[质量保证]

应满足行业标准要求的灵敏度和特异性,质控物的测定值应在控制限以内。

[参考区间]

成人血清丙氨酸氨基转移酶浓度: 男性 9~50 U/L,女性 7~40 U/L。引自 WS/T 404.1—2012《临床常用生化检验项目参考区间》。

[临床意义]

血清 ALT 测定主要用于肝脏疾病实验诊断。ALT 是反映肝损伤的灵敏指标,各种急性肝损伤时,血清 ALT 可在临床症状(如黄疸)出现之前急剧升高,并一般与病情轻重和恢复情况相平行;慢性肝炎、脂肪肝、肝硬化、肝癌、肝淤血等可升高。另外,胆石症、胆囊炎、胰腺炎、心肌梗死、心肌炎、心力衰竭及服用某些药物(如氯丙嗪、异烟肼、奎宁、水杨酸制剂等)时可见 ALT 升高。

[注意事项]

1. 血清分离后应尽快进行分析,若需过夜贮存,可存于 4℃;若需更长储存,需存于 -70℃。不可反复冻融。

2. 溶血标本不适于 ALT 测定，脂血样本可能影响检测结果，需进行稀释后复测。羟苯磺酸钙在检测的药物浓度水平会导致假性的 ALT 偏低。羟钴胺可能影响检测结果。

[安全防护]

血清样品和来源于血液的质控物质、校准物质有可能含致病微生物，须避免吞入或与皮肤接触；应按有潜在生物传染性样本对待，使用时遵循生物安全规则，并根据规定对废弃物进行处理。

（于　靖）

试验 5-6-6　血清总胆红素测定

[试验目的]

1. 掌握血清总胆红素的测定方法。
2. 熟悉血清总胆红素测定的临床意义。
3. 了解血清总胆红素的测定原理。
4. 提高动手能力，培养创新意识，具备从问题出发、寻找解决问题的能力。
5. 培养求真求实、认真负责的工作态度和严谨细致的职业素养。

[试验方法]

重氮法。

[试验原理]

在没有加速剂存在时，血清与偶氮试剂反应所生成的红色偶氮胆红素为结合胆红素。在同样反应条件下，有加速剂存在时，血清与偶氮试剂反应，所生成的红色偶氮胆红素为总胆红素。最后，加入碱性酒石酸溶液，使红色偶氮胆红素转变成蓝绿色偶氮胆红素，进行比色法测定。

$$\text{胆红素} + \text{偶氮试剂} \xrightarrow{\text{酸}} \text{偶氮胆红素}$$

[试验资源]

主要试验资源如图 5-6-6 所示。

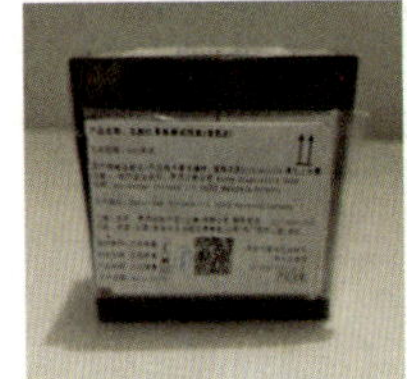

总胆红素检测试剂盒

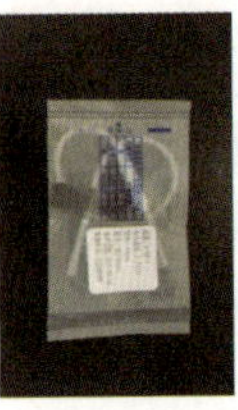

静脉采血针

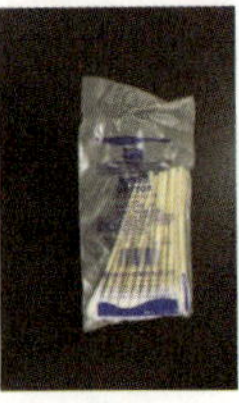

棉签

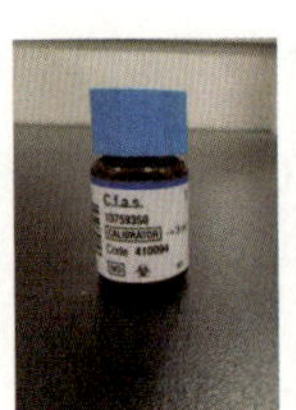

校准品

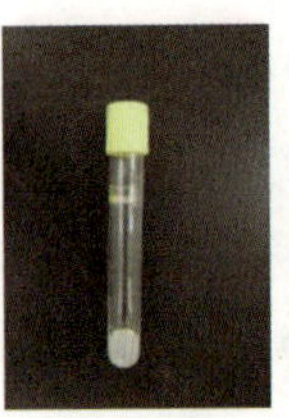

真空采血管

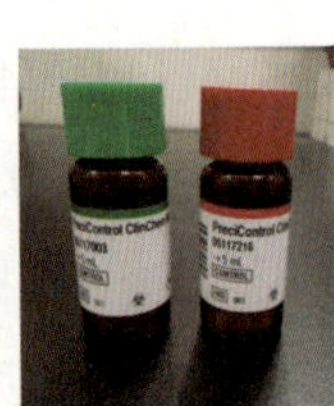

质控品

图 5-6-6　主要试验资源

［样本采集及处理］

1. 样本采集　取前臂静脉血，止血带的使用不超过 1 分钟，避免溶血。

2. 样本的处理与储存　血液样品采取后室温下静置 30~45 分钟使其凝固，1 500~3 000 r/min 离心 10 分钟后及时吸出血清，置试管中密闭待检。

［样本检测］

1. 手工检测

准备试剂：① 咖啡因试剂；② 碱性酒石酸溶液；③ 对氨基苯磺酸溶液；④ 偶氮试剂；⑤ 胆红素标准液。

取四支试管如表 5–6–11 所示操作。

表 5–6–11　血清总胆红素测定手工检测

检测样	测定管	测定对照管	标准管	标准对照管
血清（mL）	0.2	0.2	—	—
总胆红素标准液（mL）	—	—	0.2	0.2
咖啡因苯甲酸钠试剂（mL）	1.6	1.6	1.6	1.6
对氨基苯磺酸（mL）	—	0.4	—	0.4
偶氮试剂（mL）	0.4	—	0.4	—
室温 10 分钟				
碱性酒石酸钠	1.2	1.2	1.2	1.2

混匀各管，分光光度计波长 600 nm，以蒸馏水调零，读取各管吸光度 A。

结果计算：

血清总胆红素浓度（μmol/L）=（测定管吸光度 – 测定对照管吸光度）/（标准管吸光度 – 标准对照管吸光度）× 总胆红素标准液浓度

2. 自动化分析仪检测　自动化分析仪测定过程：血清样品与试剂混合，测定吸光度 A1，温育一定时间后测定吸光度 A2，主要反应条件如表 5–6–12。

表 5–6–12　血清总胆红素测定自动分析仪检测主要反应条件

内容	要求
样品	4 μL
试剂	300 μL
波长	546 nm（主）/600 nm（副）
反应温度	37℃
反应时间	10 分钟
反应类型	终点法

注：不同实验室具体反应条件因所用仪器和试剂而异，应按仪器和试剂说明书设定参数。

结果计算：c 样品（μmol/L）=（样品管 A2–A1）/（标准管 A2–A1）×c 校准

［质量保证］

应满足行业标准要求的灵敏度和特异性，质控物的测定值应在控制限以内。

［参考区间］

成人血清总胆红素浓度：男 ≤ 26.0 μmol/L；女 ≤ 21.0 μmol/L。引自 WS/T 404.4—2018《临床常用生化检验项目参考区间》。

［临床意义］

胆红素是在衰老红细胞降解过程中，于网状内皮系统内形成的。血红蛋白和其他含亚铁血红素蛋白中的亚铁血红素被去除，代谢生成胆红素，与血清白蛋白构成复合物转运到肝脏。在肝内，胆红素与葡萄糖醛酸结合后溶解度增加，然后通过胆管转运并经消化道排出。在一些疾病或其他情况下，由于发生溶血，胆红素的生成速度超过肝脏的代谢速度，导致循环中未结合（间接）胆红素增加。肝功能不全和其他几种胆红素结合机制受损的疾病同样会引起循环中未结合胆红素水平升高。胆管阻塞或肝细胞结构受损会导致循环中结合胆红素（直接胆红素）和未结合胆红素（间接胆红素）水平升高。

胆红素测定对黄疸的诊断和鉴别诊断、黄疸程度及类型的判断、黄疸原因的分析、预后评估等有重要的价值。

［注意事项］

1. 待检样本和标准品应避免阳光直照，防止胆红素被光氧化成胆绿素；胆红素对光的敏感度与温度有关，血标本应避光置冰箱保存；标本保存冰箱可稳定 3 天，–70 ℃暗处保存可稳定 3 个月。

2. 脂血及脂溶性色素对测定有干扰，应空腹采血。轻度溶血对本法无影响，但明显溶血时可使测定结果偏低。

［安全防护］

血清样品和来源于血液的质控物质、校准物质有可能含致病微生物，须避免吞入或与皮肤接触；应按有潜在生物传染性样本对待，使用时遵循生物安全规则，并根据规定对废弃物进行处理。

（于 靖）

试验 5–7 血糖的快速测定

［工作情景］

孙某，女性，64 岁。糖尿病患者，需做血糖快速检测，请为其测定血糖浓度。

［试验目的］

1. 掌握血糖快速测定的方法。

2. 熟悉血糖测定的临床意义。

3. 了解血糖快速测定的原理。

4. 提高动手能力，培养创新意识，具备从问题出发、寻找解决问题的能力。

5. 培养求真求实、认真负责的工作态度和严谨细致的职业素养。

［试验方法］

葡萄糖脱氢酶法。

［试验原理］

快速血糖监测系统（包括血糖仪，试纸）是对葡萄糖与试纸上的酶电极发生反应所产生之电流强度进行测量。试纸通过毛细管作用吸收血液样本，样本中的葡萄糖与试纸中的葡萄糖脱氢酶和介质发生反应，从而形成电流。电流强度与血液样本中的血糖浓度成正比。随后，血糖值显示在血糖仪的显示屏上。

［试验资源］

主要试验资源如图 5-7-1 所示。

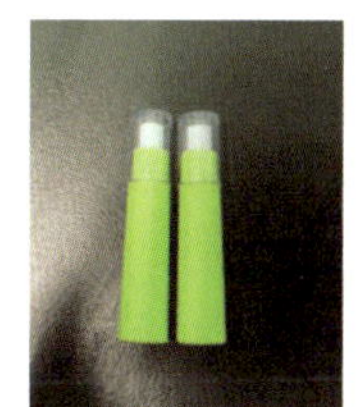
采血笔

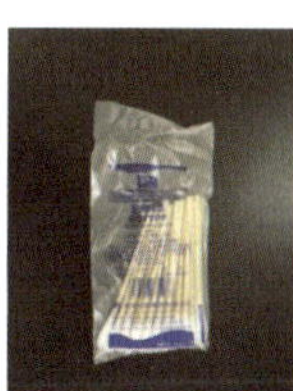
棉签

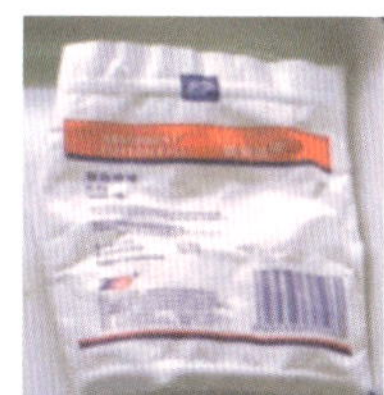
消毒棉球

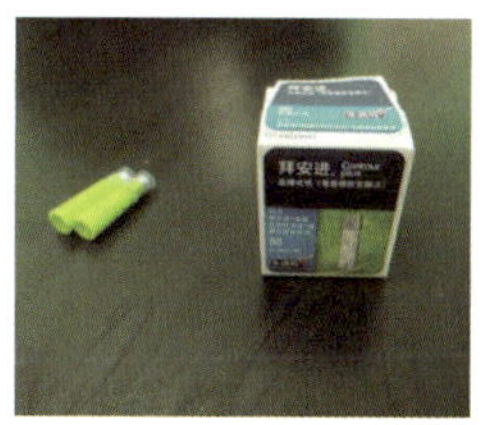
血糖试纸

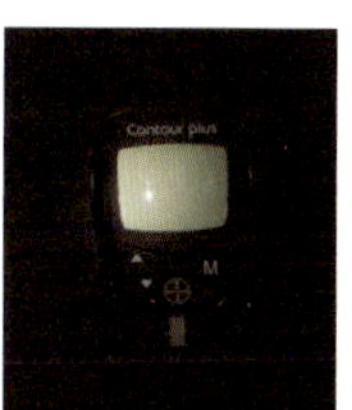

血糖仪

图 5-7-1　主要试验资源

［样本采集及处理］

1. 消毒　选用 75% 乙醇或 50% 异丙醇消毒采血部位，不可选择对检测结果有干扰的消毒剂（如碘伏）。待消毒剂干燥后进行采血。

2. 采血　首选采集指尖（新生儿采足跟）末梢血进行检测，避免选择水肿、感染、末梢循环不良的部位。采血针穿刺皮肤后，轻压使血液自然流出，用消毒干棉球轻拭去第 1 滴血液后，将第 2 滴血液滴入试纸上的指定区域。穿刺皮肤后不可过度用力挤压，以免组织液混入血液标本造成检测结果偏差。

［样本检测］

1. 从瓶中取出一条试纸，随即盖紧盖子。将方形灰色尾端朝上，插入血糖仪的试纸口，血糖仪将开启。含有闪烁血滴的试纸的图标会出现，告诉您血糖仪已准备就绪。

2. 让试纸尖端直接接触血滴，试纸将自动吸收血样。请勿将试纸尖端压在皮肤上，或直接将血样滴在试纸上，当听到血糖仪发出哔声之前请勿移动。

3. 血糖仪发出哔声后，开始5秒倒计时，然后显示屏上会显示检测结果。注意：在倒计时的过程中，请勿触摸试纸，因为这样可能会导致检测结果错误。

［操作视频］

血糖的快速测定

［质量保证］

1. 校准　仪器开机后进行自动校准。

2. 质控　每天进行患者标本血糖测定前，操作者应先用质控品进行测定。如果质控结果失控，则不能进行血糖标本测定。操作者应找出失控原因并及时纠正，重新进行质控测定，直至获得正确结果。

［参考区间］

便携式血糖仪尚未制订参考区间，可参考成人空腹血浆（清）葡萄糖：3.9~6.1 mmol/L。

［临床意义］

1. 血糖升高主要见于　① 生理性血糖升高：饭后1~2小时，摄入高糖食物，情绪激动或剧烈运动会导致生理性血糖升高。② 糖尿病：空腹血糖≥7.0 mmol/L，或口服糖耐量试验中2小时血糖≥11.1 mmol/L，或随机血糖≥11.1 mmol/L同时有糖尿病症状，三项中有一项超过即可诊断为糖尿病，血糖是糖尿病诊断的重要指标。③ 内分泌疾病：嗜铬细胞瘤、甲状腺功能亢进症、皮质醇增多症、生长激素释放增多等空腹血糖水平亦升高。④ 胰腺病变：急性或慢性胰腺炎、胰腺肿瘤、胰腺大部分切除术后等。⑤ 严重的肝脏病变：肝功能障碍使葡萄糖向肝糖原转化能力下降，餐后血糖升高。⑥ 应激性高血糖：颅脑损伤、脑卒中、心肌梗死等。

2. 血糖降低主要见于　① 生理性低血糖：饥饿及剧烈运动后。② 胰岛素分泌过多：如胰岛β细胞增生或肿瘤、胰岛素瘤、口服降糖药等。③ 升高血糖的激素分泌不足：如胰高血糖素、肾上腺素、生长激素等。

［干扰因素］

1. 类葡萄糖物质　采用GDH法的便携式血糖仪易受麦芽糖、木糖、半乳糖的影响，使检测结果偏高。

2. 还原性物质　维生素C、对乙酰氨基酚、尿酸等会影响酶的氧化还原反应，使便携式血糖仪检测结果偏高。

3. 血细胞比容（HCT）　HCT在35%~55%时，便携式血糖仪通常可正常使用。当超出这个范围时，需注意便携式血糖仪检测数据的准确性。HCT偏高可导致检测结果偏低；HCT 偏低可导致检测结果偏高。

4. 体内代谢物　胆红素、甘油三酯、尿酸、肌酐等达到一定浓度时，会影响便携式血糖仪的检测结果。

5. pH、温湿度等因素也会影响便携式血糖仪的检测结果。

［注意事项］

医疗机构每年至少进行 1 次便携式血糖仪与本医疗机构检验科生化分析仪之间的方法学比对，对于比对不通过的仪器，需进行原因分析和整改，改进后再次比对，仍旧无法达到要求的，不宜继续使用。

［安全防护］

血液样品和来源于血液的质控物质、校准物质有可能含致病微生物，须避免吞入或与皮肤接触；应按有潜在生物传染性样本对待，使用时遵循生物安全规则，并根据规定对废弃物进行处理。

（于　靖）

试验 5-8　尿液淀粉酶活性测定

［工作情景］

王某，女性，35 岁。自述腹痛数小时，接诊医生开具尿淀粉酶检测，请为其测定尿液淀粉酶活性。

［试验目的］

1. 掌握尿淀粉酶的测定方法。
2. 熟悉尿淀粉酶测定的临床意义。
3. 了解尿淀粉酶的测定原理。
4. 提高动手能力，培养创新意识，具备从问题出发、寻找解决问题的能力。
5. 培养求真求实、认真负责的工作态度和严谨细致的职业素养。

［试验方法］

速率法。

［试验原理］

用 4,6- 亚乙基（G1）-4- 硝基苯基（G7）-4-α-D 麦芽七糖（EPS）作为 α- 淀粉酶测定底物，在 α- 淀粉酶催化下，水解为 4 硝基苯糖苷，再经 α- 葡萄糖苷酶催化，水解为 4- 硝基苯酚（4-NP）和葡萄糖。4- 硝基苯酚的生成量与 α- 淀粉酶催化活性浓度成正比，在 37℃，405 nm 波长下测定 4- 硝基苯酚吸光度，计算 α- 淀粉酶催化活性浓度。

$$EPS+H_2O \xrightarrow{\alpha-淀粉酶} 4,6-亚乙基GX+4-硝基苯-G(7-X)$$

$$4-硝基苯-G(7-X)+(7-X)H_2O \xrightarrow{\alpha-葡萄糖苷酶} (7-X)葡萄糖+4-硝基苯酚$$

［试验资源］

主要试验资源如图 5-8-1 所示。

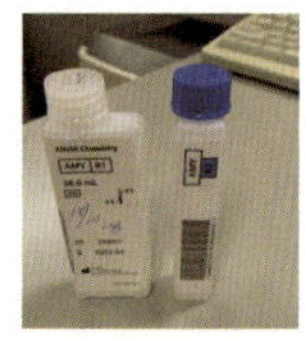
淀粉酶

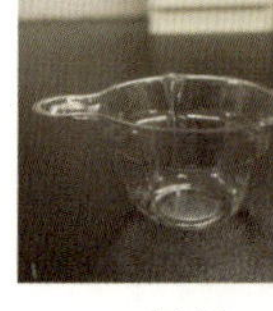
尿杯

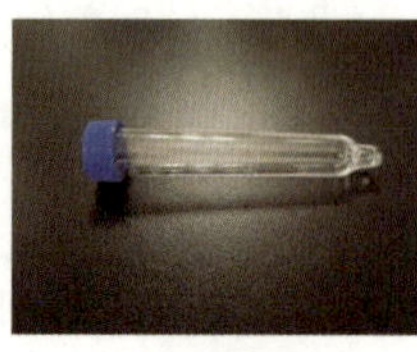
尿管

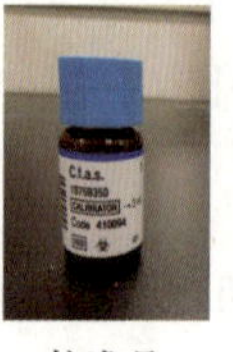
校准品

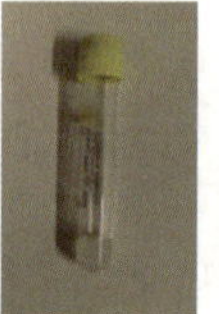
真空采血管

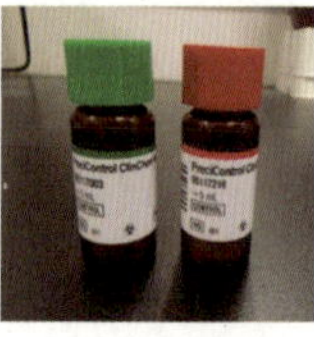
质控品

图 5-8-1　主要试验资源

［样本采集及处理］

受检者按要求用一次性尿杯留取尿标本，然后将尿液标本转移至尿管，送检。

［样本检测］

1. 手工检测　先用生理盐水将尿液作 20 倍稀释，取 2 支试管按表 5-8-1 所示操作。

表 5-8-1　尿液淀粉酶活性测定手工检测

检测样	测定管	空白管
缓冲淀粉溶液(37℃预温 5 分钟)	1.0	1.0
稀释尿液(mL)	0.2	—
混匀，37℃水浴 7.5 分钟		
碘应用液(mL)	1.0	1.0
蒸馏水(mL)	6.0	6.2

混匀各管，用 660 nm 波长，1.0 cm 光径比色杯，蒸馏水调 0，读取各管吸光度(A_U、A_B)。

结果计算：AMY(U/dL)=$(A_B-A_U)/A_B \times 800$

2. 自动化分析仪检测　速率法自动化分析仪测定过程：血清样品与试剂 R1 混合，温育，加入试剂 R2，迟滞一定时间后监测特定波长下的吸光度。主要反应条件见表 5-8-2。

表 5-8-2　尿液淀粉酶活性测定自动分析仪检测主要反应条件

内容	要求
样品	4 μL
试剂(R1/R2)	100 μL/20 μL
波长	405 nm(主)/700 nm(副)

续表

内容	要求
反应温度	37℃
温育时间	1 分钟
迟滞时间	3 分钟
测定时间	3 分钟
反应类型	速率法

结果计算：

c 样品（U/L）=（ΔA 样品 −ΔA 空白）/（ΔA 校准 −ΔA 空白）×c 校准

式中：$\Delta A_{样品}$、$\Delta A_{校准}$为样品和校准物质的吸光度差值。

［试验 PPT］

尿液淀粉酶活性测定

［质量保证］

应满足行业标准要求的灵敏度和特异性，质控物的测定值应在控制限以内。

［参考区间］

男性：7~356 U/L；女性：13~319 U/L（罗氏）。

［临床意义］

血、尿 AMY 测定主要用于急性胰腺炎的实验诊断。急性胰腺炎时，血清 AMY 明显升高，升高幅度一般和疾病严重程度无关，但升高幅度越大，患急性胰腺炎的可能性越大。AMY 分子量较小，可通过肾小球滤出，故在急性胰腺炎时尿 AMY 也升高。AMY 也大量存在于唾液腺，故唾液腺炎症（如急性腮腺炎）时，血、尿 AMY 也明显升高。

［注意事项］

1. 在尿液收集过程中，不能加入添加剂或防腐剂。

2. 不得用口吸方式移液，并确保试剂不与皮肤接触（因唾液和汗水含有 α 淀粉酶）。

（于　靖）

试验 5-9　细菌的接种培养及其代谢产物的观察

[工作情景]

李某，在临床工作中需要开展细菌的接种培养工作。

[试验目的]

1. 掌握细菌的生化反应及其意义，常用的细菌接种方法。

2. 熟悉培养基的分类。

3. 能熟练独立完成细菌的接种、细菌生化反应的操作实验，具备最基本的细菌接种技能及对常见细菌生化反应结果的判断能力。

4. 培养学生科学研究中严谨求真的实验态度以及爱岗敬业的职业精神。

[试验资源]

普通琼脂平板、琼脂斜面培养基、葡萄球菌、大肠埃希菌、伤寒沙门菌、乙型副伤寒沙门菌、葡萄球菌和大肠埃希菌混合菌液、接种环、接种针、酒精灯、液体培养基、半固体培养基、靛基质试剂、色氨酸、二氧化碳培养箱、硫酸亚铁、葡萄糖、乳糖等。

[试验方法]

一、细菌的接种技术与培养

（一）细菌的接种技术

1. 平板分区划线法　见表 5-9-1。

表 5-9-1　平板分区划线法试验方法

主要步骤	技术要点
1. 点燃酒精灯，右手以握毛笔的方式手持接种环，将接种环经酒精火焰的外焰上烧灼灭菌	注意使用酒精灯的外焰进行烧灼灭菌
2. 在酒精灯火焰旁将接种环冷却，打开装有葡萄球菌和大肠埃希菌的试管棉塞，将试管口通过火焰 将冷却的接种环以无菌操作方法将接种环伸入试管菌液中蘸取葡萄球菌和大肠埃希菌混合菌液 1 环 取完后试管口通过火焰，塞上棉塞	接种环在使用前后取完菌液都需要用酒精灯外焰进行灭菌
3. 左手持平板培养基，以左手拇指和示指将平板盖启开，右手将取了菌液的接种环伸入平板 在平板表面的边缘划 3~5 条平行线	划线时力量要适中，接种环与平板成 30°~40° 夹角，用手腕的力量在平板表面轻轻划线，注意不要划破培养基表面

续表

主要步骤	技术要点
4. 烧灼接种环，冷却，自涂抹部分开始，连续在平板表面左右划线，第一区划线约占平板表面的1/4 再次烧灼接种环，待冷 将培养基转动约90°进行第二区划线，第二区划线与第一区划线开始相交2~3条，以后可不相交 再次烧灼灭菌接种环，用同样方法对第三区、第四区进行划线 酒精灯使用结束后盖灭	平板上的划线要密而不重复，充分利用平板表面；严格无菌操作 注意第二区的划线和第三区的划线不可相交，第三区和第四区的划线不可相交
5. 接种完毕后，接种环经火焰灭菌，盖上培养皿盖子，底部向上，在平板底部做好标记接种完毕后将平板放置37℃恒温培养箱，培养18~24小时，观察结果	平板倒扣放置于培养箱中

2. 斜面培养基接种法　见表5-9-2。

表5-9-2　斜面培养基接种法试验方法

主要步骤	技术要点
1. 将装有菌种的试管和装有无菌的斜面培养基的试管平行放置于左手中，用拇指和其他四指夹住试管，其中菌种管外置在外侧，装有斜面培养基的试管放在内侧	注意试管的拿法
2. 右手持经火焰灭菌后的接种环，待冷却后，右手以环指与小指夹菌种管塞 右手的小指与小鱼际夹住斜面培养基管的管塞，在灯焰旁拔出 将两试管口通过外焰3次 将烧灼灭菌过的接种环伸入菌种管内冷却后，挑取一环菌种，将挑有细菌的接种环（或针）伸入试管内 先在培养基斜面上，由底部到顶部拖一条接种线，再自下而上连续划曲线 若做细菌的生化反应试验还需从斜面培养基的斜面中央向下刺入底层的3/4，再循原穿刺线退出 烧灼试管口和试管塞，再将试管塞塞上	接种时，取下的试管塞切勿乱放，在接种时接种环（或针）的头部不要碰到试管壁和管口，接种时注意不要将培养基划破
3. 接种环灭菌，放回原处，酒精灯盖灭，注明标记 接种完毕后将试管放置37℃恒温培养箱，培养18~24小时，观察结果	接种环使用完毕后，一定要灭菌处理后放回原处

3. 液体培养基接种法　见表5-9-3。

表5-9-3　液体培养基接种法试验方法

主要步骤	技术要点
1. 右手持接种环，经酒精灯外焰灭菌后、冷却，在琼脂平板上挑取单个菌落	注意使用酒精灯的外焰进行烧灼灭菌

主要步骤	技术要点
2. 左手持液体培养基试管,右手拔取试管塞,夹于小指和小鱼际之间 将挑有细菌的接种环伸入试管内,在接近液面上方的管壁上轻轻研磨,并蘸取少许液体调和,使细菌混合于液体培养基中	接种时,右手拔取试管塞,夹于小指和小鱼际之间,取下的试管塞切勿乱放
3. 接种环灭菌,放回原处,注明标记 将接种完毕的液体培养基试管置37℃恒温培养箱,培养18~24小时,观察结果	接种环使用完毕后,一定要灭菌处理后放回原处

4. 半固体培养基接种法　见表5–9–4。

表5–9–4　半固体培养基接种法试验方法

主要步骤	技术要点
1. 右手持接种针,火焰灭菌待冷却后,在琼脂平板上挑取单个菌落	注意使用酒精灯的外焰进行烧灼灭菌
2. 左手持无菌的半固体培养基试管,右手拔取试管塞,夹于小指和小鱼际之间 将挑有细菌的接种针伸入试管内,垂直刺入半固体培养基的中央,深入培养基的3/4处,再从原穿刺线退出	接种时,手拔取试管塞,夹于小指和小鱼际之间,取下的试管塞切勿乱放 挑有细菌的接种针需垂直刺入半固体培养基的中央,刺入的深度为培养基的3/4处,再从原穿刺线退出
3. 接种环灭菌,放回原处,酒精灯盖灭 将接种完毕的半固体培养基注明标记并放置37℃恒温培养箱,培养18~24小时,观察结果	接种环使用完毕,一定要灭菌处理后放回原处

(二) 细菌的培养技术

试验方法见表5–9–5。

表5–9–5　细菌的培养技术试验方法

主要步骤	技术要点
1. 一般培养法:将已接种结束的普通琼脂平板、斜面培养基、半固体培养基放置于37℃恒温培养箱,培养18~24小时	某些生长缓慢的细菌,如结核分枝杆菌,需要培养3~7天,甚至1个月才能生长出菌落
2. 二氧化碳培养法:将已接种完成的平板,放置于二氧化碳培养箱中培养	注意要放置于二氧化碳培养箱中培养

二、细菌代谢产物的观察

试验方法见表5–9–6。

表 5-9-6 细菌代谢产物的观察试验方法

主要步骤	技术要点
1. 靛基质试验：将大肠埃希菌和伤寒沙门菌分别接种到蛋白胨水培养基（含色氨酸）内，置于37℃恒温培养箱培养24小时后，再沿管壁慢慢加入靛基质试剂（对二甲基氨基苯甲醛）数滴，静置片刻，在两液界面相交处出现红色环者为靛基质试验阳性，无红色环者为阴性	大肠埃希菌靛基质试验为阳性，伤寒沙门菌靛基质试验为阴性
2. 硫化氢试验：将乙型副伤寒沙门菌和大肠埃希菌分别接种于含有硫酸亚铁或醋酸铅的培养基（如双糖培养基）中，若细菌能分解培养基中含硫的氨基酸产生硫化氢，硫化氢可与硫酸亚铁或醋酸铅反应，生成黑色的硫化亚铁或硫化铅沉淀，为硫化氢试验阳性，无黑色沉淀为阴性	大肠埃希菌的硫化氢试验阴性，乙型副伤寒沙门菌的硫化氢试验阳性
3. 细菌对糖分解产物观察：将大肠埃希菌和伤寒沙门菌分别接种于葡萄糖、乳糖发酵培养基中，放置于37℃恒温箱培养18~24小时后观察结果	大肠埃希菌可以分解葡萄糖、乳糖，产酸产气；伤寒沙门菌分解葡萄糖产酸不产气，但不分解乳糖

［试验 PPT］

细菌的接种培养及其代谢产物的观察

［注意事项］

1. 试验中注意对接种环（或接种针）、试管口的灭菌操作。
2. 右手拔取试管塞，夹于小指和小鱼际之间，取下的试管塞切勿乱放。
3. 在接种时接种环（或针）的头部不要碰到试管壁和管口。

［试验评价］

试验评价见表 5-9-7。

表 5-9-7 细菌的接种培养及其代谢产物的观察试验评价

项目名称	操作流程	分值	扣分及说明	备注
操作过程（70分）	平板分区划线法			
	(1) 右手以持毛笔式握接种环，经火焰上烧灼灭菌，取葡萄球菌和大肠埃希菌混合菌液1环，左手持平板培养基，以左手拇指和示指将平板盖启开	2		
	(2) 右手将取了菌液的接种环伸入平板，在平板表面的边缘划3~5条平行线（所画平行线约占平板的1/10）	5		
	(3) 烧灼接种环，冷却，自涂抹部分开始，连续在平板表面左右划线，第一区划线约占平板表面的1/4	5		
	(4) 再次烧灼接种环，待冷，将培养基转动约90°，进行第二区划线，第二区划线与第一区划线开始相交2~3条，以后可不相交	5		

项目名称	操作流程	分值	扣分及说明	备注
操作过程(70分)	(5) 接种环再次烧灼灭菌，用同样方法对第三区、第四区进行划线 (6) 接种完毕后，接种环经火焰灭菌，酒精灯盖灭，在平板底部做好标记，放37℃温箱培养18~24小时，观察结果	10 3		
	斜面培养基接种法 (1) 将装有菌种的试管和装有斜面培养基的试管平行放置于左手中，用拇指和其他四指夹住试管，其中菌种管外置在外侧，装有斜面培养基的试管放内侧 (2) 右手持经火焰灭菌后的接种环，待冷却后，右手以环指与小指夹菌种管塞，右手的小指与小鱼际夹住斜面培养基管的管塞，在灯焰旁拔出，并将两试管口通过外焰3次 (3) 将烧灼灭菌过的接种环伸入菌种管内，冷却后，挑取一环菌种，将挑有细菌的接种环(或针)伸入试管内，先在培养基斜面上，由底部到顶部拖一条接种线，再自下而上连续划曲线；若做细菌的生化反应试验还需从斜面培养基的斜面中央向下刺入底层的3/4，再循原穿刺线退出，烧灼试管口和试管塞，再将试管塞塞上 (4) 接种环灭菌，放回原处，酒精灯盖灭。注明标记，接种完毕后将试管置37℃温箱培养18~24小时观察结果	2 6 10 2		
	液体培养基接种法 (1) 右手持接种环，经酒精灯外焰灭菌后，在琼脂平板上挑取单个菌落 (2) 左手持液体培养基试管，右手拔取试管塞，夹于小指和小鱼际之间，将挑有细菌的接种环伸入试管内，在接近液面上方的管壁上轻轻研磨，并蘸取少许液体调和，使细菌混合于液体培养基中 (3) 接种环灭菌，放回原处，酒精灯盖灭。注明标记，接种完毕后将试管置37℃温箱培养18~24小时观察结果	2 6 2		
	半固体培养基接种法 (1) 右手持接种针，火焰灭菌待冷却后，在琼脂平板上挑取单个菌落 (2) 左手持半固体培养基试管，右手拔取试管塞，夹于小指和小鱼际之间，将挑有细菌的接种针伸入试管内，垂直刺入半固体培养基的中央，深入培养基的3/4处，再从原穿刺线退出 (3) 接种环灭菌，放回原处，酒精灯盖灭。注明标记，接种完毕后将试管置37℃温箱培养18~24小时，观察结果	2 6 2		
试验后(10分)	试验用品分类处理 试验器械清洗，清洁试验环境卫生	5 5		

续表

项目名称	操作流程	分值	扣分及说明	备注
综合评价（20 分）	试验者着装整洁，口罩、帽子佩戴规范 小组成员课前预习充分 试验中全员动手，团队合作默契 整个试验操作标准、规范	3 3 4 10		
操作时间	____ 分钟			
总分		100		
得分				

（王　楠）

试验 5-10　免疫学基本检验技术

［工作情景］

李某，男性，35 岁。通过免疫细胞及其功能评估机体免疫状态，请为其测定吞噬细胞功能、淋巴细胞转换试验、E 花环形成试验。

［试验目的］

1. 掌握 T 细胞和 B 细胞的主要表面分子，吞噬细胞的分类、吞噬过程及吞噬结果。

2. 熟悉免疫学检测的常用方法。

3. 能够熟练操作凝集实验，并对结果进行准确判断；独立完成吞噬细胞功能测定实验操作、观察中性粒细胞和巨噬细胞的吞噬现象，完成吞噬百分数和吞噬指数的计算。

4. 能够独立完成淋巴细胞转化试验操作、观察淋巴细胞、淋巴母细胞和过渡型淋巴细胞的形态，计算淋巴细胞转化率；独立完成 E 花环形成实验操作、观察 E 花环实验结果，并完成 E 花环形成百分率的计算，从而使学生具备一定的免疫学检测技能。

5. 培养学生严谨、认真的实验态度，以及敬畏生命的职业精神。

［试验资源］

待检细菌、诊断血清、生理盐水、类风湿因子测定试剂盒（胶乳凝集法）、金黄色葡萄球菌 18~24 小时孵育的斜面或肉汤培养物、抗凝血，瑞氏染液、吉姆萨染液、植物血凝素、酒精棉球、香柏油、1% 醛化鸡红细胞悬液、5% 可溶性淀粉溶液、碘酒、新鲜人外周血、新鲜绵阳红细胞、小牛血清、肝素、聚蔗糖–泛影葡胺淋巴细胞分离液(密度1.077)、肝素抗凝血试管、Hank's 溶液、0.8% 戊二醛、甲醛、显微镜、冰箱、吸管、剪刀、水浴箱、注射器、镊子、湿盒、载玻片、恒温培养箱、试管、离心机、采血针、接种环、超净工作台等。

[**试验方法**]

一、凝集反应

1. 直接凝集反应(玻片凝集)　见表 5–10–1。

表 5–10–1　直接凝集反应(玻片凝集)试验方法

主要步骤	技术要点
1. 在超净工作台中,取洁净的载玻片,用蜡笔分成两格	本试验需在超净工作台中完成
2. 接种环经酒精灯外焰灭菌　用灭菌后接种环取 1~2 环生理盐水,并加在载玻片的左侧,接种环再次灭菌 用灭菌后接种环取 1~2 环诊断血清,并加在载玻片的右侧,接种环再次灭菌	诊断血清量要适当,不宜过多,也不宜过少
3. 用灭菌后的接种环,待冷却后挑取待检菌少许与生理盐水混匀,接种环再次灭菌 灭菌后的接种环,待冷却后挑取待检菌少许与诊断血清混匀,摇动载玻片,2~3 分钟后观察结果	阳性结果:当载玻片左侧生理盐水侧的细菌为均匀浑浊的混浊液,表示不凝集;在载玻片右侧诊断血清与细菌的混合液从均匀混浊的液体变为澄清透明且出现肉眼可见的小凝集块 阴性结果:生理盐水与诊断血清中的细菌为均匀浑浊的混浊液,均不凝集

2. 间接凝集反应　见表 5–10–2。

表 5–10–2　间接凝集反应试验方法

主要步骤	技术要点
1. 用生理盐水稀释待检血清、阳性血清、阴性血清	生理盐水分别将待检血清、阳性血清、阴性血清按 1∶20 稀释
2. 取黑色方格反应板一张,在黑色方格反应板上选取 4 格;用毛细滴管在选取的 4 格中分别滴加 1 滴待检血清、阳性血清、阴性血清、生理盐水,其中生理盐水作为对照	诊断血清量要适当,不宜过多,也不宜过少
3. 在上述 4 格反应板上滴加人类风湿因子检测试剂 1 滴,混匀,连续摇动反应板 2~3 分钟,观察结果	阳性结果:黑色方格反应板上的液体澄清且出现乳胶颗粒凝集 阴性结果:乳胶颗粒不凝集,保持均匀乳胶状。对照生理盐水、阳性血清、阴性血清的反应结果分别为无凝集、出现凝集物、无凝集

二、吞噬细胞功能测定

1. 中性粒细胞吞噬功能测定　见表 5-10-3。

表 5-10-3　中性粒细胞吞噬功能测定试验方法

主要步骤	技术要点
1. 酒精棉球消毒手指，取 2~3 滴血加入含有 1 mL 2% 枸橼酸钠的小试管中，混匀	注意消毒顺序，从中间开始向周边消毒；采血针刺破指端的力度要适当，不宜过深，也不宜过浅
2. 取一滴菌悬液加入小试管中，混匀，置于 37℃水浴箱水浴 15 分钟，水浴过程中摇匀 1 次	制备菌悬液时，选用对数期的细菌
3. 取出小试管，用吸管将试管中血液打匀，取半滴血滴于载玻片上 用另一载玻片推成薄的血片	注意血涂片不宜太厚
4. 待血片自然干燥，取瑞氏染液数滴，滴加在上述血片上染色 1 分钟 再加等量蒸馏水，轻轻晃动混匀，继续染 5 分钟，水洗，用吸水纸吸干 油镜镜检，观察中性粒细胞吞噬细菌的现象计算吞噬百分率和吞噬指数	在显微镜下观察，中性粒细胞的胞质呈淡红色，细胞核呈紫色，被吞噬的细菌染成紫色 吞噬百分率的计算：观察 100 个中性粒细胞，计数其中吞噬有细菌的中性粒细胞数 吞噬指数的计算：观察 100 个中性粒细胞，计算其中被吞噬的细菌总数，平均每个中性粒细胞吞噬的细菌数

2. 巨噬细胞的吞噬功能测定　见表 5-10-4。

表 5-10-4　巨噬细胞的吞噬功能测定试验方法

主要步骤	技术要点
1. 实验前 72 小时，配制 5% 可溶性淀粉溶液并煮沸，冷却后取 1 mL 5% 可溶性淀粉溶液注入小白鼠腹腔内	注意勿刺伤内脏
2. 实验前 30~60 分钟，向小鼠腹腔注射 1% 的醛化鸡红细胞 1 mL，注射后轻揉腹部	注意注射后轻揉腹部
3. 小鼠腹腔注射醛化鸡红细胞 30 分钟后，将小白鼠断髓处死，小白鼠的腹部向上放置于木板上，腹部中央剪一小口，暴露腹膜，用镊子提起腹膜，用吸管吸取腹腔液 1 滴置于载玻片上，制成涂片	避免小白鼠血管红细胞进入鼠腹腔渗出液
4. 将载玻片放在湿盒内，将装有载玻片的湿盒放置于 37℃温箱中孵育 30 分钟	主要是将载玻片放在湿盒内
5. 孵育后用生理盐水轻轻冲洗载玻片，自然干燥，甲醛固定 2 分钟	注意干燥

续表

主要步骤	技术要点
6. 瑞氏－吉姆萨染色 7~8 分钟，冲洗，晾干，油镜镜检	在显微镜下观察，巨噬细胞核染成深蓝色，多呈马蹄形，细胞质着色浅淡，细胞质中可见到有一个或数个鸡红细胞 计数 100 个巨噬细胞，计算吞噬百分数和吞噬指数。① 吞噬百分数是指每 100 个吞噬细胞中吞噬鸡红细胞的吞噬细胞数；② 吞噬指数是指 100 个巨噬细胞吞噬鸡红细胞的总数除以 100

三、淋巴细胞转化试验

试验方法见表 5–10–5。

表 5–10–5　淋巴细胞转化试验方法

主要步骤	技术要点
1. 用蒸馏水配制 2 mg/mL 的植物血凝素溶液	严格无菌操作 培养液的最适 pH 为 7.2~7.4
2. 试验 7 天前，将 0.1 mL 植物血凝素溶液肌内注到小鼠体内，每日操作 1 次，一共连续 3 天	此步骤要每日操作 1 次，一共连续 3 天
3. 3 天后，小鼠断尾取血，取 1 滴血滴加到载玻片的一端，推片，将血滴推成片状，干燥	注意要将血滴推成片状
4. 瑞氏－吉姆萨染液染 3~7 分钟，用生理盐水冲洗，滤纸吸干载玻片上的水、干燥。油镜镜检，观察淋巴细胞、淋巴母细胞和过渡型淋巴细胞的形态，计算淋巴细胞转化率	淋巴细胞转化率（计数 100~200 个淋巴细胞） 淋巴细胞转化率 = $\dfrac{\text{转化淋巴细胞数}}{\text{转化淋巴细胞数}+\text{未转化的淋巴细胞数}} \times 100\%$

四、E 花环形成试验

试验方法见表 5–10–6。

表 5–10–6　E 花环形成试验方法

主要步骤	技术要点
1. 抽取人外周血 1.0 mL 置于肝素抗凝静脉血管中，加等量 Hank's 液，随后混匀 用吸管将上述溶液沿管壁缓慢加入 2 mL 淋巴细胞分离液上，注意此时二者之间有一明显的界面 将其放置于离心机中，2 000 r/min，离心 20 分钟离心结束后吸取淋巴细胞至装有 2~3 mL Hank's 液的试管中，轻轻摇晃混匀 后放置离心机中以 1 000 r/min，离心 10 分钟，将上清液丢弃，留下沉渣的白细胞，注意其中含有淋巴细胞，用 Hank's 液配成 5×10^6/mL 的淋巴细胞悬液	离心后实验需要将上清液丢弃，留下沉渣物——白细胞

主要步骤	技术要点
2. 取 0.1 mL 上述制备的淋巴细胞悬液，向淋巴细胞悬液中加入 0.1 mL 的小牛血清，再加入 1% 的绵阳红细胞悬液 2 mL，轻轻摇晃混匀再放置到 37 ℃水浴箱水浴 5 分钟，在水浴过程中摇晃 2~3 次 水浴结束后以 500 r/min 离心 5 分钟，离心结束后置 4℃冰箱 2 小时或过夜 取出后弃掉上清，向沉淀加入 1 滴 0.8% 戊二醛溶液，混匀，放于 4℃冰箱 20 分钟，取出后轻轻混匀	实验中使用的绵阳红细胞保存时间不能太长，最好保存时间在 1 周以内
3. 干片观察：用吸管吸取一滴上述制成的细胞悬液，滴加到载玻片上，推片，自然干燥后做瑞氏染色 5 分钟，水洗，高倍显微镜下观察并计数 200 个淋巴细胞 湿片观察：将所剩细胞悬液加瑞氏染液一滴，混匀后吸出 1 滴加入至另一载玻片，高倍镜观察	在 E 花环形成实验中，显微镜观察技术前，吸取细胞悬液前要使管底细胞重悬，重悬过程中不能猛力吹打，不然花环会减少，甚至消失。在显微镜下，淋巴细胞呈蓝色或淡蓝色，绵阳红细胞不着色。当一个淋巴细胞吸附 3 个或 3 个以上绵阳红细胞即为 E 花环形成细胞 E 花环形成百分率 = $\frac{\text{E 花环形成细胞数}}{\text{E 花环形成细胞数+未形成花环细胞数}}\times100\%$

［试验 PPT］

免疫学基本检验技术

［注意事项］

1. 在玻片凝集试验中，生理盐水作为对照组，若对照组实验出现了凝集则表明细菌发生自凝现象，试验结果无效。

2. 试验中一定要遵守无菌操作，试验用后的载玻片需立即放入装有消毒液的容器内消毒。

3. 巨噬细胞的吞噬功能测定时，取可溶性淀粉溶液注入小白鼠腹腔内时，切勿刺伤内脏。

4. 血涂片制作时不宜太厚。

5. 试验中所用细菌一般选用对数期的菌体。

6. 在 E 花环形成试验中，在制备淋巴细胞悬液时也可使用豚鼠新鲜抗凝血代替人外周血。

7. 在 E 花环形成实验中，显微镜观察技术前，吸取细胞悬液前要使管底的细胞重悬，重悬过程中不能猛力吹打，不然花环会减少，甚至消失。

[试验评价]

试验评价见表 5–10–7。

表 5–10–7　免疫学基本检验技术试验评价

项目名称	操作流程	分值	扣分及说明	备注
操作过程（70分）	直接凝集反应（玻片凝集） (1) 取洁净的载玻片，用蜡笔分成 2 格，接种环经酒精灯外焰灭菌，用灭菌后接种环取 1~2 环生理盐水，并加在载玻片的左侧，接种环再次灭菌，用灭菌后接种环取 1~2 环诊断血清，并加在载玻片的右侧，接种环再次灭菌	5		
	(2) 用灭菌后的接种环，待冷却后挑取待待检菌少许，分别与生理盐水及诊断血清混匀，摇动玻片，2~3 分钟后观察结果	5		
	间接凝集反应 (1) 用生理盐水稀释待检血清、阳性血清、阴性血清，取黑色方格反应板一张，在黑色方格反应板上选取 4 格，用毛细滴管在选取的 4 格中分别滴加 1 滴待检血清、阳性血清、阴性血清、生理盐水，其中生理盐水作为对照	5		
	(2) 在黑色方格反应板上滴加人类风湿因子检测试剂 1 滴，混匀，连续摇动反应板 2~3 分钟，观察结果	5		
	中性粒细胞吞噬功能测定 (1) 酒精棉球消毒手指，取 2~3 滴血加入含有 1 mL 2% 枸橼酸钠的小试管中，混匀	2		
	(2) 取一滴菌悬液加入小试管中，混匀，置于 37℃水浴箱水浴 15 分钟，水浴过程中摇匀 1 次，取出小试管，用吸管将试管中血液打匀，取血半滴并滴于载玻片上，用另一载玻片推成薄血片	2		
	(3) 待血片自然干燥，取瑞氏染液数滴，滴加在上述血片上，染色 1 分钟，再加等量蒸馏水，轻轻晃动混匀，继续染 5 分钟，水洗，用吸水纸吸干后，油镜镜检。观察中性粒细胞吞噬细菌的现象计算吞噬百分率和吞噬指数	6		
	巨噬细胞的吞噬功能测定 (1) 试验前 72 小时，配制 5% 可溶性淀粉溶液并煮沸，冷却后取 1 mL 5% 可溶性淀粉溶液注入小白鼠腹腔内	3		
	(2) 试验前 30~60 分钟，向小鼠腹腔注射 1% 醛化鸡红细胞 1 mL，注射后轻揉腹部	3		
	(3) 注入 30 分钟后，将小白鼠断髓处死，小白鼠的腹部向上放置于木板上，腹部中央剪一小口，暴露腹膜，用镊子提起腹膜，用吸管吸取腹腔液 1 滴置于载玻片上，制成涂片，将载玻片放在湿盒内，随后将湿盒放置于 37℃温箱中孵育 30 分钟	5		
	(4) 孵育后用生理盐水轻轻冲洗玻片，自然干燥，甲醛固定 2 分钟，后用瑞氏 – 吉姆萨染液染 7~8 分钟，冲洗、晾干，油镜镜检	4		

续表

项目名称	操作流程	分值	扣分及说明	备注
操作过程(70分)	淋巴细胞转化试验			
	(1) 用蒸馏水配制 2 mg/mL 的植物血凝素溶液	2		
	(2) 试验 7 天前,将 0.1 mL 植物血凝素溶液肌内注到小鼠体内,每日 1 次,连续 3 天	2		
	(3) 3 天后,小鼠断尾取血,取 1 滴血滴加到载玻片的一端,推片,将血滴推成片状,干燥,瑞氏－吉姆萨染液染 3~7 分钟	3		
	(4) 用生理盐水冲洗,滤纸吸干载玻片上的水、干燥,油镜镜检,观察淋巴细胞、淋巴母细胞和过渡型淋巴细胞的形态,计算淋巴细胞转化率	3		
	E 花环形成实验			
	(1) 取 1.0 mL 肝素抗凝血,加等量 Hank's 液,随后混匀,用吸管将上述溶液沿管壁缓慢加入 2 mL 淋巴细胞分离液上,注意此时二者之间有一明显的界面。将其放置于离心机中,2 000 r/min,离心 20 分钟,离心结束后吸取淋巴细胞至装有 2~3 mL Hank's 液的试管中,轻轻摇晃混匀,后放置离心机中以 1 000 r/min,离心 10 分钟,将上清液丢弃,留下沉渣的白细胞,注意其中还含有淋巴细胞。用 Hank's 液配成 5×10^6/mL 的淋巴细胞悬液	5		
	(2) 取 0.1 mL 上述制备的淋巴细胞悬液,向淋巴细胞悬液中加入 0.1 mL 的小牛血清,再加入 1% 的绵阳红细胞悬液,轻轻摇晃混匀,再放置到 37 ℃水浴箱水浴 5 分钟,在水浴过程中摇晃 2~3 次,水浴结束后以 500 r/min 离心 5 分钟,离心结束后置 4℃冰箱 2 小时或过夜。取出后弃掉上清液,向沉淀加入 1 滴 0.8% 戊二醛溶液,混匀,放于 4℃冰箱 20 分钟,取出后轻轻混匀	5		
	(3) 干片观察:用吸管吸取 1 滴上述制成的细胞悬液,滴加到载玻片上,推片,自然干燥后做瑞氏染色 5 分钟,水洗,高倍显微镜下观察并计数 200 个淋巴细胞。 湿片观察:将所剩细胞悬液加瑞氏染液 1 滴,混匀后吸出 1 滴加入至另一载玻片,高倍镜观察	5		
试验后(10分)	试验用品分类处理	5		
	试验器械清洗,清洁试验环境卫生	5		
综合评价(20分)	试验者着装整洁,口罩、帽子佩戴规范	3		
	小组成员课前预习充分	3		
	试验中全员动手,团队合作默契	4		
	整个试验操作标准、规范	10		
操作时间	____ 分钟			
总分		100		
得分				

（王　楠）

模块六　基础医学实验设计

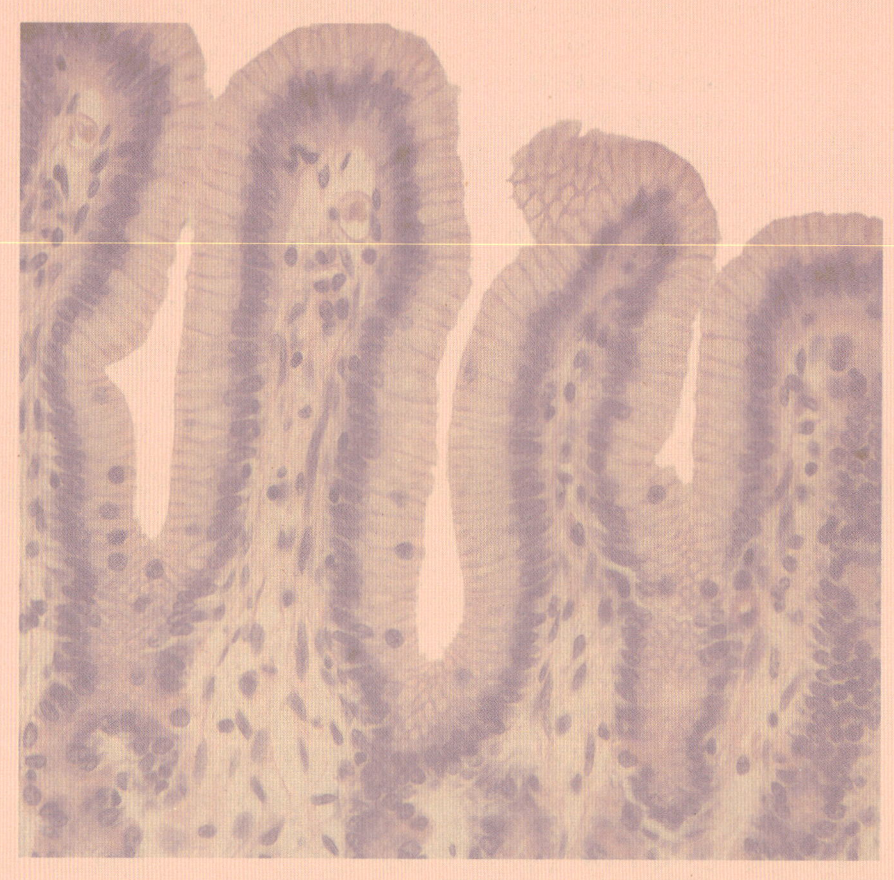

一、实验设计基本原则

在完成一定的医学理论课和实验课学习后，让学生练习设计一个实验就是培养在科学探究中发现问题和解决问题的过程，对其科研思维的培养有着重要的作用。实验设计有三大原则，即对照的原则、随机的原则与重复的原则，这是任何实验都应当遵循的原则。

1. 对照的原则　是实验设计的首要原则，对照是比较的基础，有比较才能有鉴别。实验结果除了受观察处理因素外，其他影响效应指标的一切条件在实验组与对照组中应尽量齐同，才能有高度的可比性，才能排除混杂因素的影响，对实验的观察项目做出科学的结论。对照的种类有很多，可根据研究目的和内容加以选择。常用的有以下几种：① 空白对照：对照组不施加任何处理因素。② 安慰剂对照：对照组采用一种无药理作用的安慰剂，在药物剂型上不能被受试对象识别，以消除精神心理因素。③ 实验条件对照：对照组不施加处理因素，但施加某种与处理因素相同的实验条件。④ 标准对照：用现有的标准方法或常规方法做对照。

2. 随机的原则　是指将所有研究对象具有同等的概率被分配到实验组或对照组，使组间的影响因素保持均衡可比。但随机不等于随便，常用随机的方法有简单随机分法（采用随机数字法、抽签等方法）、区组随机法、分层随机分组等。随机抽样又根据医学研究的范围大小、专业类型和研究对象的不同而有所区别。

3. 重复的原则　就是在相同实验条件下必须做多次独立重复实验。一般认为重复 5 次以上的实验才具有较高的可信度，其目的是要使统计量（样本指标）代表参数（总体指标），使均数逼真，并稳定标准差，只有这样统计推断才具有可靠的基础。重复例数（样本例数）的决定因素较多，实验设计时在保证实验结果具有可靠性的前提下，确定最低的样本例数，以便节约人力和经费。样本例数太多或太少都不利于揭示事物间的差别。

二、实验设计程序

实验设计的基本程序一般包括实验选题、提出假设、预测实验结果、推断实验结论等，最后形成设计方案。

1. 实验选题　主要源于对某一自然现象的观察、认识和分析，或者在学习理论课程中的疑惑，也可以是与自己的专业关系不大，但掌握了一定的相关素材，又乐于探索的问题。选题应考虑可行性、创新性，或者具有实用性，需要实验设计者认真查阅资料、阅读文献，进行总结分析。需要注意，确定题目时要与研究的内容相称，既不能小题大做，也不能大题小做，更不能文不对题。

2. 提出假设　即对研究的现象提出一种可检测的解释，以此来确定实验目的、实验对象、实验材料、实验分组、观察项目、实验方法、实验步骤等，在这些过程中应该将科学性贯穿始终。

3. 预测实验结果、推断实验结论　科学推测实验结果，应逻辑清晰、论证严谨、分析合理、结果丰富、数据统计方法得当、结论正确。实验结论往往与实验目的相呼应，是对实验目的的肯定。

4. 撰写设计方案　实验设计方案格式和内容主要包含实验目的、实验原理或实验设计依据、实验对象和材料、实验的例数和分组、观察项目、实验步骤和方法、预测实验结果、数据统计方法、推断实验结论。实验技术路线可靠、文字表达要精练、层次要清、说理要明。

三、实验设计练习

1. 布置任务　提前布置任务：每班分组，以小组为单位进行实验设计练习。每组选择下面给定的一个实验题目或自拟题目，学生课下查阅相关资料，自主设计实验方案。

(1) 胰高血糖素具有升高血糖的作用。

(2) 胰岛素致低血糖休克的观察与抢救。

(3) 静脉注射氯化钾的毒性反应观察。

(4) 氯丙嗪对小鼠的耐缺氧影响。

(5) 利多卡因抗氯仿诱发小鼠心室颤动。

(6) 普萘洛尔的抗缺氧作用。

(7) 维生素 K_1 对小鼠出血时间的影响。

(8) 阿司匹林抗血栓的形成实验。

(9) 醋酸致大鼠胃溃疡模型。

(10) 过敏性哮喘模型的制备及抢救。

(11) 某未知药物具有降压作用，请设计一个实验证明该药具有降压作用。

(12) 芹菜提取物对肾性高血压大鼠血管重构的影响。

(13) 绿茶对家兔急性心力衰竭模型的保护和治疗作用。

(14) 氨茶碱对小鼠心肺复苏的作用。

(15) 大蒜素对小鼠结肠癌抗肿瘤的作用。

(16) 茶多酚对心律失常的作用。

(17) 高盐饮食对家兔血压和心肝肾组织中自由基的影响。

(18) 艾叶油对离体豚鼠气管平滑肌的影响。

(19) 不同比例的高渗盐溶液对失血性休克家兔的抢救效果。

(20) 绿豆球蛋白对血浆胆固醇的影响。

2. 撰写及修改实验设计方案　学生根据本组题目和查阅的相关资料，按照实验设计方案的基本格式要求撰写，每组上交一份，由教师帮助修正并确定最终实验设计方案。最后，学生按照确定的设计方案进行修改完善。

3. 汇报评价　实验课上，每组选一位代表汇报本组设计的实验方案，然后由其他组学生提问，本组同学可以共同解答问题，最后由教师点评，给出小组成绩。

（沈华杰）

参 考 文 献

1. 许险艳，黄煌，王梅爱 .基础医学实验教程［M］. 武汉：华中科技大学出版社，2018.
2. 栾希英，金昌洙 . 基础医学实验教程［M］. 北京：北京大学医学出版社，2017.
3. 龙开平，张煜星 . 医学基础综合实验教程［M］. 北京：中国科学技术出版社，2018.
4. 龙子江，王艳 . 基础医学实验技术教程［M］. 合肥：中国科学技术大学出版社，2017.
5. 王传生，吕瑞芳 . 基础医学实验教程［M］. 北京：中国医药科技出版社，2014.
6. 祝睿，李嘉 . 护理技能综合实训［M］. 上海：同济大学出版社，2019.
7. 王庭槐 . 生理学［M］.9 版 . 北京：人民卫生出版社，2018.
8. 周森林，黄霞丽 . 生理学［M］. 北京：高等教育出版社，2014.
9. 李玲，邓雪松，沈华杰 . 药理学［M］.5 版 . 北京：北京大学医学出版社，2019.
10. 秦红兵，韩永红，苏湲淇 . 药理学［M］.4 版 . 北京：高等教育出版社，2021.
11. 李国峰、杨凌 .6759 对药物配伍速查与释疑手册［M］. 北京：化学工业出版社，2015.
12. 林佩璜，孙玉锦 . 医学机能实验教程［M］. 北京：高等教育出版社，2013.
13. 国家药典委员会 . 中华人民共和国药典 2020 版［M］. 北京：中国医药科技出版社，2020.

读者意见反馈

为收集对教材的意见建议,进一步完善教材编写并做好服务工作,读者可将对本教材的意见建议通过如下渠道反馈至我社。

咨询电话　400-810-0598

反馈邮箱　gjdzfwb@pub.hep.cn

通信地址　北京市朝阳区惠新东街 4 号富盛大厦 1 座
　　　　　高等教育出版社总编辑办公室

邮政编码　100029